护 理 学 导 论

主　编◎陈　嘉　王　蓉
副主编◎王妮娜　陶　莉
　　　　龙　烁　黄　辉
　　　　姚菊琴

中南大学出版社
www.csupress.com.cn
·长沙·

编委会

主　编　陈　嘉（中南大学）

　　　　王　蓉（南华大学）

副主编　王妮娜（中南大学湘雅医院）

　　　　陶　莉（湖南医药学院）

　　　　龙　烁（中南大学湘雅三医院）

　　　　黄　辉（中南大学湘雅三医院）

　　　　姚菊琴（中南大学）

编　委（排名不分先后）

　　　　李　荔（湖南医药学院）

　　　　廖小利（南华大学）

　　　　韦丽珍（中南大学）

　　　　周仕霜（中南大学）

　　　　秦小芬（中南大学）

　　　　闫晓晨（中南大学湘雅医院）

　　　　王子月（中南大学）

　　　　黄　敏（中南大学）

　　　　周　展（中南大学）

　　　　胡　双（中南大学）

　　　　陈文俊（中南大学）

　　　　董　乐（南华大学）

　　　　阳锦泓（中南大学）

　　　　董湘凌（中南大学）

丛书序一

20世纪早期，熊彼特提出著名的"创造性毁灭"理论：一旦现有的技术受到竞争对手更新、效率更高的技术产品的猛烈冲击，创新就会毁灭现有的生产技术，改变传统的工作、生活和学习方式。今天，网络技术的影响波及全球，各种教育资源通过网络可以跨越时间、空间距离的限制，使学校教育成为超出校园向更广泛的地区辐射的开放式教育。而融媒体教材，正在以一种新型的出版形式影响着教育和教学。

随着社会的进步，人民大众对享有高质量的卫生保健需求日益增加，特别是目前国内外对高层次护理人才的需求增加，要求学校护理教育更快、更多地培育出高质量的护理人才。为加强高校优质课程资源共享，实现优势互补，共建共享高质量融媒体课程，推动我国护理专业教育质量的提升，针对远程教育的教学特点，我们组织全国三十余所高等院校有丰富教学经验的专家编写了这套"百校千课共享联盟护理学专业融媒体教材"。

融媒体教材建设的实质就是将纸质图书与多媒体资源进行链接，使资源的获取变得更加容易，使读者能高效、深度地获取知识。在本套教材中，我们以纸质教材为载体和服务入口，综合利用数字化技术，将纸质教材与数字服务相融合。学生可以随时随地利用电脑和手机等多个终端进行学习。纸质教材的权威、视频的直观以及其中设计的互动内容，可以让学习更生动有效。

另外，本套教材在编写中根据《国家中长期教育改革和发展规划纲要(2010—2020年)》《全国护理事业发展规划(2016—2020年)》提出的"坚持以岗位需求为导向""大力培养临床实用型人才""注重护理实践能力的提高""增强人文关怀意识"的要求，注重理论与实践相结合、人文社科学与护理学相结合，培养学生的实践能力、独立分析问题和解决问题的评判性思维能力。各章前后分别列有"阅读音频""学习目标""预习案例""本章小结""学习检测",便于学生掌握重点,巩固所学知识。能切实满足培养从事临床护理、社区护理、护理教育、护理科研及护理管理等人才的需求。

由于书中涉及内容广泛,加之编者水平有限,不当之处在所难免,恳请专家、学者和广大师生批评指正,以便再版时修订完善。

2020 年 6 月

丛书序二

　　教材是学生学习一门功课最基本，也是最权威的学习资源。过去如此，"互联网+"时代的今天也不例外。国家教材委员会认为"课程教材是学校教育工作的核心内容，集中体现了教育思想和理念、人才培养的目标和内容"。习近平总书记在 2016 年全国高校思想政治工作会议上明确提出"教材建设是育人育才的重要依托"，在 2018 年全国教育大会上更是明确地指出"要把立德树人融入思想道德教育、文化知识教育、社会实践教育各环节，贯穿基础教育、职业教育、高等教育各领域，学科体系、教学体系、教材体系、管理体系要围绕这个目标来设计"。足见教材在回答教育"培养什么人""如何培养人""为谁培养人"这一根本问题中的重要根本价值。

　　教材之于高等教育(无论是全日制高等教育，还是非全日制高等教育，即高等学历继续教育)同样意义重大。2016 年 10 月 15 日，教育部陈宝生部长在武汉高等学校工作座谈会上首次提出高等教育要实现"四个回归"，分别是"回归常识""回归本分""回归初心""回归梦想"。当谈到"回归常识"时，他首先阐述的内涵就是"教育的常识就是读书"。当然，这里的"书"不仅仅是教材，还包括其他类型的"书"，甚至"社会书""国情书""基层书"，但首选是"教材"！这是毫无疑问的。

　　在高等学历继续教育领域，特别是师生多处于分离状态的远程高等教育领域，教材肩负着更加重要的使命——它不仅要呈现教的内容，而且要承担部分教师教的职能，也就是让学习者通过阅读教材产生"对话"，就仿佛学习者在与教师(编者)进行双向交流。这在远程教育领域叫做"有指导的教学会谈"。过去，由于教材受到表现形式的束缚，要实现这类"对话"，只能通过编写指导性文字的方式来实现。伴随以互联网为主的现代信息技术的发展，传统印刷教材可以通过二维码、配套学习卡等方式，与网络上的在线学习平台、微信小程序、多媒体资源、在线学习服务等建立链接。这不仅打破了传统图书内容封闭、无法更新的不足，还使学习者能通过教材获得相应的资源，服务更加便捷，获取知识更加高效、个性化，且更有深度。我们称这样的教材为"融媒体教材"。

显然，融媒体教材的编写不是一件简单的事情，编者既需要掌握扎实的学科专业知识，做到深入浅出；又需要丰富的媒体技术运用能力，尤其是要掌握在线学习资源的设计能力。融媒体教材已经不是简单的图文著述，而是变成了一个相对完整的教学资源系统的开发。除了传统教材所需要的文字、图表等内容外，还需要作者配套相应的授课微视频、测试题、学习活动(如投票、讨论等)、拓展学习资料等。根据课程特点，还可以有动画、音频、VR(AR、MR)等更加富有表现力的资源。因此，开发高质量的融媒体教材，需要专业化的团队合作。

2018 年，为贯彻落实党的十九大提出的"办好继续教育"要求，推动我国远程与继续教育事业健康、可持续发展，由全国高校现代远程教育协作组发起，在全国范围力邀了一大批志同道合的高水平大学、出版社，与北京网梯(技术支持)共同组建了"百校千课共享联盟"。很荣幸，我任联盟理事长。我们成立这个联盟的初心就是以开发融媒体教材为突破口，加强高校优质课程资源的共建共享，避免低水平重复建设，打破高校、出版社、企业的合作壁垒，实现优势互补，共建共享高质量课程，推动我国在线教育质量的提升。可喜的是，联盟得到了会员单位，以及各方面的大力支持，迅速发展壮大，已经有不少学科专业组建了专业编委会，成立了教材研发团队，启动了相关教材编写、资源制作工作，将传统图书与网络资源相融合成新型立体化融媒体教材。这套丛书有如下特点。

一是立德树人，育人为本。丛书注重知识、技能与价值观的综合，将学科知识与人文知识、人文精神有效融合，坚持以文化人、以文育人。丛书编写注重增进文化自信，在具体内容的取舍上，既瞄准世界前沿，又紧密结合国情，坚持古为今用，推陈出新。

二是语言活泼，对话风格。丛书改变传统教科书刻板、艰涩的语言风格，倡导使用轻松活泼的语言，以对话的方式，深入浅出地将要教给学生的知识点、技能点呈现出来，帮助图书使用者更好地学习。

三是既有内容，也有活动。丛书绝不是知识点的简单罗列，而是将要教的内容与教学的活动在技术的支持下有机组合，以实现印刷教材与网络资源、学习平台的有效结合，实现学习者"学—练—测—评"一体化。

四是版面活泼，模块设计。丛书版面设计活泼，在适应读者阅读习惯基础上，注重提升读者的阅读舒适度和使用教材的便捷度(如可以方便地做笔记、扫码等)。此外，模块化的栏目设计让读者更容易区分不同内容的价值，有利于提升阅读。

五是链接资源，开放灵活。 丛书通过二维码、学习卡等方式，实现了传统教材与在线学习课程、微信学习小程序的无缝链接。通过扫描教材内页的资源码，学习者能够轻松地访问配套学习资源。

丛书是多方面共同努力的结果和集体智慧的结晶。每一本融媒体教材的诞生，都有着至少4支队伍的共同贡献。第一支队伍是由主编带领的学科专业编写团队，这支团队往往由国内同领域多个大学的老师组成，共同编写、共同审校；第二支队伍是协助完成图书配套视频、动画、测试等资源建设的多媒体资源开发团队和北京网梯科技发展有限公司的平台、小程序研发团队，他们是立体化资源的建设者和技术研发者；第三支队伍是负责教材设计和图文资源审校的出版社工作团队，他们从出版的专业角度，为丛书的每一个细节进行把关；第四支队伍是"百校千课联盟"的所有成员单位及专家委员会，他们参与了需求研判、丛书设计、标准拟定、制作开发、推广应用等全过程。在此，一并表示衷心的感谢！

是以为序。

严继昌

2018 年 12 月于清华园

前 言

学校教育要回答好"培养什么人、怎样培养人、为谁培养人"这一根本问题，必须在专业知识教学过程中融入价值观导向，帮助学生树立正确的价值理念，护理教育也是如此。"护理学导论"是引导学生了解护理学的基础理论、学科框架、专业核心价值及其发展趋势的专业基础课。本课程设置的目的是使学生适应护理模式的转变，系统而全面地领悟护理专业的独特理论体系及模式，掌握相关理论在护理实践中的应用，为学好护理学专业打下扎实的理论基础，帮助学生确立以护理对象为中心的整体护理观，养成良好的职业素质和职业习惯，增强职业道德修养，进而强化独立思考、解决问题及创造性思维能力。该课程的知识概念、理论原理、科学思维和工作方法也将为后续课程的学习提供必要的支撑。

本教材采用融媒体教材形式，含有配套案例导入、拓展知识、PPT课件、学习检测等融媒体资源；支持二维码识别，以纸质教材为载体和服务入口，综合利用信息化技术，将纸质教材与在线服务相结合，具有移动学习、在线测试、导学评价相结合的特点。教材以知识点和教学单元为依据，进行模块化教学，方便知识的动态化组织与更新，每次学习都能完成"导""学""测""评"完整的学习过程，有利于学生的碎片化、系统化学习。

本教材分为十二章，具体包括绪论，健康与疾病，护理理论，护理学相关理论，护理程序，护理工作方法，护理人员在卫生服务体系中的角色功能，护理工作中的人际关系与沟通，希望、失望与丧失、悲哀，健康教育，多元文化与护理，护理专业中的法律问题等内容。教材适用于各高校护理学专业学生网络教育的学习，也可供护理成人教育(专升本)学生、在职护理人员自学考试使用。

本教材是全体编委共同努力的结果，是编委们多年教学与临床经验的总结。第一章由陈嘉、王妮娜、韦丽珍、姚菊琴撰写，第二章由陈嘉、王妮娜、陈文俊、胡双撰写，第三、四章由李荔、周仕霜、周展撰写；第五、六章由王蓉、王妮娜、董乐、董湘凌撰写；第七、八章由廖小利、龙烁、阳锦鸿、闫晓晨撰写；第九、十章由陶莉、黄辉、秦小芬撰写；第十一章由李荔、姚菊琴、王子月撰写；第十二章由黄辉、李荔、陶莉、黄敏撰写。为保证教材质量，教材编写实行互审、交叉审、副主编二审、主编三审制。在教材编写过程中，各位编委真诚合作，辛勤付出，在此表示衷心的感谢！

由于护理学科发展较快，加上编者能力有限，在编写过程中难免有疏漏之处，敬请广大护理同仁、教师和学生不吝指正，以便后续改进和完善。

编　者
2020 年 7 月

目 录

第一章　绪论　/ 1

    第一节　护理学的形成与发展　/ 2

    第二节　护理学的基本概念、任务和范畴　/ 11

    第三节　护理专业及护士素质要求　/ 16

第二章　健康与疾病　/ 21

    第一节　健康与健康促进　/ 22

    第二节　疾病与预防保健　/ 33

第三章　护理理论　/ 52

    第一节　概述　/ 53

    第二节　奥瑞姆的自理理论　/ 59

    第三节　罗伊的适应模式　/ 63

    第四节　纽曼的系统模式　/ 67

第四章　护理学相关理论　/ 75

    第一节　需要理论　/ 76

    第二节　成长与发展理论　/ 82

    第三节　压力与适应理论　/ 89

第五章　护理程序　/ 99

    第一节　概述　/ 100

第二节　护理程序的步骤　/ 104

第三节　护理病历　/ 118

第六章　护理工作方法　/ 132

第一节　系统化整体护理　/ 133

第二节　临床护理路径　/ 136

第三节　循证护理　/ 140

第四节　科学思维与评判性思维　/ 144

第七章　护理人员在卫生服务体系中的角色功能　/ 150

第一节　医疗卫生保障体系　/ 150

第二节　护士在卫生保健中的作用　/ 161

第八章　护理工作中的人际关系与沟通　/ 163

第一节　人际关系　/ 164

第二节　护患关系　/ 175

第三节　人际沟通　/ 180

第四节　护患沟通　/ 185

第九章　希望、失望与丧失、悲哀　/ 189

第一节　希望与失望　/ 190

第二节　丧失与悲哀　/ 197

第十章　健康教育　/ 207

第一节　概述　/ 208

第二节　健康教育模式　/ 213

第三节　健康教育的基本步骤与原则　/ 218

第四节　健康教育的方法　/ 221

第十一章　多元文化与护理　/ 227

第一节　文化概述　/ 227

第二节　跨文化理论　/ 236

第三节　多元文化护理　/ 244

第十二章　护理专业中的法律问题 ／249

　　第一节　法律概述 ／249

　　第二节　护理立法 ／255

　　第三节　护理工作中常见的法律问题 ／259

　　第四节　护理发展中的法律问题 ／265

　　第五节　护士工作中的特殊法律关系 ／267

　　第六节　医疗事故与举证倒置 ／270

参考文献 ／275

第一章

绪论

绪论PPT

学习目标

识记

1. 护理学的四个基本概念和它们之间的相互关系。

2. 护理学的概念。

理解

1. 护理的目标。

2. 护理学的范畴。

3. 护理的专业特征。

4. 护士素质要求。

运用

1. 正确比较护理学概念的 3 个演变过程及每个过程的特征。

2. 根据护理工作的内容，明确其属于哪个护理学实践范畴。

　　护理学既是一门科学，也是一门艺术。护理学是一门在自然科学和社会科学理论指导下的综合应用科学，是研究有关预防保健和疾病防治过程中的护理理论与方法的科学。随着科学技术的进步、社会的发展和人民生活水平的提高，人们对健康的需求不断地增加，护理学也由简单的生活卫生护理发展为以人的健康为中心的护理，并通过不断地实践、充实和完善，现已逐渐发展成为健康科学中的一门独立学科。

第一节　护理学的形成与发展

思考

> 1. 如何评价南丁格尔为护理所作出的贡献？她对护理学发展的贡献有哪些？
> 2. 如何从多角度来说明我国现代护理的发展？

护理学是最古老的艺术和最年轻的专业。地球上自从有了人类，就有生、老、病、死等问题，人类为了解除或者减轻疾病及痛苦而产生了护理活动。自南丁格尔开创了现代护理学以来，护理事业经历100多年的发展，承担着维护和促进健康的使命。对护理发展史的学习，能让我们更好地了解护理学的发展规律，预测其发展趋势，更好地为护理实践服务，促进护理学科的发展。

一、世界护理学的发展及形成

（一）远古医护活动

远古时期，人类生活的自然条件非常恶劣，在与生、老、病、死的斗争中，积累了很多生活和生产经验，逐步形成"自我护理"式的活动。如模仿动物用舌头舔伤口、用溪水清洗伤口，以防止伤口恶化；学会火的使用后，在生活中逐步认识到熟食可减少胃肠道疾病的发生；用烧热的石块置于患处可以减轻疼痛等。

微课：护理学的形成与发展

为了抵御恶劣的生活环境，人们逐渐聚居，按血缘关系逐渐形成了以家族为中心的母系氏族社会。在家庭中，妇女凭着天赋母性之能，担负了照顾伤病者的任务，利用代代相传的经验照顾老弱病者，如调剂饮食、按摩、热敷等。这就形成了原始社会的"家庭式"医护照顾。

在原始社会，人们遇到天灾人祸时因不能解释，故常认为是神灵主宰或鬼怪作祟，于是产生了迷信和宗教。医事活动多由宗教掌握。当人们患病时，除了家属照顾外，巫师用祷告、念咒等方法祈祷神灵帮助，也用冷水泼浇、放血、拳击患者等祛除病痛折磨，此时，迷信、宗教与医药混合在一起，即医巫不分。在征服伤病的过程中，人们经过不断实践和思考，一些人摒弃巫术，开始运用草药及简单的治疗手段，并经过生活照顾形成集医、药、护为一体的原始的医生，即医巫分开。

在中国、埃及、希腊、印度等文明古国，出现了泥敷、包扎、固定骨位、口腔护理、催眠术等技术，并有了疾病预防、疾病治疗、公共卫生等医护活动的记载。

1. 埃及

早在公元前3400年，埃及人即用干化法来保存尸体，俗称木乃伊。埃及人相信永生

不老，认为人死后灵魂仍会附着在肉体上，因此流行保存尸体。木乃伊的制作经验促进了解剖学与外科学的进步，成为日后防腐学、绷带包扎的原理。

2. 希腊

医学之父希波克拉底（Hippocrates，公元前 460—前 377 年）破除迷信，将医学引入科学发展的轨道，主张用观察、诊断、记录来探究疾病原因，并创造了体液学说，教会人们应用冷、热、泥敷法等护理技术。他写的医学誓言至今被许多国家尊为医学道德规范。

3. 罗马

罗马最富有的家族法米利亚（Farmilia）家族创建了私人医院。罗马医生伽伦以人体解剖的医学观点，创造了独特的医学体系。罗马人在当时非常注意环境、个人卫生及人的保健，可以看成是预防疾病及促进健康的早期活动。

4. 印度

印度是一个佛教国家，医护活动带有神秘的宗教色彩。公元前 1600 年，在古印度婆罗门教的经典《吠陀》中记录了道德及医疗行为的准则，要求注意公共卫生设备，养成良好的卫生习惯，并叙述了医药、外科及预防疾病方面的内容。统一印度的国王阿索卡（Asoka）在印度北部建立多所医院并设医学院，开始培养医护人员，并重视疾病的预防，成立了类似现在的健康治疗小组（成员有医生、护士、药剂师等）。因为当时妇女不能外出工作，所以由男性承担护士工作，可以看成是最早的"护士"。

（二）公元初期的护理

公元初年，由于基督教的兴起，开始了教会对医护的影响。教徒们在传播宗教信仰和广建修道院的同时，开始了医病、济贫等慈善工作，并建立了医院。医院开始只是收容徒步朝圣者的休息站，后来发展为治疗精神病、麻风病、传染病的医院和疗养院。一些具有爱心和自我牺牲精神的宗教妇女，给予老弱病残者护理，这就使护理工作从家庭走向社会，她们的奉献精神，受到了社会的赞誉和欢迎。这就是早期护理工作的雏形，对以后的护理事业发展起到了良好的影响作用。此阶段为护理的"黄金时代"，可以看成是以宗教意识为主要思想的护理最初阶段。

（三）中世纪的护理

中世纪的护理发展主要受宗教和战争的影响。当时的护理工作环境主要分为一般的医疗机构及以修道院为中心的教会式医疗机构两种。因为战争频繁，教堂、修道院收治的患者多，且多为伤寒、丹毒、疟疾等疫病，所以医院广泛建立。但大多数医院条件差，管理混乱，同时需要的护理团体逐渐增加。这时的护理工作多由修女担任，她们有良好的奉献精神，但缺乏专门的训练，也无足够的设备，其工作只能限于简单的生活照料。

（四）文艺复兴时期的护理

公元 1400—1600 年，东西方文化有了进一步交流。东方的发达文化、贸易以及造纸术和印刷术，使欧洲新兴资产阶级对新旧文化知识的研究产生了兴趣，他们开始反对封建意识，促进了文学、艺术、科学等各个领域的发展。此时，教会医院大量减少，为适应医疗需要，建立了很好的公立、私立医院，部分护理人员开始接受训练。护理工作不再由具有慈爱精神的神职人员担任，聘用者多为一些谋生者。由于这些人员多无经验也无技术，同时还缺乏热忱，使护理质量大大下降，从而使护理发展转入黑暗时期。直到1576年，法国的天主教神父圣·文森保罗（St. Vincent De Paul）在巴黎成立慈善姊妹会，成员不一定是教会的神职人员，她们经过一定的培训后，深入群众，为病弱者服务，深受人们欢迎。这使得护理逐渐摆脱教会的束缚，成为一种独立的职业。

（五）现代护理学的诞生与南丁格尔的贡献

19世纪，随着社会、科学的发展和医学的进步，护理工作的地位有所提高。德国牧师弗里德尔（Flidner）在凯撒斯威斯城建立了医院和执事训练所，招收年满18岁、身体好、品德优良的女性接受护理训练，这是最早的具有系统化组织的护士学校，佛罗伦斯·南丁格尔（Florence Nightingale）曾在此接受训练。

1. 南丁格尔时期

南丁格尔（1820—1910年）首创了科学的护理专业，是科学护理学和护理教育的奠基人，被称为现代护理学的创始人。国际上称这个时期为"南丁格尔时代"。这是护理工作的转折点，也是现代护理学专业化的开始。

南丁格尔誓言

南丁格尔于1820年5月12日生于父母旅行之地——意大利佛罗伦斯。她的家庭是英国的富有家庭，她从小受过高等教育，精通英、法、德、意等国语言，有较高的文化修养，南丁格尔对护理工作有浓厚的兴趣，在她做慈善工作时，体会到需要训练有素的护士。1850年，她不顾世俗的偏见，说服父母，到当时最好的护士培训基地，即凯撒斯威斯城参加护理训练，并且对英、法、德、意等国家的护理工作进行考察。1853年，在慈善机构的帮助下，在英国伦敦成立了看护所，开始了护理生涯。

1854年3月，克里米亚战争爆发，沙皇俄国入侵土耳其。英国与法国都派兵参加了战争。当时战地的救护条件非常差，前线医院的管理也非常混乱，伤病员的病死率高达50%。这一消息引起了英国民众的极大不满。南丁格尔得知后，立即信函要求自愿率护士赴前线工作。1854年10月，南丁格尔被任命为"英国驻土耳其总医院妇女护士团团长"，她慎重地挑选了38名护士到前线医院，克服重重困难，排除医院其他人员的抵制和非难，从患者身体舒适和心理安慰等方面着手，整顿医院环境，改善患者营养，为患者清洁伤口，消毒物品，对患者进行精神安慰，她还建立了阅览室和游艺室，开展了邮物服务，让士兵与家人通信。她深夜常常提着油灯巡视病房，安慰受重伤和垂危的士兵，被称为"提灯女神"。由于她和全体护理人员的努力，仅半年时间内，英国前线万余名伤员的病死率由42%降到2.2%。她的成绩震动了全英国，也改变了英国民众对护士的评价。1856年战争结束后，南丁格尔回到英国，受到了全国人民的欢迎。英国政府授予她勋章，同时，公众募集建立了南丁格尔基金，以表彰她的功绩和支持她的工作，南丁格尔一生献身于护理事业，终身未嫁。她于1910年8月13日逝世，享年90岁。后来在伦敦的圣多马医院，印度及佛伦罗斯等地均有她的塑像，供后人景仰。

克里米亚战争的护理实践，使南丁格尔深信护理是科学的事业。南丁格尔对护理的贡献主要包括以下几个方面。

（1）为护理向正规化的科学方向发展提供了基础：她认为护理是一门艺术，有其组织性、实务性和科学性；确定了护理学的概念和护士的任务；提出了公共卫生的护理思想；重视服务对象的生理和心理护理；发展了独特的护理环境学说。由于她的努力，护理逐渐摆脱了教会的控制及管理而成为一种独立的职业。

（2）著书立说：南丁格尔在1858年及1859年分别撰写了《医院札记》（Notes on hospital）、《护理札记》（Notes on nursing），用于指导当时的护理工作并裨益后世。她还先后发表了100多篇护理论文。

（3）致力于创办护士学校：南丁格尔坚信，护理工作是一门正规的职业，必须由接受过正规训练的护士担任。1860年，她在英国伦敦的圣托马斯医院创建世界第一所护士学校——南丁格尔护士培训学校。她的办学宗旨：将护理作为一种科学的职业，采用新的教育体制及方法来培养护士。

（4）创立了一整套护理制度：这套制度提出护理要采用系统化的管理方式，强调在设立医院时必须先确立相应的政策，使护理人员担负起护理服务对象的责任，并要适当授权，以充分发挥每个护理人员的潜能；要求护理人员必须受过专门培训；在护理组织上要求每个医院设立护理部，并由护理部主任来管理护理工作。

（5）其他方面：她强调了护理伦理及人道主义护理理念，要求平等地对待患者，不分信仰、种族、贫富，给患者平等的护理。同时还注重了护理人员的训练及资历要求等。

南丁格尔以她渊博的学识、远大的目光、高尚的情操投身护理事业，开创了科学护理事业，提高了护理专业和护理人员的地位，对医院管理、家庭访视、环境卫生、生命统计及红十字会等都作出了较大的贡献。为了纪念她，1912年国际护士会将她的生日5月12日设为国际护士节。国际红十字学会设立"南丁格尔奖章"，作为各国优秀护士的最高荣誉奖。1983年至2017年，我国已有79人获此奖章。

> **课程思政**
>
> **南丁格尔精神的当代传承与弘扬**
>
> 南丁格尔精神是指用自己的爱心、耐心、细心和责任心去好好对待照顾每一位患者。现代护理学经过了100多年的发展，已成为一门具有科学理论、科学知识和科学技能的学科。2010年，我国推进"创建优质护理服务示范工程"活动。优质护理服务是我国护理的一大跨越，它倡导人文精神，倡导科学护理，强调科学技术与人文精神的渗透与融合，它符合现代医学理想的目标。

2. 现代护理的发展历程

（1）建立完善的护理教育体制：自1860年后，欧美许多国家的南丁格尔式的护士学校如雨后春笋般出现，如在美国，1901年约翰霍普金斯大学开设了专门的护理课程。1924年耶鲁大学首先成立护理学院，学生毕业后可以取得护理学士学位，并于1929年开设硕士学位。1964 年加州大学旧金山分校开设了第一个护理博士学位课程。1965 年美国护士协会提出凡是专业护士都应该有学士学位。

（2）护理向专业化方向发展：对护理理论的研究及探讨、对护理科研的重视及投入、各种护理专业团体的形成，以上都说明护理正在向专业化方向发展。

（3）护理管理体制的建立：从南丁格尔以后，世界各地都相继应用了南丁格尔的护理管理模式，并将管理学的原理与技巧应用到护理管理中，强调了护理管理中的人性化管理，并指出了护理管理的核心是质量管理。

（4）临床护理分科：护理专科化的趋势越来越明显，要求也越来越高，除传统的内、外、妇、儿、急症等专科外，还有重症监护、职业病、社区及家庭护理等不同分科的护理。

3. 一些重要的国际性及国家性的护理专业组织及刊物

（1）国际护士会的起源、目的、宗旨、任务：国际护士会（International Council of Nurses ICN）是世界各国自治的护士协会代表组织的国际护士群众团体，于 1899 年于英国伦敦成立。组织的目的是促进各国护理人员的交流。

国际护士会的宗旨为：①推动各国的健康服务，提高护理学术标准；②改革护理教育的设施，扩大护理服务的范围；③通过改善护士的职业、社会及经济条件以提高护士的地位；④与相关的卫生机构及组织合作；⑤强调护士应尽自己公民的职责；⑥发展护士间的国际合作及友谊。

国际护士会的任务为：①提高护理教育水平，培养合格的护士；②协助各国护士发展全国性的护理组织；③充当各国护士的代言人；④改善护士的福利状况及社会地位。

（2）主要的护理刊物：1900 年《美国护理杂志》创刊，1952 年《护理研究杂志》创刊。国际护士会的正式刊物为 1926 年出版发行的《国际护士报》。现在主要的护理刊物包括：《国际护理研究杂志》《高级护理杂志》《护理新进展》以及各专科护理杂志。

二、我国护理学的发展概况

（一）祖国医学与护理

祖国医学历史悠久，特点是医、药、护不分；强调"三分治七分养"，"养"即为护理。祖国医学的很多医学典籍和名医传记中常常可以见到有关护理理论和技术的记载。西汉时写成的《黄帝内经》，记载了人的整体观和预防的概念，也记载了关于疾病与饮食调节、精神因素、自然环境和气候变化之间的关系，书中提及"肾病勿食盐""病热少愈，食肉则复，多食则遗，此其禁也""怒伤肝、喜伤心"，并且提出要"扶正祛邪"以及"圣人不治已病治未病"的预防观念，即要求防微杜渐，早防早治。东汉时期的名医张仲景的《伤寒杂病论》，发明了猪胆汁灌肠术、人工呼吸和舌下给药法。三国时期名医华佗，创造了模仿虎、鹿、猿、鸟动作的"五禽戏"，以活动头、腰、四肢和各个关节，增强体质，预防疾病。晋朝葛洪在《肘后方》中记载了筒吹导尿术，"小便不通，土瓜捣汁，入少水解之，筒吹入下部"，筒即简单的导尿工具。唐代孙思邈所著《备急千金要方》中记载，"凡衣服、巾、栉、枕、镜不宜与人共之"等，这是最早的隔离知识；他还创造了葱叶去尖以导尿的方法。宋代《医说》记有"早漱口，不若将卧而起，去齿间所积，牙亦坚固。"明清之际，瘟疫流行，医学名家通过实践与总结，使瘟病理论更趋完善，胡正心医生提出用蒸汽消毒来处理传染病患者的衣物。

总之，传统的祖国医学有着极为丰富的护理理论，很多医学家在治病过程中十分重视护理，这些宝贵的经验和方法，为我国的护理事业发展提供了有利的条件。但在此期间，由于处于医、药、护不分家的状态，护理学未得到独立发展的机会。

> **课程思政**
>
> 孔子提出"大德必得其寿"。他认为，有德之人，注重道德的修养，自我人格的完善，以仁待人，精神爽朗，有利于健康长寿。

(二)中国近代护理的发展

中国近代护理学的发展开始于鸦片战争前后，是随着外国军队、宗教、西方医学和护理进入中国而开始的。1835 年，英国传教士 P. Parker 在广州开设了第一所西医院，2年后，这所医院以短训班的形式培训护理人员。1884 年，美国护士兼传教士E. Mckechnie 来华，在上海妇孺医院推行现代护理，并于 1887 年开办护士短训班。1888年，美国护士 E. Johnson 在福州一所医院开办了我国第一所护士学校。1900 年以后，我国各大城市建立了很多的教会医院，一些城市相继设立了护士学校，形成了欧美式的中国护理，当时的医院护理部主任、护士学校的校长、教师多由外国人担任，医院环境、护士服装、护理操作规程、护理教材亦多承袭西方的观点和习惯。慢慢地，逐步形成了我国的护理队伍。1909 年，中国护理学术团体"中华护士会"在江西牯岭成立(1964 年改称为中华护理学会)。1920 年，护士会创办了《护士季报》，1922 年参加了国际护士会。1934 年，教育部成立了护士教育专门委员会，将护士教育列为高级护士职业教育，学制3~4 年，并纳入国家正式教育系统。1921 年，北京协和医学院与五所大学合办了高级护士专科学校，学制五年，毕业后授予学士学位，为国家培养了一批高水平的护理师资和护理管理人才。毛泽东同志在 1941 年和 1942 年分别为护士题词："护理工作有很大的政治重要性""尊重护士，爱护护士"，为护理发展史谱写了新的篇章。

(三)中国现代护理的发展

新中国成立后，护理事业得到了党和国家的重视，特别是在党的十一届三中全会以后，改革开放政策推动了护理事业的进一步发展。2011 年，护理学从临床医学下的二级学科改设为一级学科，为中国护理事业的发展翻开了崭新的篇章。

1. 临床护理工作方法的改进和变革

为了更好地发挥护士的作用，提高护理质量，我国临床护理实践的工作方法和模式在不断的变革中。由传统的以疾病为中心的功能制护理，到以患者为中心的责任制护理与系统化整体护理模式，以及最新提出"优质护理服务示范工程"在全国各大医院得到广泛的推广和应用，有力地促进了我国护理质量的提高和护理事业的发展。

(1)责任制护理的实践：在 20 世纪 80 年代中期，随着"护理程序"和"责任制护理"

理论的引进，整体护理思想和责任制护理方法在我国开始试点和推广。责任制护理是由一名护士负责几名患者的护理，包括从入院接待到出院指导，全部护理工作均由此护士负责；应用护理程序的五个步骤对患者进行估计、计划、诊断、实施与评价，使护理工作符合每个不同患者身心健康的需要。它改变了过去护士工作处于被动，只能机械地执行医嘱与规定的护理常规的状态，而是发挥护士的主观能动性，根据每个患者不同的身心情况与社会文化背景，设计并实施因人而异的整体护理，最后还有科学的评价，以保证护理质量。在实施初期，护士的书写任务非常繁重，每个患者都要写护理计划。现阶段，在我国医院实施的责任制护理已经有了一些改良，简化了护理程序的步骤，将标准化护理和个性护理方法相结合。在分工方面，有的医院以责任制小组的形式来安排护士工作。

（2）系统化整体护理模式的推行：系统化整体护理的概念是20世纪90年代由美国引入我国的，它是以患者为中心、以现代护理观为指导、以护理程序为基础框架，把护理系统化运用于临床护理和护理管理的工作模式。全国各大医院"整体护理模式病房"的建立，为系统化整体护理的顺利开展奠定了基础。模式病房有自己的护理哲理，建立标准的护理计划和标准教育计划，制定了以护理程序为框架的各种护理表格。此种工作模式简化了护士书写的内容，更好地体现了整体护理的思想。在1996年"全国整体护理研讨会"上，时任中华人民共和国卫生部（简称卫生部）副部长的王陇德指示各级卫生行政部门、医院领导重视护理工作问题，积极稳妥地推行整体护理模式，全面提高护理工作质量。

（3）优质护理服务示范工程的开展：随着医疗技术的发展，护理工作治疗任务繁重，很多患者的基础生活护理护士无暇顾及。在护士的观念里也逐渐淡化了基础护理的重要性。患者的生活护理由家属或者聘请的护工承担的现象非常普遍。针对此问题，2010年原卫生部在全国开展"优质护理服务示范工程"活动，主题为"夯实基础护理，提供满意服务"，要根据《综合医院分级护理指导原则》和《住院患者基础护理服务项目》的要求，扎实做好对患者的基础护理，改善服务，努力提高基础护理质量，逐步解决依赖患者家属或者家属自聘护工承担患者生活护理的问题。此工作模式考虑了护士的科学人力配备的问题，对护士的合理排班提出了更高要求，保障了实施基础护理的时间和人力。开展了"优质护理服务示范工程"的病房，在护理质量和患者满意度方面都有很大的提升。

课程思政

"互联网+护理服务"的发展

近年来，我国老龄化问题日益凸显，庞大的人口基数也增加了应对这一问题的难度系数。构建"互联网+护理服务"的护理模式可以充分促进信息的流通，使护理人员的分配和工作更有效率。并且，为保证护理服务的专业性，国家卫生健康委员会（后文简称"卫健委"）发布的《"互联网+护理服务"试点工作方案》规定，派出的注册护士应当至少具备5年以上临床护理工作经验和护师以上技术职称，能够在全国护士电子注册系统中查询，并鼓励有条件的试点医疗机构通过人脸识别等技术加强护士管理，并配备护理记录仪。这些规定如果落实到位，将能有效把控护理端的违规行为，让护理需求方更加放心。

2.护理实践更注重科学依据、工作效率和标准化，初显护理专业化实践特色

(1)循证护理实践的引进和发展：循证护理是遵循最佳证据的护理，是近年来在欧洲、澳洲、北美以及东南亚地区发展起来的一种提高护理实践科学性和有效性的方法，它起源于循证医学。在我国，循证护理首先是由华西医科大学附属第一医院引进的。该院于1999—2000年对全院护士进行了循证思想普及培训，使全院护士对循证医学和护理思想有了初步的认识，并完成了国内中文护理期刊所有随机对照试验和半随机对照试验研究的手检工作，汇总了大量的研究证据，为我国循证护理的发展迈出了可喜的一步。2004年，复旦大学Joanna Briggs循证护理合作中心成立，它是由复旦大学护理学院与澳大利亚Joanna Briggs循证卫生保健中心合作建设的。此中心积极开展循证护理指南的构建研究、证据的临床应用研究，涉及"院内跌倒预防""PICC管理""非计划性拔管预防""口腔护理""用药安全管理"等多个专题，为全国循证护理的开展起着重要的推动作用。一些临床护士和护理研究人员将循证护理方法应用于专科护理实践。如邵红艳和林兴凤探讨循证护理在机械通气患者控制呼吸机相关性肺炎中的应用效果，刘海波等探讨循证护理在肠造口周围皮炎预防及治疗中的应用，都有不错的护理效果。随着临床护士科研能力和信息查询能力的提高，循证护理的思想及实施会有进一步的提高，将进一步改变以传统经验为主的护理方法，促进护理实践的科学性。

(2)临床护理路径的应用与实践：临床护理路径(Clinical Nursing Pathway，CNP)是一个可以预先决定起点和终点的流程，其功能是运用图表的形式提供有时间的、有序的、有效的照顾，以控制质量和经费，是一种跨学科的、综合的整体医疗护理工作模式。1998年，杨桂涛第一次在《国外医学护理分册》以综述的形式阐述了临床护理路径的概念、方法及应用。此后，有一些护士尝试着将临床护理路径用于精神分裂症患者、股骨头置换术患者的护理，或用于酒精依赖患者、骨科住院患者的健康教育中。2009年原卫生部启动疾病的临床路径管理试点工作，护理人员对此方法的认识已经有10年。临床护理路径的实践不仅让更多的护士考虑如何采用标准的计划和路径为患者提供有效、高效率的护理，也能为整个医疗团队开展疾病的临床路径管理提供支持和依据。

(3)临床护理质量标准的制定：护理质量标准是保证护理措施安全、有效的准则，也是指导护士工作的指南。各省市卫生管理部门根据原卫生部《综合医院分级管理》中的护理标准的要求，组织医院和护理专家研讨编制各地的护理质量标准。各医院根据各省标准制定医院护理质量控制标准，以保障护理工作评价有依据，但大多数质控标准局限于基础质量和终末质量。在国内，自1998年开始有一些学者将ISO9000标准用于护理质量管理中，并着手编写医院的护理质量标准文件，但由于比较复杂，其可行性受到限制。为了进一步规范临床护理实践，原卫生部和总后卫生部首次颁布了《临床护理实践指南(2011版)》，这是从国家层面，首次颁布临床护理实践规范文件。指南简明阐述了各项临床护理技术、实践知识及技能的重点内容和注意事项，不仅明确了临床护理的技术要点，而且更加注重对患者的专业评估、病情观察、人文关怀和健康指导。该指南的颁布可以让广大理工作者更加规范、科学地实践护理活动，提高技术水平，保障患者安全。

(4)护理实践专业化的发展：随着专科医学的不断分化与深入、高精尖医疗技术的推广及应用，临床工作对护理也提出了更高的要求，临床护士必须提高理论知识与业务技术来适应细分的专科向精尖细发展，护理实践专业化的重要性在我国得到了重视。2005 年在《中国护理事业发展规划纲要（2005—2010 年）》中已明确指出："根据临床专科护理领域的工作需要，有计划地培养临床专业化护理骨干，建立和发展临床专业护士。"一些护士在长期的临床实践中逐渐成为一些特殊领域的专门护理人才，这种建立在经验、知识和技能基础上的非同一般的临床技能使他们具有权威性，如危重病护理的专科护士、老年专科护士、临床营养护士、手术室护士、从事移植专科的护士等，随着临床专科的发展，类似的角色仍在不断地出现，他们在专科护理领域发挥重要的作用。香港和台湾在 20 世纪 90 年代初已经逐渐形成门类较多、分类细的护理专科。邵逸夫医院于 2000 年率先设立了颇具专业化特色的糖尿病护士、静脉管理护士，以提升护理专业水平。随后，国内多家医院派出专科护士出国培训以取得国际或者国内造口治疗师、伤口专科护士、PICC 护士、糖尿病专科护士等证书，他们不仅在病房护理中发挥护理专家的作用，还开设护理门诊，为门诊患者提供服务。这已经是护理实践专业化发展的良好开端。

> **课程思政**
>
> 　　《"十三五"全国卫生计生人才发展规划》中指出：医疗机构要严格按照国家有关规定配备护士。规范护理院校教育、继续教育，扩大高职起点护理人才培养规模，逐步压缩中职护理人才培养规模，并引导其向基础护理、养老护理转型。发展临床专科护士，逐步开展专科护士培训。加大社区护士培养力度，建立和完善以岗位需求为导向的护理人才培养模式。切实保障护士待遇，维护护士合法权益，发挥护士在预防保健、自救互救、慢性病管理、精神卫生管理服务、老年护理、康复、生殖健康咨询等工作中的作用。加强助产专业技术人员队伍建设，逐步构建完善的助产人才培养体系。

3. 多层次护理教育格局的形成

　　1950 年，第一届全国卫生工作会议对护理教育作了统一规划，将护理教育列为中等专业教育，纳入正规的教育系统，并由原卫生部制定全国统一教材。1966—1976 年，护士学校停止招生。在此期间，为解决护士短缺问题，招收有二年制的护士。1979 年，原卫生部下达了《关于加强护理工作的意见》和《关于加强护理教育工作的意见》两个文件，护理教育得到了广泛重视，首先恢复和发展了护理教育，护理高等教育随后开始恢复。1980 年，南京开办了高级护理进修班。1984 年，原卫生部和教育部召开了高等护理教育座谈会，明确要建立多层次和多规格的护理教育体系，要多培养高层次的护理人才，提高护理人员的学历水平，促进学科的发展，缩小与先进国家的差距。1985 年，全国有 11 所医学院校开设有护理本科教育。1992 年，北京开始招收护理学硕士研究生，2004 年第二军医大学和中南大学获得护理学专业博士授予点，开始招收博士研究生。2012 年一批护理博士后流动站获得批准。护理学教育形成了中专、大专、本科、研究生多层次的教育体制。与此同时，继续教育蓬勃发展，促进了护理人才的培养。

4.护理管理逐步健全

质量保障机制已经建立，原卫生部医政司设有护理处，各省、市、自治区的卫生厅(局)医政处设有专职护理干部，保证了护理工作的管理质量。医院建立了三级护理管理体制。各种规章制度、质量标准、管理指标体系、操作规程齐全完善，管理方式从经验型转向标准化、规范化和科学化的管理。如护理人员的职称晋升、护士执业和注册考试等都走入正轨。

5.护理研究及学术交流日益活跃

20世纪90年代以后，由于高等教育培养的高素质的才人逐步进入教育系统、临床护理和管理岗位，他们的科研意识强，在各自的岗位钻研技术，开展了很多的科研活动，很多医院和学校设立专门的研究机构，为科研提供了场所和条件。科研成果为临床护理起到积极的指导作用。越来越多的护理人员在国际和国内的学术交流会议上发表科研论文，并且质量不断提高。

1977年以来，中华护理学会及各地分会先后恢复，各级学会的学术活动丰富多彩。随着改革开放的深入，国际间的学术交流日益增多，出国交流、考察、进修不断增加。各高等院校护理学院或护理学系及临床医院会定期选派一些护理人员去发达国家或地区学习进修或者攻读学位，不断引进先进的护理理念和技术。

自1954年《中华护理杂志》创刊至今，已有《护理学杂志》《护士进修杂志》《中国实用护理杂志》等十多种护理学术刊物成为学术交流的园地。同时，高质量的护理教材、护理专著的数目日益增多。护理科学研究活动的增加，加上丰富的学术交流活动，开阔了我国护理人员的眼界，活跃了学术的气氛，促进了护理学科的发展。

第二节 护理学的基本概念、任务和范畴

思考

> 1.如何理解护理学的四个基本概念？它们之间有什么联系？
> 2.如何理解护理的目标任务？
> 3.由于医学模式的转变，护理理论的成熟，护理概念也在不断地变化和发展，这种变化可概括为三个阶段，这三个阶段的特点分别是什么？

一、护理的基本概念

(一)护理学的4个基本概念

人、环境、健康和护理是现代护理学的4个基本概念。它们是密切相关的，缺少其中

任何一个概念，都不可能使护理成为一个独立的学科。

（1）人：人是护理服务的对象，对人的认识是护理理论、护理实践的核心和基础。人是一个整体，是开放系统；人在不同发展阶段有不同层次的基本需要；人有自理的能力并对自己的健康负有责任。

（2）环境：环境包括内环境和外环境。内环境是指人的生理，以及思维、思想、心理和社会等方面；外环境由自然环境和社会文化环境组成。人的内环境和外环境持续进行着物质和能量的交换和相互作用，环境是动态和持续变化的。

（3）健康：世界卫生组织（World Health Organization，WHO）1948 年对健康的定义是："健康不但是没有疾病和身体缺陷，还要有完整的生理、心理状态和良好的社会适应能力。"健康是一种状态，人的健康状况是不断变化的动态过程，是相对的，且因人而异。健康的观念受很多因素的影响。

（4）护理：护理是诊断和处理人类对现存的和潜在的健康问题的反应。护理是为人的健康提供服务的过程，护理活动是科学、艺术、人道主义的结合，是在科学指导下一种帮助人的活动，护理程序是护理工作的基本方法。

护理学 4 个基本概念的相互关系如下：

（1）人是护理服务的对象，人的健康是护理的中心。

（2）人与环境之间进行着持续不断的相互作用，以达到促进、维持和恢复健康的目标。

（3）人的内外环境因素影响健康状态，环境的变化如果超出了人的代偿能力，人的健康状态就会向不良的方向发展。

（二）护理的发展

1. 护理

护理（nursing）一词来自拉丁语，意思是哺育小儿，后来扩展为养育、保育、避免伤害、看护老人、患者或虚弱者。不同护理理论家和护理组织团体对护理所下的定义也不尽相同。

1859 年，南丁格尔：护理的独特功能在于协助患者置身于自然而良好的环境下，恢复健康。

1885 年，南丁格尔：护理的主要功能在于维护人们良好的状态，协助他们免于疾病，达到他们最高可能的健康水平。

1943 年，修女欧丽维娅：护理是一种艺术和科学的结合，包括照顾患者的一切，增进其智力、精神、身体的健康。

1966 年，韩德胜：护理的独特功能是协助个体执行各项有利于健康或恢复健康或帮助濒死者安详死亡的活动。

1970 年，罗吉思：护理是一种人文方面的艺术和科学，他直接服务于整体的人，护理要适应、支持或改革人的生命过程，促进个体适应内外环境，使人的生命潜能得到发挥。

同年，王秀英：护理是保护人民健康，预防疾病，护理患者恢复健康的一门科学。

1973 年，国际护士会（International Council of Nurses，ICN）的定义是：护理是帮助健康的人或患病的人保持或恢复健康，或者平静地死去。

同年，美国护士协会(American Nurses' Association)提出的定义是：护理实践是直接服务并适应个人、家庭、社会在健康或疾病时的需要。

1980年美国护士协会又将护理学定义为：护理学是诊断和处理人类对存在的或潜在的健康问题所产生的反应的科学。

1986年，我国在南京召开全国首次护理工作会议，时任卫生部副部长的顾英奇在发言中指出：护理工作除配合医疗执行医嘱外，更多、更主要的是对患者的全面照顾，促进其身心恢复健康。

1993年，我国原卫生部颁布的《护士管理办法》中规定了护士作为护理专业技术人员，在执业中"应当正确执行医嘱，观察患者的身心状况，对患者进行科学的护理"，同时，"护士有承担预防保健工作、宣传防病治病知识、进行康复指导、开展健康教育、提供卫生咨询的义务。"

以上是不同时期、不同国家以不同方式阐述的护理概念和护士工作内涵，从中可以看到护理的对象、任务和目标发生了深刻的变化，即：护理的对象不再仅限于患者，而是扩展到处于疾病边缘的人以及健康的人；护理工作的着眼点是人而不仅仅是疾病，其任务除完成治疗疾病的各项任务外，还担负着心理、社会保健任务；护理的目标除了谋求纠正人生理上的变异外，还要致力于人的心理社会状态的完满与平衡。

2. 护理的目标任务

国际护士会规定护士的权利与义务是"保持生命，减轻痛苦，促进健康"。这些都确定了护士与健康的关系，从条文上规定了护士的任务和职责。护理的目标就是提高人的生命质量，更重要的是面向家庭、面向社会，乃至提高全人类的健康水平，它通过护理的总任务——促进健康，预防疾病，恢复健康，减轻痛苦来实现。

(1)促进健康：是帮助人群获取在维持或增进健康时所需要的知识，帮助人们维持最佳健康水平和健康状态。

(2)预防疾病：护士通过一系列护理活动帮助服务对象维持他们的健康。

(3)恢复健康：是在人们患病或有影响健康的问题出现后，帮助他们改善健康状况。

(4)减轻痛苦：减轻个体和人群的痛苦是护士工作的基本职责和任务。

二、护理学的概念、范畴

(一)护理学的概念及其演变

护理学是以自然科学和社会科学理论为基础的研究维护、促进、恢复人类健康的护理理论、知识、技能及其发展规律的综合性应用科学。自现代护理发展以来，由于医学模式的转变，护理理论的成熟，护理概念也在不断地变化和发展，这种变化可以概括为三个阶段。

1. 以疾病为中心的护理阶段

此阶段出现在现代护理发展的初期，护理对象是生病的人；护理的着眼点是患者躯体，护理的方式是执行医嘱并完成护理操作。它还没有专门的护理理论及科学体系，但在实践中

护理概念的三个阶段的比较

形成了一套较为规范的疾病护理常规和护理技术。

此期特点：①认为护理是一门专门的职业，从事护理的人要受过专门的培训，护理的重点是协助医生治疗疾病；②护理的范围是医院，医生与护士之间是附属关系，护士是医生的助手。

2. 以患者为中心的护理阶段

随着社会的进步和发展，20世纪40年代很多有影响的理论和学说相继被提出，使护理工作者重新认识了健康与心理、精神、社会以及环境之间的关系。1947年WHO提出了新的健康观，"健康不但是没有疾病和身体缺陷，还要有完整的生理、心理状态和良好的社会适应能力"，为护理学的发展指明了方向和提供了更广阔的实践领域。与此同时，西方先进国家提出了"护理程序""护理诊断"，为护理学的发展提供了优良的方法。此时护理理论家罗杰斯(Matha Rogers)提出了"人是一个整体"的观念受到了人们的关注。相伴着新的医学模式——生理、心理、社会医学模式的产生，"人是一个有机的整体"的观念进一步得到了强化。在这一思想的指导下，新的工作方式护理程序被提出，护理学发生了根本的改变，护理从"以疾病为中心"转向了"以患者为中心"。

此期特点：①强调了护理学是一门专业。护士不再是单纯的被动的执行医嘱和护理技术操作，而是要对患者科学地进行身、心、社会等全方位的护理；②逐步形成了护理学的知识体系；③应用护理程序解决患者的健康问题，满足患者的健康需要，护理的研究内容仍局限于患者，工作场所限于医院内。

3. 以人的健康为中心的护理阶段

由于社会的发展、科学技术的日新月异以及疾病谱的变化，过去对人类健康威胁较大的急性传染病已得到较好的控制，而当前导致人类死亡的主要原因是与人的生活方式和行为有关的疾病，如心脑血管疾病、恶性肿瘤、意外伤害等。同时，人们由于物质生活水平的提高，对健康的需求也在提高。1977年WHO提出的"2000年人人享有卫生保健"的战略目标，成为世界各国保健人员的努力方向，这使护理人员认识到仅以患者为中心是不够的，使"以人的健康为中心的护理"成为必然。

此期特点：①护理学已成为现代科学体系中一门综合了自然科学、社会科学、人文科学知识的学科，能独立地为人类健康服务；②护理学的工作任务已超出了对患者的护理，发展到对人的生命周期的全过程的护理，工作场所从医院扩展到社会和家庭；③护理人员的工作方法仍是护理程序。

(二)护理学的范畴

1. 护理学的范畴

护理学是一门科学，它应用科学的知识为人类社会服务。护士服务的对象不仅是患者，也包括健康人，护理模式从以疾病为中心转向以患者为中心，满足患者需要，解决患者的护理问题而实施整体护理，进而发展为以人的健康为中心的阶段。护理学的范畴涉及自然、社会、文化、教育和心理等，且随着护理实践的不断深入而逐渐发展，它包含理论与实践两大体系。

(1)护理学理论范畴。

1)护理学研究的对象 护理学研究的对象随学科的发展而不断变化。从研究单纯的生物人向研究整体的人和社会的人等方面转化。护士应了解各种人的特点,并因人、因时而异地做好护理工作。

2)护理专业知识体系 护理学作为一门独立的学科,经过100多年的发展已逐渐形成了相对稳定的知识体系,其知识体系除了护理学的专业知识外,还吸收了其他学科方面的知识,构成了自己的专业知识体系。

3)护理学对社会发展的贡献 护理学在社会中的作用、地位也不断地被社会认可,健康教育和与他人有效合作已成为对护士基本技能的要求。

(2)护理学的实践范畴:护理学实践范畴很广,根据护理工作的内容可分为以下几个。

1)临床护理 临床护理的对象是患者,其内容包括基础护理、专科护理及诊疗护理技术等。①基础护理:基础护理是各专科护理的基础。以护理学的基本理论、基本知识和基本技能为基础,结合患者的生理、心理特点和治疗康复的需求,以满足患者的基本需要。②专科护理:以护理学及相关学科理论为基础,结合各专科患者的特点及诊疗要求,为患者提供身心护理,如各专科患者抢救、脏器移植等的护理。③诊疗护理技术:它包括基础护理操作技术,如消毒、灭菌、服药、注射、输血、导尿、灌肠等;专科护理操作技术,如各种引流管的护理、石膏和夹板的护理、呼吸机的使用、心脏除颤术、腹膜透析等。

2)社区护理 社区护理是社区卫生服务中的一部分,它是以一定范围的居民和社会团体为服务对象,以临床护理的知识和技能为基础,结合社区的特点,对个人、家庭和社区提供促进健康、预防疾病、早期诊断、早期治疗、减少残障等服务,开展家庭护理、健康教育、健康咨询、妇幼保健、预防接种及防疫灭菌等工作,从而提高社区人群的健康水平。

3)护理管理 运用管理学的理论和方法,对护理人员、技术、设备、时间、信息、财务等要素进行科学地计划、组织、指挥、协调和控制等系统管理,不断提高护理工作的效率及质量。

4)护理教育 护理教育机构是培养护理人才的摇篮。护理教育担负着为社会培养合格护理人才的重要使命。护理教育目的在于贯彻教育方针、卫生工作方针,培养德、智、体、美全面发展的护理人才。

5)护理科研 护理学肩负着科研重任,护理科研是推动护理学科发展,促进护理理论、知识、技能更新的有效措施。护理科研主要是回答和解决护理领域的问题,并以人为研究对象,其方法有观察法、科学实验法、调查法、经验总结和理论分析法。

第三节 护理专业及护士素质要求

微课：护理学的概念及知识体系、护理专业及护士素质要求

思考

案例：小李是一名刚入职的护士，她向有多年工作经验的刘护士长请教如何成长为一个合格的护士，刘护士长从基本素质、专业素质、心理素质、身体素质这四个方面给小李传授经验，并鼓励她早日成为一名合格的护士。

思考

1. 如何向小李解释中国护士的分类和资历要求呢？
2. 如何理解刘护士长所说的护士应具备的素质要求？

一、护理专业的特征

随着护理学的发展，护理学已成为一门独立的学科，护理亦由一门职业单纯的操作技术逐渐发展成为一个独立的专业。它已充分地具备了作为一个专业的特点。

（一）有明确的服务目的

护理专业是一种以服务他人为主要动机并致力于提高人类生活质量的行业，但护理专业有明确的服务宗旨，即以防病治病为手段，恢复、促进、维持人们身心健康。同时制定了护理道德规范，作为护理人员的行为准则及评价标准。护士遵照其道德规范要求，运用护理知识和技术为人们提供预防、治疗、康复、保健等各种服务，最大限度的满足护理对象的健康需求，护士已成为健康服务系统中的一支主力军。

（二）有严格和正规的教育培训制度

护理教育已形成较完整的多层次、多规格的教育体制，目前有中专、大专、本科、硕士、博士护理教育体制，并在逐步探索博士后教育。护士必须经过正规的专业学校教育和培训，并在工作中仍需接受不同形式的继续教育，根据接受不同教育的程度安排其岗位。

（三）具有本学科的理论体系和专门技术

一个学科必须具有本学科的理论体系和专门技术，否则就不能成其为学科，也不能成其为专业。护理学以自然科学、社会科学、人文科学、医药学等为基础构成其知识体系；以护理学基础、各专科护理学、护理心理学、护理伦理学、护理管理学、护理教育学等组成其理论体系，同时还具有本专业规范的护理操作技术，以指导护理教育、科研及实践。护士的知识获得除了必须正式接受护理教育培训以外，更需要不断通过护理实践、研究与研讨等途径，寻求专业知识的成长。

(四)有专业的自主性和独立性

具体表现在：①专业的从业人员，其执业资格的取得与职称是被社会认可与尊重的，同时也受法律保护，否则，未取得护理专业人员资格的人执行专业行为是要受罚的。②从业人员有本专业独特的执业标准，人员具有自信，且需对自己的行为负责。③在护理管理体制方面已自成系统，有明确的领导、指挥、组织、计划、控制等权力和职责。有护理人员培养、任用、考核、奖惩的自主权。④在护理管理上制定并建立有独立的护理质量评价标准和管理指标体系，作为检验和评价护理工作质量的依据，致力于专业质量的提高和专业的发展。

(五)有活跃和团结的专业组织

国际上有国际护士会。我国建立了中华护理学会，它团结和动员广大护理科技工作者遵纪守法，弘扬"尊重知识，尊重人才"的风尚，加强护理合格人才的培训，提高护理专业水平。同时，学会重视维护护理人员的合法权益和福利，在新时期倡导"献身、创新、求实、协作"的精神。学会中有一支由学识渊博、德高望重的学科带头人组成的队伍，成员彼此有共识。中华护理学会拥有该专业特有的文化，为繁荣护理事业，发展护理学科努力奋斗。

(六)有社会公认的社会价值和贡献

护理服务于人，无论是患病的人还是健康的人，也不管是炮火纷飞的战争年代还是和平安定时期，护理的目标是救死扶伤、防病治病。护理人员为保障人民的身体健康作出了重要的贡献，其社会价值得到了人们的认可。

> **课程思政**
>
> 在2020年抗击新型冠状病毒肺炎疫情这场没有硝烟的战争中，有将近4万名护士积极响应卫健委号召，组成援鄂医疗队火速出征。他们和当地的医务人员一起，义无反顾地打响了一场人与病毒的大对决。
>
> "那些说星星很亮的人，是因为你们没有见过那些护士的眼睛"，这是一位新冠病毒感染者痊愈出院后说的一句话，这也是对工作在临床一线的护理人奋不顾身、积极奉献的最美称赞和肯定。

二、护士的资历要求及分类

为了加强对护士的执业准入控制，保证护理行业执业人员的质量和水准，各国家卫生管理部门均会对护理人员的资历提出最低的规定。国际护士会认为，护理人员是指完成了基本的护理教育，并经过考试或者审核合格，能取得相关的护理工作执照，在其工作领域具有一定权威的人。对护士的资历要求包含教育、专业证书、工作经历等。

（一）美国护士分级及资历要求

1. 操作护士

一般经过 1 年左右的专业培训，经过执照考试，取得该州执照后才能在该州工作。操作护士（licensed practical nurse，LPN）的工作职责是在注册护士的监督和指导下，提供患者基本安全有效的护理知识和技术，以执行并完成注册护士所制定的护理计划。在法律的权限范围内，LPN 不能给患者做护理评估和分析，也不能静脉给药。

2. 注册护士

美国的注册护士（registered nurse，RN）占护士人数的大多数，注册护士需要完成 2~4 年的大学教育，通过国家注册护士考试委员会的考试（National Council for Licensing Examination Registered Nurse，NCLEX-RN），再通过各州护士局注册取得执照。RN 工作的专业性比中国护士高出很多，必须具有独立的判断能力，能做病情评估，能在不同的临床情况下作出正确、安全的决定；必须具有与医生、患者和其他工作人员通畅沟通的能力。

3. 高级实践注册护士

高级实践注册护士包括开业护士（Nurse practioner NP）、临床护理专家（Clinical Nurse Specialist，CNS）、护理助产士（Nurse Midwife）及执照麻醉护士（Certified Registered Nurse Anesthetist，CRNA）。以 NP 为例，NP 需要硕士学位，注册护理师经过 2 年专攻肿瘤护理、精神卫生、老年病学、家庭保健科等某一领域的学习，可从事相当于一部分医生的工作，如搜集病史、体格评定、开处方等，并指导患者护理和对护士提出建议，常作医疗诊断，也从事研究及参加会诊等工作。工作有很强的独立性和自主性，在基层卫生保健中发挥较大的作用。

（二）中国护士的分类及资历要求

目前，中国护士若想注册，可以在通过几种形式的专业基础教育（中等专业教育、高等专科教育、本科教育等形式）以后，参加全国统一的护士职业资格考试，才能取得执业证书。目前中国护士大多数为通科护士，专科护士及其他的分类系统正在进一步的探索中。中国护士按照学历及能力有职称划分：主任护师、副主任护师、主管护师、护师及护士。

三、护士的素质要求

一名合格的护士，不仅要有熟练护理理论、知识、精湛技能，还必须具备良好的职业道德、品质修养。护士具备良好的职业素质，才能为患者提供安全、有效的护理服务。护士的素质要求包括以下几个方面。

南丁格尔奖章获得者工作感言

（一）基本素质

1. 热爱护理事业，具有良好的医德，有奉献精神。
2. 尊重患者，对患者一视同仁。对患者有同情心和悲悯情怀。
3. 对工作有责任心，工作认真细致，有慎独精神。

(二)心理素质

护士的情绪影响着患者,也影响着护理工作的质量。热情、愉快、饱满的情绪不但可以提高工作质量和效率,而且能够感染患者,增强其对治疗的信心和决心。护士需要有良好的精神面貌和健康的心理素质。

1. 积极向上、乐观自信的生活态度。

2. 冷静、果断和坚强的性格,在遇到抢救危重或急诊患者等特殊情况时,护士应冷静沉着、迅速果断、有条不紊地组织抢救工作,应对各种紧急情况。

3. 护士应在工作中保持稳定、振作、愉快等乐观向上的情绪,在工作中善于控制自己的负向情绪,有很好的情绪调控能力。

4. 在工作中能虚心学习同事的新方法和新技术,能听取不同意见,取众之长,补己之短,工作中能互相交流经验。

(三)专业素质

1. 有扎实的专业理论知识,掌握各种常见病的症状、体征和护理要点,能及时准确地制定护理计划。掌握护理心理学和护理伦理学知识,了解最新的护理理论和信息,积极开展和参与护理科研,开展循证护理。

2. 有娴熟的护理操作技能。熟练的护理操作技术是一个优秀护士应具备的基本条件,除了常见的医疗护理技术外,对现岗位的专科护理技术应精通,能稳、快、准、好地完成各项护理工作。高超的护理技术能大大减轻患者的痛苦,提高护理效果。

3. 掌握急救技术和设备的使用,熟悉急救药品的应用,能熟练地配合医生完成对急症或危重患者的抢救。

4. 严格掌握和执行各种护理操作规程,认真做好查对制度,保障医疗护理安全。

5. 具有敏锐的观察力,能观察患者的病情变化和心理变化,及时提供有效的护理。

6. 有较强的沟通能力,能根据患者的具体情况灵活地运用语言进行心理护理。

(四)身体素质

护理是一个特殊的职业,是一份体力与脑力劳动相结合的工作,工作时需高度集中精神,因此要求护士要有健康的身体、充沛的精力才能保证顺利地完成工作,更好地为患者服务。

本章小结

护理学是一门在自然科学和社会科学理论指导下的综合应用科学，是研究有关预防保健和疾病防治过程中的护理理论与方法的科学。如何正确阐述护理学的发展史、演变过程及每个阶段的发展特点有助于我们更好地认识护理学的学科特点和学科任务。

国内外护理在护理临床、社区护理、护理管理、护理教育、护理科研等临床实践方面的不断发展，不断推动着护理专业的发展，以致力于提高人类的生活质量。

作为一名在新时代背景下成长的护士，我们要不断提高自己的各项素质，以满足护理工作的各种角色需要，以应对更加复杂的护理环境，做好服务对象的护理工作。

客观题测验

主观题测验

第二章

健康与疾病

学习目标

识记

1. 健康、亚健康、生存质量、三级预防的定义。

2. 健康促进的内容。

3. 常见的患者角色适应不良。

4. 患者角色适应中常见的行为改变。

理解

1. 影响健康的因素和引起亚健康的因素。

2. 影响患者角色的因素。

运用

1. 健康的评价标准。

2. 健康促进行为和健康危害行为在生活中的区分。

3. 疾病的影响。

4. 指导患者适应角色的护理措施。

5. 患者的权利与义务。

　　健康与疾病是人类生命活动本质状态和质量的一种反映，是医学科学中两个最基本的概念。健康与疾病不仅仅是生物学问题，也是重要的社会学问题。护理的宗旨是帮助人们预防疾病、恢复健康、维持和促进健康，从而使人们保持最佳的健康状态。因此，从护理学的角度深入研究探讨有关健康与疾病的问题，对于发展护理理论、丰富护理实践、扩展护理研究领域具有重要的意义。

第一节　健康与健康促进

思考

1. 健康促进包含哪些基本内容?
2. 影响健康的行为与生活方式有哪些?

健康是一个包含生理、心理、社会及精神等不同层面的多维的概念。护理的目的是促进、维护和改善人类自身的健康。

一、健康

(一)健康的概念

健康(health)是一个复杂、综合且不断变化的概念,随着社会经济、科学技术的发展,以及人们生活水平的提高,健康的概念也在不断变化。在不同的历史条件和文化背景下,人们对健康有不同的理解和认识。

不同历史时期人们对健康的
理解与认识

1. 古代健康观

在西方医学史上,以毕达哥拉斯(Pythagoras)和恩培多克勒(Empedocles)为代表的四元素学派认为,生命由土、气、水、火四元素组成,这些元素平衡即为健康;"医学之父"希波克拉底(Hippocrates)认为,"健康是自然和谐的状态,如果一个人身体各部分与体液协调就是健康,反之则为疾病";中国古代医学也认为,人体组织结构可划分为阴阳两部分,阴阳协调平衡就是健康。

2. 近代健康观

近代健康观念随着现代医学的发展而不断地完善和进步。

(1)生物个体健康观:随着近代医学的形成,人们对健康的认识也有了改观,并从不同角度对健康进行了描述,如:"健康是无临床病症的状态""健康是身体的良好状态""健康是正常功能的活动""健康是生命统计学的正常状态""健康是宿主对环境中的致病因素具有抵抗状态"等。上述对健康的描述是生物医学模式的产物,它侧重于机体的生理病理机制,但忽视了人的心理和社会特征,有其局限性和片面性。

(2)社会学健康观:20世纪40年代以后,西方学者开始从社会学角度运用流行病学的知识和技术,以非生物学的观点探索健康与疾病的内涵,从而产生了健康社会学(health sociology)。健康社会学认为,"社会变量既表现为一种调节机制,又是可引发疾病的独立原因。"这对医学模式的转变产生了重要影响,使人类健康观发生了质的飞跃。

3. 现代健康观

1948年,WHO将健康定义为:"健康不但是没有疾病和身体缺陷,而且还要有完整的生理、心理状态和良好的社会适应能力。"

1989年，WHO又提出了有关健康的新概念，即"健康不仅是没有疾病，而且包括躯体健康、心理健康、社会适应良好和道德健康。"

WHO的健康概念已由单纯生理概念转变为包括生理、心理、社会和道德四个方面内容的四维健康观。这个定义从现代医学模式出发，包含了微观及宏观的健康观，既考虑了人的自然属性，又兼顾了人的社会属性，认为人既是生物的人，又是心理、社会的人。

对于个体健康，从微观的角度出发，躯体健康是生理基础，心理健康是促进维持躯体健康的必要条件，而良好的社会适应性则可以有效地调整和平衡人与自然、社会环境之间复杂多变的关系，使人处于最理想的健康状态。从宏观角度出发，WHO提出了"道德健康"的概念，强调从社会公共道德出发，维护人类的健康，要求每个社会成员不仅要为自己的健康承担责任，而且也要对社会群体的健康承担社会责任。WHO的健康定义把健康的内涵扩展到了一个新的认识境界，对健康认识的深化起到了积极的指导作用。

（二）亚健康状态

亚健康状态（sub-health status）是近年来国内外医学界提出的一个新概念。WHO将机体无器质性病变，但有一些功能改变的状态称为"第三状态"，亦称为"亚健康状态"。亚健康状态是处于健康和疾病之间的一种状态，主观上有不适感觉，但临床检查无明显疾病，机体各系统的生理功能和代谢活力降低。亚健康的表现错综复杂，较常见的是活力、反应能力、适应能力和免疫力降低，表现为躯体疲劳、易感冒、稍动即累、出虚汗、食欲下降、头痛、失眠、焦虑、人际关系不协调、家庭关系不和谐、性功能障碍等。

人体亚健康状态具有动态性和两重性，其结果是回归健康或转向疾病。个体可以通过强化营养、心理、伦理、家庭和社会等对人体健康的正面影响因素，积极促进个体向健康转化。此外，亚健康状态需要与疾病的无症状现象（sub-clinical disease）相鉴别。后者虽然没有疾病的症状和体征，但存在病理改变及临床检测的异常，本质上为疾病，如"无症状缺血性心脏病"。从某种意义上说，人体亚健康状态可能是疾病无症状现象的更早期形式。

亚健康概念的提出是医学界的一大进步，但是亚健康尚属笼统的概念，若干问题还有待探索。

二、影响健康的因素

（一）影响健康的因素

人们生活在自然和社会环境中，其健康状态受诸多因素的影响，影响健康的主要因素包括：生物因素、心理因素、环境因素、行为与生活方式、医疗卫生服务体系。

影响健康的因素

1. 生物因素

人的生物学属性决定了生物因素（biological factors）是影响人类健康的主要因素。生物因素主要包括以下几个方面。

（1）生物性致病因素：是指能引起传染病、寄生虫病和感染性疾病的病原微生物、寄生

虫和其他动物。20 世纪中期以前，人类疾病和死亡的主要原因之一是病原微生物引起的各种传染性疾病。目前，尽管现代医学已经找到了控制此类疾病的方法，如预防接种、合理使用抗生素等，但病原微生物的危害依然存在，结核、肝炎、艾滋病等传染性疾病依然是危害我国人民健康的主要因素。

（2）遗传因素：是指能导致人体发育畸形、代谢障碍、内分泌失调和免疫功能异常等的在人类长期生物进化过程中形成的复合因素。遗传因素不仅影响人的生物学特征，也影响人的健康。目前已知的人类遗传性疾病约有 3000 种，全世界每年大约有 500 万出生缺陷婴儿诞生，我国的出生缺陷发生率为 4%~6%。此外，血友病、白化病、糖尿病、高血压病等疾病都与遗传有关。

（3）个体生物学特征：某些特定的人群特征，如年龄、种族、性别、对某疾病的易感性等，也是影响健康的因素。

2. 心理因素

心理因素（psychological factors）主要通过对情绪和情感发挥作用来影响人的健康。人的心理活动在生理活动的基础上产生，而人的情绪和情感又通过其对神经系统的影响而对人体组织器官产生影响。

当遇到心理刺激或情绪活动时，机体会出现或伴有一些生理反应，如血压的升高、心率和呼吸的加快、消化停滞等。良好的情绪有助于保持心态的平衡，提高机体的免疫力，促进健康；而不良情绪情感的长期作用会引发机体内激素分泌失调、免疫系统功能下降、各器官和组织的代谢和功能降低，进而导致疾病或增加疾病发生的概率。

3. 环境因素

环境是人类赖以生存和发展的重要条件和基础。环境因素（environmental factors）对人类健康至关重要，很多健康问题都与自然和社会环境中的某些因素密切相关。

（1）自然环境：自然环境因素主要指阳光、空气、水、气候、地理等，这是人类赖以生存和发展的重要物质基础。水污染、食品污染、大气污染等自然环境中的危险因素都会直接或间接地造成自然环境的污染和恶化，从而威胁人类的健康。

（2）社会环境：人类健康不仅受到自然环境的影响，也受到社会环境的极大影响。社会环境可涉及政治制度、法律、经济、文化、教育、人口状况、科技发展、风俗习惯等诸多因素。社会环境与健康呈正相关关系，良好的社会环境无疑对人类的健康起到积极的促进和维护作用。

4. 行为与生活方式

行为与生活方式（behavior and lifestyles）是指人们受一定文化因素、社会经济、社会规范及家庭的影响，为满足生存和发展的需要而形成的生活意识和生活习惯的统称。研究表明，良好的行为与生活方式，如适量运动、科学饮食、规律生活等，可使人处于良好的健康状态，而吸烟、酗酒、吸毒、不合理的饮食习惯、缺乏体育锻炼和生活节奏紧张等不良的行为与生活方式，已成为危害人们健康的主要因素。WHO 指出，"影响人类健康的因素，行为与生活方式占 60%，遗传占 15%，社会因素占 10%，医学因素仅占 8%，气候因素占7%"。这充分说明，行为与生活方式已成为影响人们健康的重要因素。

5. 医疗卫生服务体系

医疗卫生服务体系(medical and health service system)是指社会医疗卫生机构和专业人员为达到防治疾病、促进健康的目的,运用卫生资源、采用医疗技术手段向个体、群体和社会提供医疗卫生服务的有机整体。医疗卫生服务的内容、范围和质量与人的健康密切相关。医疗卫生服务系统中若存在不利于健康的因素,如医疗资源布局不合理、初级卫生保健网络不健全、城乡卫生人力资源配置悬殊、重治疗轻预防的倾向和医疗保健制度不完善等,都会直接危害人的健康。因此,深化医疗卫生体系改革,合理配置医疗卫生资源,健全医疗卫生服务体系,提升医疗卫生服务能力,是保障人们健康的根本性措施。

上述各影响因素之间相互关联,共同影响着人们的健康。要提高人们的健康水平,就必须全面、系统、科学地分析这些因素的综合影响,认识到健康的整体性,以及人的健康与自然和社会环境统一的重要性。

(二)引起亚健康状态的因素

亚健康状态处于健康与疾病的中间阶段,受到多种因素的影响,主要有以下几个方面:

1. 脑力和体力超负荷

由于生活和工作节奏不断加快,竞争日趋激烈,人们的脑力及体力超负荷付出,长期处于入不敷出的非正常负荷状态。

2. 心理失衡

由于工作任务繁重、人际关系紧张、婚姻问题和家庭冲突等,造成人的心理压力不断增加,精神过度紧张,进而影响神经、内分泌的调节,以及机体各系统的正常生理功能。

3. 人的自然衰老

由于人体器官的老化,表现出体力不支、精力不足、社会适应能力降低等现象。

4. 疾病前期

某些疾病如心脑血管疾病、肿瘤等发作前期,人体各器官系统虽然没有明显病变,但已经有某些功能性障碍,出现亚健康症状。

5. 人体生物周期中的低潮时期

人体的体力、智力、情绪都有一定的生物节律,有高潮也有低潮。高潮时,情绪高涨、体力充沛、精力充足;低潮时,会出现焦虑、情绪低落、注意力不集中、食欲下降等亚健康状态。

三、健康的测量与评价

健康测量是将健康概念及与健康有关的事物或现象进行量化的过程。WHO 的健康水平测量研究小组指出,理想的健康测量指标应该具有科学性、客观性、特异性和敏感性等特点,该小组还提出了健康测量的相关指标。

(一)健康状况测量指标

1. 健康状态的个体和群体指标体系

(1)个体指标主要有:①定性指标:描述个体生命活动的类型及实际情况,如儿童生长发育测量、老年人活动项目测量等；②定量指标：描述结构和功能达到的程度，如身高、体重等。

(2)群体指标主要有：①定性指标：描述群体活动类型及实际情况，如婚姻、生育等；②定量指标：群体数量及各种活动在数量上的反映；③定质指标：群体的素质，包括生长发育程度、群体气质、特性、疾病比例等。

2. 健康状态的生物、心理和社会指标体系

(1)生物学指标：主要反映人的生物学特征的指标，如年龄、性别、生长发育、遗传、代谢等。

(2)心理学指标：主要反映人的心理学特征的指标，如气质、性格、情绪及心理年龄等。

(3)社会学指标：主要指与健康有关的社会指标，如社会经历、人际关系、生活方式、生活满意度、社会经济地位等。

3. 健康状况的综合指标体系

在实际工作中，常常采用综合性指标体系把多种指标组合起来，用来测量、评价健康状况。

(1)行为和生活方式指标：消费方面指标、业余活动指标、职业方面指标。

(2)环境指标：自然环境方面指标、社会环境方面指标。

(3)生物学指标：生长发育方面指标、生理方面指标、心理方面指标。

(4)保健服务指标：医疗服务方面指标、预防服务方面指标。

(5)生活质量指标：生活质量指数、社会健康指标、生活质量量表。

(二)健康评价标准

1. WHO 确定的衡量健康的 10 项标准

(1)精力充沛，能从容不迫地应付日常生活和工作。

(2)处事乐观，态度积极，乐于承担任务，不挑剔。

(3)善于休息，睡眠良好。

(4)身体应变能力强，能适应外界环境的各种变化。

(5)对一般性感冒和传染病有一定的抵抗力。

(6)体重适当，身体匀称，身体各部位比例协调。

(7)眼睛明亮，反应敏锐，眼睑不发炎。

(8)牙齿清洁，无龋齿，牙龈颜色正常、无出血现象。

(9)头发有光泽、无头屑。

(10)骨骼健康，皮肤、肌肉有弹性，走路轻松。

2. 社会心理健康标准

国内外学者普遍认为心理健康的标准有 11 项：

(1)具有适度的安全感，有自尊心，对自我和个人成就有"有价值"的感觉。

(2)充分了解自己，不过分夸耀自己，也不过分苛责自己。

(3)在日常生活中，具有适度的自发性和感应性，不为环境所奴役。

(4)适当接受个人的需要,并且有满足此种需要的能力。

(5)有自知之明,了解自己的动机和目的,并能对自己的能力做适当的估计。

(6)与现实环境保持良好的接触,能容忍生活中的挫折和打击,无过度幻想。

(7)能保持人格的完整与和谐,个人的价值观能根据社会标准的不同而发生变化,对自己的工作能集中注意力。

(8)有切合实际的生活目的,个人所从事的事业多为实际的、可能完成的工作。

(9)具有从经验中学习的能力,能适应环境的需要而改变自己。

(10)在集体中能与他人建立和谐的关系,重视集体的需要。

(11)在不违背集体的原则下,能保持自己的个性,有个人独立的观点,有判断是非、善恶的能力,对人不做过分的谄媚,也不过分寻求社会的赞许。

四、生存质量

社会的进步和医学的发展使传染病得到了有效的控制,人的寿命延长,老年人口比例增大,疾病的构成也发生了很大的变化,以往用来反映健康状况的指标已不能适应这种新的情况。同时,随着医学模式的转变,生活水平和知识水平的提高,人们的健康意识在不断地加强,对健康的本质也有了更进一步的认识,例如,对于肿瘤等严重威胁人类生命健康而目前现代医学还不能彻底治愈的疾病,许多人宁愿短暂地、高质量地活着而不愿意长期极端痛苦地活着。为此,人们开始寻求新的健康测量指标,生存质量正是在这种客观健康水平提高和主观健康观念更新的背景下应运而生的一套评价健康水平的指标体系。

(一)生存质量的概念

生存质量(quality of life, QOL),亦称生活质量或生命质量,在20世纪50年代由美国经济学家坎伯瑞斯(Calbraith)在其著作《富裕社会》一书中首先提出。后来,美国著名经济学家罗斯托(Rostow)在《经济增长阶段》一书中也将"追求生存质量的阶段"作为经济增长的一个阶段。社会学意义上的关于QOL的研究主要在宏观和微观两个层次上进行。宏观层次指研究人口群体的生存质量,如世界、国家、地区人口的生存质量;微观层次指研究个体、家庭人口的生存质量。医学领域中,把QOL理论和医学实践结合起来,形成与健康相关的生存质量,它不仅能更全面地反映人们的健康状况,而且能充分体现积极的健康观。

对生存质量的概念,至今仍然没有公认的定义。多年来,不少学者从自己的专业或角度出发,对其内涵进行了探讨,但各自有不同的理解和认识,从而导致其多义性和复杂性。下面仅列出几个具有代表性的定义。

1.沃尔特(Walker)

生存质量是一个包括生理、心理特征及其受限程度的广泛的概念,它描述个人执行功能并从中获得满足的能力。

2.湃试克(Patrick)

生存质量是指在疾病、意外损伤及医疗干预的影响下,个人生命条件和事件相联系的健康状态和主观满意度。

3. 莱文(Levi)

生存质量是对个人或群体所感受到的身体、心理、社会各方面良好的适应状态的一种综合测量,而测得的结果用幸福感、满意感或满足感等来表示。

4. 凯茨(Katz)

生存质量是完成日常工作、参与社会活动和追求个人爱好的能力,是患者对生活环境的满意程度和对生活的全面评价,包括认知、情感和行为方面。

5. WHO 的定义

1993 年,在日内瓦召开的 WHO 生存质量研讨会曾明确指出:"生存质量是指个体在其所处的文化和风俗习惯的背景下,由生存的标准、理想、追求的目标所决定的对其目前社会地位及生存状况的认识和满意程度",它包括个体生理、心理、社会功能及物质状态四个方面。

尽管不同的人对生存质量有不同的认识,但有两点基本上得到了公认:①生存质量是一个多维度的概念,包括生理、心理、社会健康状况,主观满意度,疾病或与治疗有关的症状的广泛领域,每一个领域又可以进一步针对研究问题和被研究的特殊人群再分为更详尽的组成部分。②大多数研究者认为 QOL 测量必须包括主观健康指标,主观健康也可称为自我评价的健康,是健康测量和生存质量评价中广泛应用的指标。

(二)生存质量的判断标准及模式

生存质量测量方法是一种新的健康测量和评价技术,涉及客观和主观两方面的综合测量判断标准。生存质量的判断包括躯体健康、心理健康、社会适应能力,也包括其生存环境的状况,如经济收入情况、住房情况、邻里关系、工作情况、卫生服务的可及性、社会服务的利用情况。其测定的内容目前尚无统一的标准,但主要包括 6 个方面:①躯体状态;②心理状态;③社会关系;④环境;⑤独立程度;⑥精神/宗教/个人信仰等。

不同的测量对象,不同的疾病,其所处的状态不同,生存质量测量的方面和内容也不相同。目前,生存质量的测量包括两种测量途径:一般量表及特殊量表。

1. 一般量表

用于测量人群共同方面的一般量表,包括疾病影响量表(sickness impact profile, SIP)、健康量表(nottingham health profile, NHP)、社会功能-36(social functioning-36, SF-36)等。一般量表综合范围广泛,可用于不同人群的比较,但不精确。

2. 特殊量表

特殊量表是用以测量某种特定疾病的人群所用的特异性量表,如糖尿病患者生存质量测量量表(DDCT)、癌症患者生存质量测定量表(FLIC)等。特殊量表只针对特定患者,内容狭窄,不利于患者组间比较,但灵敏度高。而用于临床生存质量研究的量表除了应具有一般生存质量共有的方面外,还应具有反映疾病特异方面的内容。

五、健康促进的概念及策略

1979 年美国卫生总署关于健康促进和疾病预防的报告——《健康的人民》的发布,标志着健康促进的开始。1986 年 11 月,在加拿大渥太华召开的第一届国际健康促进大会和由此而发表的《渥太华宪章》是健康促进发展史上的一个里程碑。

(一)健康促进的概念

健康促进(health promotion)是健康教育的发展与延伸，随着人们生活方式和生活环境的不断改变以及全球卫生保健事业的不断发展，健康促进这一概念也在不断发展和深化之中。健康促进的定义较多，目前比较有影响的定义有以下几种：

1. 美国联邦办公署的定义

1979 年，美国联邦办公署提出："健康促进包括健康教育及任何能促使行为和环境转变为有利于健康的有关组织、政策及经济干预的统一体。"

2. 劳伦斯·格林(Larence W. Green)

美国健康教育学家劳伦斯·格林提出："健康促进是指一切能促使行为和生活条件向有益于健康改变的教育与环境支持的综合体。"

3. WHO 的定义

1986 年，WHO 提出："健康促进是促使人们维护和提高其自身健康的过程，是协调人类与环境之间的战略，规定个人与社会对健康各自所负的责任。"

健康促进的核心是以健康教育为先导，以个人和社会对健康各自应有的责任感为动力，以行政、经济、政策、法规等手段为保证，以良好的自然和社会环境作后盾，强调个人和社会对健康各自所负的责任。动员卫生部门、非卫生部门以及全体社会成员的总体力量，干预和改变危害人们健康的生活方式和生活环境，促使人们消除危及健康的各种主客观因素，形成有益于健康的生活方式和生活环境，不断提高社会群体健康水平，进而达到提高人类生命质量的目的。

课程思政

党的十九大报告提出了"实施健康中国战略"。要完善国民健康政策，为人民群众提供全方位全周期健康服务。深化医药卫生体制改革，全面建立中国特色基本医疗卫生制度、医疗保障制度和优质高效的医疗卫生服务体系，健全现代医院管理制度。加强基层医疗卫生服务体系和全科医生队伍建设。全面取消以药养医，健全药品供应保障制度。坚持预防为主，深入开展爱国卫生运动，倡导健康文明生活方式，预防控制重大疾病。实施食品安全战略，让人民吃得放心。坚持中西医并重，传承发展中医药事业。支持社会办医，发展健康产业。促进生育政策和相关经济社会政策配套衔接，加强人口发展战略研究。积极应对人口老龄化，构建养老、孝老、敬老政策体系和社会环境，推进医养结合，加快老龄事业和产业发展。

(二)健康促进的策略

《渥太华宪章》明确提出了健康促进的策略，主要包括以下几个方面。

1. 制定促进健康的政策

WHO 明确指出，"健康问题已经提到了各个部门、各级领导的议事日程上，要让他们了解他们的决策对健康产生的后果负有责任。"这说明健康不仅是个人的责任，还应该是社会的责任。健康促进超越了保健范畴，它把健康问题提到了各个部门、各级领导的议事日程上，使他们了解其决策对健康的影响并承担健康的责任。健康促进的政策由多样且互补的政策、法规、财政、税收和组织改变等综合而成。

2. 营造良好的支持性环境

WHO 指出，"创造支持性环境与健康息息相关，两者相互依存，密不可分。创造对健康更为有利的环境，必须使自然环境、物质环境、经济环境和社会政治环境等都能有助于健康而不是有损健康。"环境因素在人类健康促进的过程中占有重要的地位，无论个人、群体还是社会要获得健康，均要积极参与到对环境的改善与良好环境的维护中来，并系统地评估快速变化的环境对健康的影响，使环境成为人类获得健康的支持力量。构建一个健康的社会，需要靠多部门对健康的投入，任何一个项目的实施都需要得到全社会的支持。因此，制订共同的行动计划，营造良好的支持性环境是十分必要的。

3. 扩大卫生服务职能

健康促进是卫生行业的一项重要任务，因此要求卫生管理部门和全体卫生工作者改变不适应现代卫生保健战略的观念和做法，树立大卫生观和大预防观，扩大其服务职能和服务范围，以自身的资源优势，特别是人力资源优势加强健康促进中的卫生服务。

课程思政

2019 年李克强总理在政府工作报告中指出：将继续提高城乡居民基本医保和大病保险保障水平，加强重大疾病防治。要实施癌症防治行动，推进预防筛查、早诊早治和科研攻关，着力缓解民生的痛点。做好常见慢性病防治，把高血压、糖尿病等门诊用药纳入医保报销。深化公立医院综合改革。促进社会办医。加快建立远程医疗服务体系，加强基层医护人员培养，提升分级诊疗和家庭医生签约服务质量。坚持预防为主，将新增基本公共卫生服务财政补助经费全部用于村和社区，务必让基层群众受益。加强妇幼保健服务。支持中医药事业传承创新发展。药品疫苗攸关生命安全，必须强化全程监管，对违法者要严惩不贷，对失职渎职者要严肃查办，坚决守住人民群众生命健康的防线。

---

4. 充分发挥社区力量

健康促进工作是通过具体和有效的社区行动，包括确定需要优先解决的健康问题，做出决策，设计策略及贯彻执行，以达到促进健康的目标。健康促进特别强调群众有效积极地参与，社区群众既有促进健康的权利，也有参与健康促进的义务。因此，充分发动社区群众，让他们直接参与卫生保健计划的制定和执行，是推动健康促进的有效途径之一。

5. 发挥个人的作用

健康促进通过提供信息、健康教育和提高生活技能以支持个人和社会的发展，使群众能更有效地维护自身的健康和他们的生存环境，并作出有利于健康的选择。

2007 年，国际健康促进与健康教育联盟大会的主题是"迎接健康促进新纪元"。健康促进新纪元的特征是实现公平、平等、赋权、社区参与、部门合作、可持续发展和对健康承担责任，全面提高人民的生活质量。

六、促进健康的相关护理活动

健康相关行为(health related behavior)是指人类个体和群体与健康和疾病有关的行为。健康相关行为可分为促进健康的行为和危害健康的行为，促进健康的行为简称健康行为(health behavior)，危害健康的行为简称危险行为(risk behavior)。促进健康的相关护理活动是通过护士的努力，使公众建立和发展促进健康的行为，减少危害健康的行为，从而维护和提高人类的健康水平。

(一)促进健康的行为

促进健康的行为是个体或群体表现出的客观上有利于自身和他人健康的一组行为。这些行为包括：

1. 基本健康行为

基本健康行为是指日常生活中一系列有利于健康的基本行为，如合理的营养、平衡膳食、适量的睡眠、积极锻炼等。

2. 保健行为

保健行为是指正确合理地利用卫生保健服务，以维护自身健康的行为，如定期体检、预防接种等。

3. 预警行为

预警行为通常是指预防事故发生和事故发生后正确处理的行为，如乘飞机或汽车系安全带、发生溺水、车祸后的自救和他救行为等。

4. 避免有害环境行为

有害环境包括人们生活和工作的自然环境以及心理社会环境中对健康有害的各种因素。主动避开环境中的危害也属于健康行为。避免有害环境行为包括调适、主动回避、积极应付等。

5. 戒除不良嗜好行为

以积极主动的方式戒除日常生活中对健康有危害的个人偏好，如戒烟、不酗酒、不滥用药物等。

(二)危害健康的行为

危害健康的行为是指偏离个人、他人和社会的健康期望，客观上不利于健康的行为。它可以分为 4 类。

1. 不良生活方式与习惯

生活方式是指一系列日常活动的行为表现形式。不良生活方式则是一组习以为常的、对健康有害的行为习惯，如吸烟、酗酒、缺乏运动锻炼、高盐饮食、高脂饮食、不良进食习惯等。不良的生活方式与肥胖、心血管系统疾病、癌症等疾病的发生关系密切。

2. 致病行为模式

致病行为模式是导致特异性疾病发生的行为模式，国内外研究较多的是 A 型行为模式和 C 型行为模式。

A 型行为模式是一种与冠心病密切相关的行为模式，其特征表现为雄心勃勃，争强好胜，富有竞争性和进取心。一般对工作十分投入，工作节奏快，有时间紧迫感。这种人警戒性和敌对意识较强，对挑战往往是主动出击，而一旦受挫就容易恼怒。有研究表明，具有 A 型行为者冠心病的发生率、复发率和死亡率均显著地高于非 A 型行为者。C 型行为模式是一种与肿瘤发生有关的行为模式，其核心行为表现是情绪过分压抑和自我克制，爱生闷气。有研究表明，C 型行为者宫颈癌、胃癌、结肠癌、肝癌、恶性黑色素瘤的发生率高出其他人 3 倍左右。

3. 不良疾病行为

疾病行为是指个体从感知到自身患病到身体康复全过程所表现出来的一系列行为。不良疾病行为可能发生在上述过程中任何阶段，常见的行为表现形式有：疑病、恐惧、讳疾忌医、不及时就诊、不遵从医嘱、迷信甚至自暴自弃等。

4. 违反社会法律、道德的危害健康的行为

吸毒、性乱等行为既直接危害行为者个人的健康，又严重影响社会健康和正常的社会秩序。如吸毒可直接产生成瘾，导致吸毒者身体极度衰竭，静脉注射毒品，还可能感染乙型肝炎和艾滋病等；混乱的性行为可能导致意外怀孕、性传播疾病和艾滋病等。

(三) 促进健康的护理活动

实施促进健康的护理活动，有利于个体和群体促进健康行为的建立。护士在促进健康活动中的任务不仅仅是解除病痛，延长患者的生命，还要努力提高患者的生存质量。促进健康的护理活动包括以下几方面。

1. 生理领域

为了促进健康、提高人们的生存质量，首先必须做好生活护理，避免不良刺激，保证患者有良好的生理舒适感。具体内容包括如下几个方面。

(1) 采取一定的措施减轻或消除患者的疼痛与不适，如保持患者舒适的体位、按医嘱适时应用止痛药、松弛疗法、适量运动等。

(2) 保证周围环境的安静，使患者有足够的休息和睡眠。

(3) 根据患者的具体情况，满足其饮食、饮水、排泄等方面的需要。

2. 心理领域

护士应运用良好的沟通技巧，进行心理疏导，鼓励患者宣泄，帮助患者认识生存的价值，树立正确、豁达的健康观。

3. 社会领域

鼓励患者家属及与其有重要关系的人经常探望和陪伴患者，给予患者更多的温暖和支持，使其获得情感上的满足感。

第二节　疾病与预防保健

思考

> 1.如何理解健康与疾病？人的健康和疾病受到哪些因素的影响？
> 2.如何看待护理人员在卫生体系中的角色功能？

一、疾病的概念

人们对疾病的认识经历了一个漫长而又不断发展的过程，现将这一过程分成 3 个阶段来介绍。

不同历史时期人们对疾病的理解和认识

（一）古代的疾病观

远古时代，由于生产力低下，人的认识能力落后，认为疾病是鬼神附体，是神灵对罪恶的惩罚，因而驱魔祛病是最重要的治疗方法。公元前 5 世纪，著名的医学家希波克拉底（Hippocrates）创立了"体液学说"，认为疾病是由于体内血液、黏液、黑胆汁和黄胆汁 4 种基本流质失衡所致。中国古代医学提出的阴阳五行学说，把人体组织结构划分为阴阳两方面，阴阳协调则健康，阴阳失调则发生疾病。疾病的治疗是调整或恢复失衡的体液或者阴阳，这是疾病的生理观（physiological conception of disease）。古代朴素自然的疾病观虽然带有相当的主观猜测性，但它把疾病的发生同人体的物质变化联系起来，对医学的形成和发展起到了重大的推动作用，产生了深远的影响。

（二）近代的疾病观

18—19 世纪，随着城市化进程和一些医学仪器设备的发明，西方医学中的解剖学、组织学、胚胎学、病理学和微生物学等生命学科得到了很大的发展，德国病理学家魏尔肖（Virchow）建立了"细胞病理学说"，指出疾病是致病因素损伤了机体特定细胞的结果，使疾病有了比较科学的定位，开创了现代疾病观的先河。此后，人类对疾病的认识不断发展，并对疾病本质的认识渐趋深入和成熟。生物医学模式导致了以疾病为中心的医疗体制的建立，但忽视了人的社会属性和心理活动及主体意识。近代疾病观概括起来主要有以下几种。

1.疾病是不适、痛苦与疼痛

此定义反映了疾病某一方面的特征，对区分正常人与患者有一定帮助。但是疼痛与不适只是疾病的一种表现，并非疾病的本质，更不是疾病的全部。以疼痛、不适来定义疾病，显然是片面的，不利于疾病的早期诊断，更不利于疾病的预防。

2. 疾病是社会行为特别是劳动能力丧失或改变的状态

此定义是社会学的定义，其特点为：不是从疾病本身固有的本质特点出发，而是以疾病带来的社会后果为依据，目的在于唤醒人们努力消除疾病、战胜疾病的意识。

3. 疾病是生物学的变量

此定义从近代生物医学观出发，将疾病视为生物学的变量，认为疾病是结构、形态及功能的异常，要求人们从身体结构、形态及功能的变化上来认识和确定疾病。这种观点把握了疾病的本质，但它过分强调患病部位的结构、形态及功能的改变，而忽视了全身整体的功能状态。

4. 疾病是机体内稳态的紊乱

内稳态是 20 世纪初法国生理学家伯纳德(Claude Bernard)提出的，他认为生理过程是维持内稳态的平衡，而疾病过程是内稳态破坏的状态，用整体观取代局部定位观点认识疾病。

(三)现代疾病观

现代疾病观对疾病的认识，不仅局限于身体器官的功能与组织结构的损害，还包括人体各器官、系统之间的联系，人的心理因素与躯体因素的联系以及人体与外界社会环境之间的联系。美国精神医学家恩格尔(Engel)提出，当代医学应从生物医学模式向生物-心理-社会医学模式转变。随着医学的发展和疾病谱的转变，尤其是传染病、营养缺乏性疾病得到较好控制之后，心理、行为、社会、环境因素对健康与疾病的影响已成为医学界的共识。

纵观各种现代疾病观，可以归纳出以下四个基本特征。

(1)疾病是发生在人体一定部位、一定层次的整体反应过程，是生命现象中与健康相对立的一种特殊征象。现代医学已经揭示，人体是一个包括组织、器官、细胞、分子在内的多层次的统一体，在各层次之间都存在着局部与整体之间的辩证关系。疾病常常是人体的整体反应过程，局部损伤一定会影响整体，同时也受到整体代谢水平和反馈调节等影响；而整体的损伤又是以局部损伤为基础，整体过程的反应常常来源于局部病变。

(2)疾病是人体正常活动的偏离或破坏，表现为功能、代谢、形态结构及其相互关系超出正常范围，以及由此而产生的机体内部各系统之间和机体与外界环境之间的协调发生障碍。由于疾病是对人体正常生命活动的干扰和破坏，因而必然会使人体的功能、代谢和形态结构发生变化。任何功能变化都以一定的代谢形式和形态结构的改变为基础，而一定的功能变化又必然引起相应的代谢甚至形态结构的改变。因此，功能、代谢、形态结构三者偏离正常及其三者平衡关系和内稳态的破坏，是疾病过程的本质。

(3)疾病不仅是体内的病理过程，而且是内外环境适应的失败，是内外因作用于人体并引起损伤的客观过程，是人体内部功能、代谢、形态结构的异常，一般是一定内外因素作用的结果。它不仅表现为内环境稳态的破坏，而且表现为人体与外环境的不协调。

(4)疾病不仅是躯体上的疾病，而且也包括精神、心理方面的疾病，完整的疾病过程，常常是身心因素作用、相互影响的过程。现代医学的大量研究证明，精神、心理因素是影响健康的重要因素，也是构成健康的重要部分。

综上所述，疾病是机体在一定的内外因素作用下而引起一定部位的功能、代谢、形态结构的变化，表现为损伤与抗损伤的病理过程，是内稳态调节紊乱而发生的生命活动障碍。在此过程中，机体组织、细胞产生病理变化，出现各种症状、体征和社会行为的异常，对环境的适应能力减弱，最终导致生命质量的降低。

二、疾病发生的原因

引起或促进疾病发生的原因称为病因（cause of disease）。病因是医学研究的核心问题，涉及生物学、医学、心理学、社会学等众多学科。随着传染病的有效控制，慢性病成为人类健康的主要杀手。慢性病的病因较为复杂，大致可分为：疾病发生的外界因素，如生物、物理、化学、营养等；机体内部因素，如内分泌、基因、免疫、种族、性别、年龄等；自然环境、社会心理因素及医源性疾病等。各种病因相互影响，共同决定疾病的产生、演变和预后。

目前引用较多的模式有以下 3 种。

（一）三角模式（epidemiological triangle）

该模式多用于解释传染性疾病的发生，强调病原的重要性，认为当宿主（host）、病原（agent）、环境（environment）三者互动失调，任何一个因素改变，就会增加或减少疾病的发生。此模式的缺点是未考虑宿主、病原和环境的各种特性及三者互动交织而成的复杂性，且许多慢性疾病并无特定的必要病原（图 2-1）。

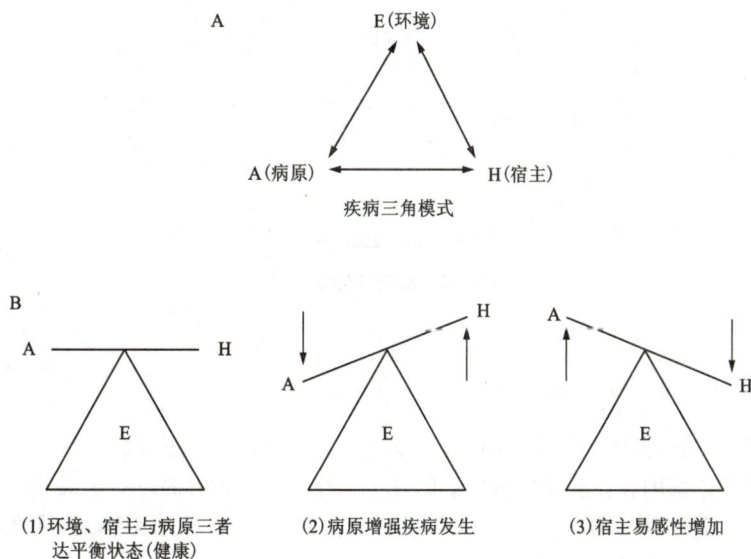

A

E（环境）

A（病原）　　　　　H（宿主）

疾病三角模式

B

A　　　　　H

E

（1）环境、宿主与病原三者
　　达平衡状态（健康）

H

A

E

（2）病原增强疾病发生

A

H

E

（3）宿主易感性增加

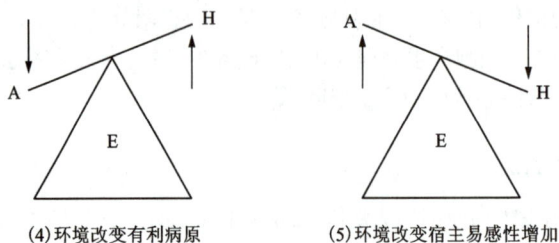

(4)环境改变有利病原　　　(5)环境改变宿主易感性增加

图 2-1　疾病的三角模式

(二)轮状模式(epidemiological wheel)

该模式由毛思勒(Mauser)等人提出,又称生态模式,将病原体置于宿主和环境之中。该模式较全面地显示了各种复杂变化的致病因素与疾病的关系,注重生态体系的协调与平衡,具有一定的灵活性,应用范围较广,因而受到较为普遍的接受和采用(图 2-2)。

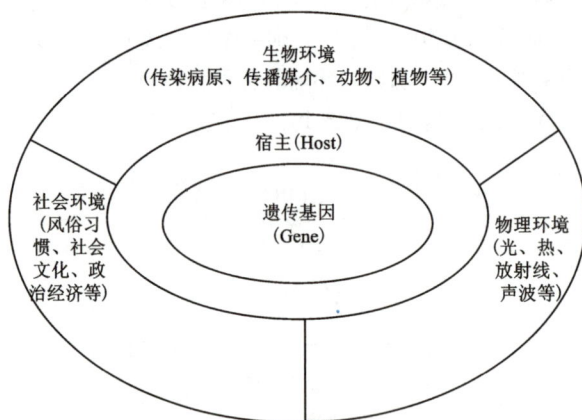

图 2-2　疾病的轮状模式

(三)充分病因—组分病因模型(sufficient-component casual model)

该模式由美国学者罗斯曼(Rothman)提出。该模型认为,充分病因是疾病发生的充分条件,即有该病因存在就一定有疾病的发生,组成充分病因的每一个成分被叫做一个组分病因。一种疾病可由至少一个充分病因引起,而一个组分病因可以出现在一种疾病或一个甚至多个充分病因里。

三、疾病的影响

患病不仅会对患者本人造成影响,而且会使患者家庭乃至社会都面临着疾病及其治疗所带来的不同程度的变化和影响。

(一)疾病对个体的影响

1. 正性影响

患病对患者可以产生两方面的正性影响。首先，患者患病之后，进入患者角色，可暂时解除某些社会以及家庭责任，因而可以安心休养；其次，通过患病提高了其警觉性，在今后的生活中会尽量避免或减少致病因素，如改善生活方式，注意饮食、起居的合理安排，并且会参加一些促进健康的活动。

2. 负性影响

(1)生理改变：患病后，由于身体组织器官的病理生理改变，患者会出现各种症状和体征，如疼痛、呼吸困难、心慌、肢体活动障碍等，使患者产生不适感，影响其休息和睡眠，甚至影响患者的正常生活和工作。

(2)心理改变：患病后的心理改变与疾病的严重程度和持续时间有关，若病情比较轻，持续时间比较短，患者的反应会较平静；若病情重，持续时间长，患者会出现较激烈的心理反应，表现为焦虑、恐惧、失望和无助感等。

(3)体像改变：体像(body image)是个人对自己躯体外观的自我感受。一般认为是个人对于身体外观及其功能的主观感受，并随疾病严重程度及文化价值观的不同而发生变化。特别是身体残障，更容易造成患者体像的改变，表现为对身体的结构、功能、外观产生怀疑、退缩、消极及抑郁的态度。身体残障患者产生体像改变的原因有下列两种情况：

1)身体外观的改变：外伤、烫伤、烧伤、截肢及瘫痪等患者，其身体外观将有所改变，使体像的完整性遭到破坏，所影响的程度视受损部位、范围大小和重要性有所不同。

2)身体功能的丧失和障碍：身体功能部分或大部分发生障碍，使正常生活受到影响，体像受到威胁，例如，半身不遂的患者因一侧肢体无法正常活动，必须依赖他人的帮助方能完成活动，势必会产生挫折感。

(4)自我概念的改变：自我概念(self-concept)即一个人对自身存在的体验，通过各种特定习惯、能力、思想、观点等表现出来。患病后，由于身体部分功能的降低或缺失而依赖他人，再加上经济困难、工作能力缺乏等因素的影响，会使其家庭和社会角色弱化，自我概念发生较大改变。

(二)疾病对家庭的影响

疾病不仅影响患者，还对患者的家庭及重要关系人产生影响。疾病对家庭的影响主要有以下几点。

1. 家庭经济负担加重

患者患病后需要去医院就诊或住院治疗，家庭的经济负担增加。如果患者是家庭经济来源的主要承担者，会使家庭的经济收入减少，加重家庭的经济负担。

2. 家庭成员的心理压力增加

患者的其他家庭成员在其患病后需要投入很大的精力给予患者照顾，家庭成员的负担增加，并产生相应的心理压力。患者的心理反应和行为变化会对家庭成员的心理造成压力，同时患者的家庭角色功能需要其他的家庭成员来承担，会增加其家庭成员的精神和心理负担。另外，如果患者所患的是传染病或不治之症，对其家庭成员的影响更大，家庭成员会出现情绪低落、悲伤、气恼、失望和无助感等多种情绪反应。若出现这一情况，家庭成员需要专业性的咨询和指导，才能适应改变。

四、健康与疾病的关系

健康不是绝对存在的，患病也并非完全失去健康。20世纪70年代，有人提出"健康与疾病是连续统一体"的观点，认为健康是相对的，是人们在不断地适应环境变化的过程中，维持生理、心理和社会适应等方面动态平衡的状态。疾病则是人的某方面功能偏离正常状态的一种现象。因此，人的状态是由健康与疾病构成的一种线形谱，一端是最佳健康状态，另一端是完全丧失功能及死亡状态(图2-3)。

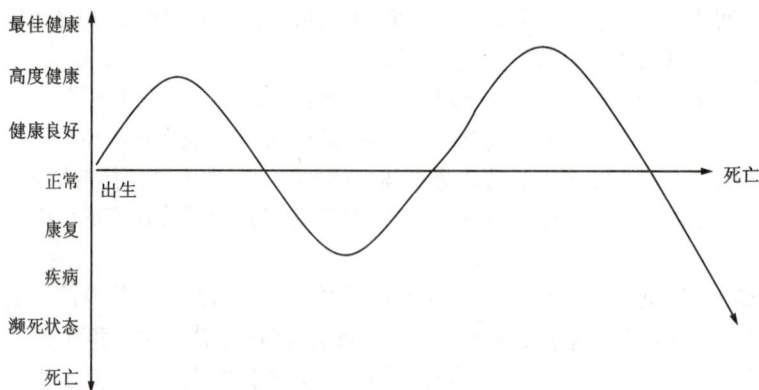

图2-3 健康与疾病的连续性

每个人的健康状况都处在这种健康与疾病所构成的线形谱的某一点上，而且处在不断动态变化之中。任何时期都包含着健康和疾病两种成分，哪一个成分占主导，就表现出哪一个成分的现象与特征。当个体向最佳健康一端移动时，健康的程度就增加；当个体向完全丧失能力或死亡一端移动时，疾病的程度就增加。个体从健康到疾病或从疾病到健康的过程中，并不存在一个明显的界线。所以健康与疾病是相对的，在生命过程中是动态变化的，并在一定条件下可以相互转化。而现在大多认为健康与疾病可在个体身上同时并存，即一个人可能在生理、心理、社会的某方面处于低水平的健康甚至疾病状态，但在其他方面却是健康的，如某些残疾人，经过康复治疗和护理，把残障降低至最低程度，使他们身体尚存的功能充分发挥作用，继续为社会作出贡献。因此，一个人的健康状况与人体本身的防御功能及有害因素对人体的影响密切相关，在医护人员共同努力下随时可以改变。

五、角色与患者角色

生老病死是自然规律。人的一生都有暂时伴随患者角色的可能，甚至与患者角色终身相伴。当个体从其他社会角色转化为患者角色以及在承受患者角色的过程中，由于种种因素会出现一些适应不良从而影响疾病向健康转化。护士不仅应在个体、系统、器官、组织、细胞和分子等微观层面了解疾病，还应从家庭、社区和社会等层面认识疾病对人的生理、心理、社会及精神等的影响，以帮助人们预防及治疗疾病，恢复健康。

(一)患者角色及其特征

患者角色(patient role)又称为患者身份，是一种社会角色。社会角色是社会规定的用于表现社会地位的行为模式。社会中的一切行为都与各自特定的角色相联系；反之，由其所处角色又可期望其发生与角色相适应的行为。当一个人被确诊患有疾病时，就具有了患者身份，在心理和行为上也就产生了变化。社会学家帕森兹(Parsons)从社会学的角度，观察患者与周围人的互动，将之归为四类，称为患者角色要素。

1.免除平日的社会角色

当一个人扮演患者角色时，他可以免除平日所扮演社会角色的责任。能免除多少原来的社会角色视其疾病的性质、严重程度而定。例如，急危重症患者可在较大程度上免除父亲、工人、丈夫等角色职责。

2.有接受协助的义务

生病的人不会因他有意愿恢复身体的健康状态，就能实现，必须依赖周围人的协助，才能使其愿望得以实现。

3.负有恢复健康的责任

生病是某些需要未被满足的状态，会造成患者的不适甚至死亡。因此，患者也需要被期待有生存的渴望，对未来抱有希望，这些责任包括放弃依赖的角色，能独立处理自己日常生活的问题等。患者自身需要为健康而努力，例如配合医疗、护理工作，适当地锻炼以加速康复等。

4.负有寻求医疗协助的责任

患者原来的角色特性与患者角色越不同，越容易产生适应上的困难；反之，患者原来的角色与患者角色的特性越接近，如被动、愿接受别人的帮助、能相信别人的人容易接受患者角色。

(二)患者角色适应不良

任何社会角色都需要有一个适应的过程，患者角色也不例外。但患者在适应其角色的过程中，会出现一些适应偏差。患者角色变化的特点如下。

1.角色行为缺如

当个体由健康角色向患者角色转化的过程中，常出现的一种心理防御的表现。患者常否认自己有病，未能进入角色。虽然医生诊断有病，但本人否认自己有病，根本没有或不愿意识到自己是患者。常发生于由健康角色转向患者角色及疾病突然加重或恶化的患者；可见于缺乏医药卫生知识、对疾病缺乏认识的患者，或由于社会文化原因耻于承认患病事实的患者。

2. 角色行为冲突

角色行为冲动是指患者从其他角色向患者角色转化的过程中，出现心理、行为等方面的冲突和不协调，患者角色与其他角色发生心理冲突。同一个患者一时难以实现角色适应。多见于曾担任过重要的社会工作或大量家务，责任心重、事业心强的患者。

3. 角色行为减退

角色行为减退是指由于某种原因，使已经适应了患者角色的个体由于更强烈的情感需要从当下的角色中退出来，重新承担起原来角色的现象。因其他角色冲击患者角色，从事了不应承担的活动。已进入角色的患者，由于更强烈的情感需要，不顾病情而从事力所不能及的活动，表现出对病、伤的考虑不充分或不够重视，而影响到疾病的治疗。例如一位患有急性胆囊炎的患者，住院治疗后有所好转，由于父亲发生车祸，该患者虽然没有恢复到可以出院的状态，仍决定办理出院照顾父亲，这种表现即为患者角色行为减退。

4. 角色行为强化

角色行为强化是指个体由患者角色向正常角色转化的过程中，不愿意退出患者的角色，在心理上产生的一种退缩和依赖的心理活动。患者不仅接受患病这一事实，且安于现状，当生理功能已恢复却仍不愿从患者角色中走出来，安于患者角色的现状，期望继续享有患者角色所获得的利益。由于依赖性加强和自信心减弱，患者对自己的能力表示怀疑，对承担原来的社会角色恐慌不安，安心于已适应的患者角色现状。或者自觉病情严重程度超过实际情况，小病大养。

5. 角色行为异常

患者受病痛折磨以及感到悲观、失望等不良心境的影响导致行为异常，如对医务人员的攻击性言行、病态固执、抑郁、厌世、自杀等。

(三)影响患者角色适应的因素

1. 疾病的性质和严重程度
恶性肿瘤、慢性病、疾病较重的患者容易发生角色强化。

2. 年龄
年轻人对患者角色相对淡漠，而老年人则容易发生角色强化。

3. 性别
女性患者较男性患者更容易发生角色强化、消退、冲突等角色适应不良反应。

4. 家庭、社会支持系统
家庭、社会支持系统强的患者较容易适应患者角色。

5. 经济状况
经济状况差的患者容易产生角色消退或缺如。

6. 其他
环境、人际关系和病室氛围等也可影响患者的角色适应。

（四）患者角色适应中常见的行为改变

莱得勒（Lederer，1965）认为，生病过程是一个复杂的心理形成过程。她提出了3个互相独立但又彼此重叠的接受疾病的时期。

1. 从健康到生病期

当个体意识到他生病时，有几件事情需要完成：①放弃原来的社会责任；②接受别人的帮助、诊断和治疗；③与人合作以恢复健康；④寻求适当的帮助。此阶段适应良好的患者，能接受诊断和忍受治疗带来的不适与限制，并定期就诊。相反，适应不良的患者，可能会否认生病、否认出现的症状，利用不明显的症状逃避责任，或来操纵别人。

2. 接受生病期

此期始于患者接受生病的事实，且扮演患者角色的时候。患者的行为变得以自我为中心，对周围其他事情的兴趣降低，因为需要依赖他人同时又怨恨此种依赖行为，情感显得矛盾，会特别注意身体上的一些变化。不适应的行为包括放弃复原的希望、拒绝接受协助、对治疗怀疑、避免谈及自己的问题与感受、不能合作等。

3. 恢复期

此期是个体放弃患者角色，扮演健康人的角色。患者随着体力的恢复而逐渐能独立，愿意协助自己，积极参加复健活动，可以多做一些决定，并逐渐增加对周围事物的兴趣，表示自己已在康复之中。不适应的患者行为会停留在第二阶段。

（五）患者常见的心理反应

患者患病后由于身体虚弱、环境改变等，出现各种心理变化甚至心理问题。常见的心理反应有如下几种。

1. 行为退化

患者的行为表现与年龄、社会角色不相称，显得幼稚。如躯体不适时发出呻吟、哭泣，甚至喊叫，以引起周围人的注意，获得关心与同情。自己能料理的日常生活也要依赖他人去做，希望得到家人、朋友、护理人员无微不至的照顾与关怀。

2. 情感脆弱、易激动、发怒

患者心烦意乱，常为小事而发火，情绪易波动、易哭泣，臭名的愤怒，怨恨命运，自责、作践自己。

3. 敏感性增强、主观异常感觉增多

患者对自然环境的变化（如声、光、温度等）特别敏感，稍有声响就紧张不安。躯体不适的耐受力下降、主观体验增强，如感到腹主动脉猛跳、某处神经颤抖等，这些变化会加重病情。对别人的说话声调、动作等也会挑剔，易反感。

4. 猜疑

久病不愈的患者易盲目猜疑，对他人的表情、神态、行为等特别敏感、多疑。甚至对诊断、治疗、护理也会产生怀疑、不信任，对检查、治疗均要追根寻底；若亲人探视不及时或次数减少亦会怀疑对他冷淡等。

5. 自尊心增强

患者希望得到他人尊重、关心、重视其病情，愿听安慰与疏导的话语，自认为应受到特殊照顾、特别尊重，特别注意医护人员的态度，稍有不妥即视为对其不尊重而生气，对治疗不合作。

6. 焦虑、恐惧

患者对自身健康或客观事物作出过于严重的估计，常为疾病不见好转或病情恶化、康复无望时的一种复杂情绪反应，其主要特征是恐惧和担心。也可因担心家庭、工作、经济、学习、婚姻问题等社会因素而焦虑烦恼、坐立不安。患者焦虑的表现为肌肉紧张、出汗、搓手顿足、紧握拳头、面色苍白、脉搏加快、血压上升等，也可出现失眠、头痛。

7. 孤独感

患者来到医院新环境，与陌生人相处感到孤独，且住院生活单调。从早到晚，进餐、查房、服药、治疗、睡眠，日复一日，尤其长期住院的患者，更是度日如年。孤独可使人烦恼、焦虑、恐慌；使人感到凄凉、被遗弃，而消极悲观。

8. 悲观、抑郁

因患病丧失了劳动能力，或疾病导致了形象变化，患者情绪变得异常悲观，少言寡语，对外界事物不感兴趣；哭泣不语或叫苦连天；有的患者自暴自弃、放弃治疗，甚至出现轻生的念头。

9. 失助感

当一个人认为自己对所处环境没有控制力并无力改变时，就会产生失助感。这是一种无能为力、无所适从、听之任之、被动挨打的情绪反应。这种失助感还可以泛化而导致失望和抑郁等临床表现。患者呈现出淡漠、缄默不语，或自卑自怜、怨恨，或在回首往事留恋人生，或在默默告别人世。

10. 期待

期待是指患者对未来的美好想象的追求。一个人生病后，不但躯体发生变化，心理上也备受折磨。因此不论急性或慢性患者都希望获得同情和支持，得到认真的诊治和护理，急盼早日康复。那些期望较高的患者，往往把家属的安慰、医护人员的鼓励视为病情好转，甚至即将痊愈的征兆。期待心理是一个人渴望生存的精神支柱，是一种积极的心理状态，客观上对治疗是有益的。但要预防一旦期待的目标落空，患者会陷入迷惘之中、情绪消沉，甚至精神崩溃。

11. 习惯性

习惯性是一种心理定势，患者患病之初，总幻想自己没有患病，可能是医生搞错了，这是习惯性思维造成的。而当疾病好转后，又认为自己没有完全恢复，要求继续住院观察和治疗，不愿出院，这是习惯了患者身份的惰性表现。

以上大致概括了一般患者的心理问题，但由于患者的性别、年龄、病种、文化背景、社会阅历等因素的作用，在不同的病程中可表现其中的一种或几种，因此对每一个患者应具体分析和对待。

（六）指导患者适应角色的护理措施

为了使患者尽快适应患者角色，积极配合医疗和护理工作，以促进疾病的早日康复，护士有责任在患者的角色适应中起指导作用。指导的内容包括以下几个方面。

1. 常规指导

常规指导是指在患者初次入院时，护士向患者介绍病区的环境、制度、注意事项等，同时做自我介绍，介绍有关的医务人员和同室的病友，以消除患者的陌生感和恐惧感，满足其情感上的归属感，建立患者在医院环境中充当患者角色的自信心。

2. 随时指导

当患者住院后出现一些新情况，如病情变化、即将面临痛苦的检查、治疗等，多数患者表现出焦虑、恐惧和不安时，护士应观察并掌握准确的信息，及时进行指导。

3. 心理及情感支持

一些长期住院、伤残或失去工作能力的人，容易对治疗失去信心，甚至产生轻生的念头，会出现角色缺如或角色消退现象。有些患者在疾病的恢复期出现患者角色强化现象，护士应经常与患者沟通，了解患者的感情及情绪变化，并提供适当的帮助使其在心理上达到新的平衡。

（七）患者的权利与义务

在特定条件下，护士通过医疗、护理等活动与患者建立起来一种特殊的人际关系，即护患关系。它建立在护理人员与患者双方交往的基础上，是以患者为中心的各种信息交流与双向作用的过程。在护患关系中双方应按照一定的道德原则和规范来约束、调整自身的行为，尊重彼此的权利和履行义务。护理人员尊重患者的权利并督促患者履行相应的义务，是提供高品质护理服务的重要方面。

1. 患者的权利

权利是法学的一个基本概念，是指人们在法规和道德允许的范围内应该享受的利益。医德权利是医学伦理学的一个范围，它反映医患关系和卫生事业与社会关系的一个重要方面，也是社会主义医德的重要范畴。

以前，患者只是听命于医生和护士，很少考虑自己的权利。自20世纪70年代以来，一些国家对患者的权利进行了较多的研究，并采取了一系列保证患者权利的措施。如1993年美国将《医疗事故委员会报告书》以通俗的语言写在"患者权利章程"，强调必须分发给每个患者。国际相应约定和我国法律法规规定，患者的权利包括下列主要内容。

（1）患者有个人隐私和个人尊严被保护的权利：患者有权要求其病情资料、治疗内容和记录应如同个人隐私，须保守秘密。患者有权要求对其医疗计划，包括病例讨论、会诊、检查和治疗都应审慎处理，不允许未经同意而泄露，不允许任意将患者姓名、身体状况、私人事务公开，更不能与其他不相关人员讨论患者的病情和治疗等相关信息，否则就是侵害公民名誉权，将受到法律的制裁。

（2）患者有获得全部实情的知情权：患者有权获知有关自己的诊断、治疗和预后的最新信息。在医疗活动中，医疗机构及其医务人员应当将患者的病情、医疗措施、医疗风险等如实告知患者，及时解答其咨询；但是，应当避免对患者产生不利后果。

（3）患者有平等享受医疗的权利：当人们的生命受到疾病的折磨时，他们就有解除痛苦、得到医疗照顾的权利，有继续生存的权利。任何医护人员和医疗机构都不得拒绝患者的求医要求。人们的生存权利是平等的,享受的医疗权利也是平等的。医护人员应平等地对待每一位患者,自觉维护患者的权利。

(4)患者有参与决定有关个人健康的权利:患者有权在接受治疗前,如手术、重大的医疗风险、医疗处置有重大改变等情形时,得到正确的信息,只有当患者完全了解可选择的治疗方法并同意后,治疗计划才能执行。患者有权在法律允许的范围内拒绝接受治疗。医务人员要向患者说明拒绝治疗对生命健康可能产生的危害。如果医院计划实施与患者治疗相关的研究时,患者有权被告知详情并有权拒绝参加研究计划。

(5)患者有权获得住院时及出院后完整的医疗:医院对患者合理的服务需求要有回应。医院应依病情的紧急程度,对患者提供评价、医疗服务及转院。只要医疗上允许,患者在被转到另一家医疗机构前,必须先交代有关转送的原因,及其他可能的选择的完整资料与说明。患者将转去的医疗机构必须已先同意接受此位患者的转院。

(6)患者有服务的选择权、监督权:患者有比较和选择医疗机构、检查项目、治疗方案的权利。医务人员应力求较为全面细致地介绍治疗方案,帮助患者了解和作出正确的判断和选择。患者同时还有权利对医疗机构的医疗、护理、管理、后勤、管理医德医风等方面进行监督。因为患者从到医疗机构就医开始即已行使监督权。

(7)患者有免除一定社会责任和义务的权利:按照患者的病情,可以暂时或长期免除服兵役、献血等社会责任和义务。这也符合患者的身体情况、社会公平原则和人道主义原则。

(8)有获得赔偿的权利:由于医疗机构及其医务人员的行为不当,造成患者人身损害的,患者有通过正当程序获得赔偿的权利。

(9)有请求回避权:是指在医疗纠纷处理过程中,患者享有请求与纠纷有利害关系的当事人退出其纠纷处理程序,回避纠纷处理的权利。

2.患者的义务

权利和义务是相对的,患者在享有正当的权利同时,也应承担起应尽的义务,对自身健康和社会负责。

(1)积极配合医疗护理的义务:患者患病后,有责任和义务接受医疗护理,和医务人员合作,共同治疗疾病,恢复健康。患者在同意治疗方案后,要遵循医嘱。

(2)自觉遵守医院规章制度:医院的各项规章制度是为了保障医院正常的诊疗秩序,就诊须知、入院须知、探视制度等都对患者和家属提出要求,这是为了维护广大患者利益的需要。

(3)自觉维护医院秩序:医院是救死扶伤、实行人道主义的公共场所,医院需要保持一定的秩序。患者应尊重医务人员和其他患者,自觉维护医院秩序,包括安静、清洁、保证正常的医疗活动,以及不损坏医院财产。

(4)保持和恢复健康:医务人员有责任帮助患者恢复健康和保持健康,但这需要患者积极参与。患者有责任选择合理的生活方式,养成良好的生活习惯,保持和促进健康。

六、疾病的预防措施

在健康疾病过程的任何阶段，均可采取一些预防措施，以避免或延迟疾病的发生，从而阻止疾病的恶化，促进康复。这种覆盖了医疗护理服务中的预防、治疗和康复3个健康保健层面的措施，称为三级预防。

(一)一级预防

一级预防(primary prevention)又称病因预防，是最有效的预防措施，是针对疾病易感期而采取的预防措施。主要目的是去除病因或针对病因采取直接措施，减少对人体有害的危险因素。主要措施包括以下几点。

(1)实施健康教育，建立良好生活方式。

(2)提倡合理饮食，加强体育锻炼。

(3)特殊人群的重点预防。

(4)针对病因的特异性预防。

(5)环境保护和监测。

(6)重视社会、心理、行为与健康的关系。

(二)二级预防

二级预防(secondary prevention)是指发病前期和发病早期的疾病预防措施，关键是早期发现、早期诊断和早期治疗，又称"三早"预防。二级预防不仅有利于终止疾病的进一步发展，而且有利于防止疾病在群体间蔓延。慢性病具有患者多、损害广、治愈率低等特点，而且病因机制不明者居多，完全做到一级预防比较困难，所以慢性病应以二级预防为重点。

(三)三级预防

三级预防(tertiary prevention)是对患者进行的积极有效的治疗和护理，加速其生理、心理和社会功能的康复，减少并发症和后遗症的发生，最大限度地使其恢复健康。通过三级预防，可以减轻伤残的程度，帮助其恢复部分或全部自理能力。

七、医疗卫生方针及保健体系

医疗卫生保健体系(health care system)是指所有以促进、恢复和维护健康为基本目标的组织体系，包括卫生行政组织、卫生服务组织、群众性卫生组织等。护士作为医疗卫生保健体系中重要的执行者，需了解国际及我国相关卫生政策。

(一)WHO 卫生保健的战略目标

WHO 是联合国中专门负责国际卫生工作的机构，它的宗旨是使全世界人民获得尽可能高水平的健康，主要职能包括提供和改进公共卫生，作为权威来指导和协调各国之间的卫生工作等。1977 年，WHO 提出了"2000 年人人享有卫生保健"的全球战略目标。

这一目标的提出标志着全球卫生工作进入了新的阶段,我国也将其纳入了国民经济发展的十年规划中。从其基本任务来看,目前世界范围内仍未实现这一目标,在今后相当长的一段时间内,此战略目标对于指导各国的卫生保健仍具有重要意义。

1. 基本政策

(1)确认健康是人的基本权利,人人应享有最高而又能享有的健康,不应因种族、宗教、政治信仰、社会与经济情况的不同而有差异。

(2)政府应对人民的健康负责。

(3)人们有权利,也有义务参加卫生保健计划的制订和实施。

(4)各国发展卫生事业,主要依靠自力更生,但也需要国际支持与合作,因为在卫生工作方面,没有一个国家能够完全自给自足。

(5)卫生是社会发展的组成部分,如果不能满足起码的卫生条件,就不可能有经济的发展和人类的进步。因此,实现这一目标,不能只靠卫生部门,而要依靠社会经济各部门的密切合作。

(6)必须充分利用世界资源来推动卫生工作及其发展,为此要促进卫生方面的国际合作,实现资源共享。

> **课程思政**
>
> 推进健康中国建设,是全面建成小康社会、基本实现社会主义现代化的重要基础,是全面提升中华民族健康素质、实现人民健康与经济社会协调发展的国家战略,是积极参与全球健康治理、履行2030年可持续发展议程国际承诺的重大举措。为推进健康中国建设,提高人民健康水平,中共中央、国务院印发了《"健康中国2030"规划纲要》,并发出了通知,要求各地区各部门结合实际认真贯彻落实。

2. 具体目标

(1)每个国家的公民,至少都能获得基本的卫生保健和一级转诊设施。

(2)所有的人在其可能的范围内积极参加自我保健与家庭保健工作,并积极参加社区的卫生行动。

(3)全世界的居民团体都能与政府共同承担对其成员的卫生保健责任。

(4)所有政府对其公民的健康都担负起全部责任。

(5)全体公民都有安全的饮水和环境卫生设备。

(6)全体公民都得到足够的营养。

(7)所有儿童都接受主要传染病的免疫接种。

(8)发展中国家传染病在公共卫生学上的严重程度,到2000年不超过发达国家在1980年的水平。

(9)使用一切可能的方法,通过影响生活方式和控制自然与社会心理环境,来预防和控制非传染性疾病,并促进精神卫生。

(10)人人都享有基本的药物治疗。

> **课程思政**
>
> 　　《"健康中国2030"规划纲要》中提出的战略目标是到2030年，促进全民健康的制度体系更加完善，健康领域发展更加协调，健康生活方式得到普及，健康服务质量和健康保障水平不断提高，健康产业繁荣发展，基本实现健康公平，主要健康指标进入高收入国家行列；到2050年，建成与社会主义现代化国家相适应的健康国家。

(二)初级卫生保健

1978年，WHO和联合国儿童基金会在阿拉木图召开的国际初级卫生保健会议上发表了《阿拉木图宣言》，提出推行初级卫生保健(primary health care，PHC)是实现"2000年人人享有卫生保健"这一目标的基本策略和基本途径。

1. 概念、特点及意义

初级卫生保健是人们所能得到的最基本的保健照顾，包括疾病预防、健康维护、健康促进及康复服务，具有普及性、综合性、整体性、参与性及持续性的特点。它是实现健康的手段，也是卫生保健的策略，是衡量一个国家的卫生体制是否健全及全民健康素质优劣的重要指标。

2. 初级卫生保健的原则

(1)公平(equipty)：公平是指社会中的每一个人都有均等的机会达到健康的状态，全体国民都可以使用，而不是某些人的特权。然而，卫生保健的公平性至今仍未真正达到。要达到卫生保健服务的公平性，所需的不仅仅是一个理念上的承诺，更重要的是必须能觉察到社区中所存在的所有不公平现象，并且能够对社区中的易感群体和个人，制定相应的保护措施及政策。

(2)可获得性(accessiblility)：可获得性是指社区中的人们对卫生保健体系和健康信息的知情度。卫生保健的可获得性常常受到阻碍，受阻的原因多是人们不知道进入卫生保健体系的途径，甚至也有地理性或文化性的隔离等。

(3)充能(empowerment)：充能是一个社会过程，是当人们感受到可以控制自己的生活之后，为了满足自己的需要，动员必需的资源以加强自己的能力，解决自己的问题，最终使自己的需要得到满足的过程。充能包括增加个人及社区的控制、政策的效率、改善社区的生存质量及社会的公平性。

(4)文化感受性(cultural sensitivity)：每个社会团体都可能存在相应的文化问题，如医药文化、多变的青春期文化和贫穷文化等。在评估社区中个人与家庭的需要时，对于文化感受性的评估，除了人种本身之外，也要考虑与团体认同相关的因素。

(5)自我决策(self-determinism)：在所有关于初级卫生保健的原则中，自我决策原则是最难贯彻的。实际上，自我决策本身是充能的过程，因为它可以增强社区成员的自信心。

3.主要政策

（1）任务：初级卫生保健服务的任务应切合民众日常生活的基本需要，包含以下8个方面：①教育社区民众如何面对和防治当前存在的主要健康问题；②改善食物供给和提供合理营养；③供应足够的安全饮用水和基本的环境卫生设施；④提供妇幼保健和计划生育服务；⑤提倡预防接种，防止传染病的散播，做好传染病的防治工作；⑥预防和控制地方性流行病；⑦提供常见病和外伤的治疗和护理；⑧提供基本必需的药物。

（2）具体工作内容：

①预防性服务。包括计划生育、妇幼保健、计划免疫、青少年保健、中老年保健等。②保护健康的服务。包括净化空气、保持食品卫生、保持饮水卫生、搞好劳动环境的卫生和安全等。③促进健康的服务。包括减少吸烟、减少酒类及药品滥用、增进营养、运动与体型适度、控制心理及精神压力等。

4.检查及评价指标

WHO通过对全球卫生策略的检查及评价，提出了符合各国实际情况的最低标准，具体包括以下内容。

（1）人人享有健康的策略已经得到普遍认可。每个国家必须以国家元首发表宣言的形式宣布承担政府责任，为国家卫生发展建立适当的组织体系及管理程序，平均分配足够的资源，动员社区积极参与。

（2）已建立相应的卫生政策实施机构，让人们充分发表自己的意见并提出要求，各政党或社团的代表能够积极参加相应的组织，卫生事业的决策权应落实到各个行政级别。

（3）至少5%的国民生产总值用于卫生事业。

（4）应用于地方、卫生保健中心或诊疗所的卫生经费在整个卫生经费中所占比例恰当。

（5）卫生资源分配公平，不论人口组成、地域所在（城市，还是农村），按人口数量及比例所拥有的经费、从事初级卫生保健的人员及设施应基本相同。

（6）人人健康的策略明确，资源分配具体，做到发达国家的卫生经费至少有0.7%转拨给发展中国家，以支持这些国家实施相应的卫生策略。

（7）全体公民都享有初级卫生保健，并且至少达到以下标准：①家庭内或者在步行15分钟的距离内有安全用水和适当的卫生设备；②接受白喉、破伤风、百日咳、麻疹、脊髓灰质炎和结核病的免疫接种；③在步行或行车1小时内有当地的卫生保健机构；④有经过培训的助产人员协助分娩，至少未满1岁的儿童可以得到儿童保健。

（8）儿童的营养状况应该达到：

①90%以上新生儿的出生体重超过2500 g；②90%以上儿童的体重符合WHO及联合国粮食及农业组织1979年公布的《营养影响的测定》所规定的年龄标准体重。

（9）活产婴儿死亡率在5‰以下。

（10）平均期望寿命在60岁以上。

（11）成年男女受教育率超过70%。

（12）人均国民生产总值超过500美元。

（三）中国的医疗卫生方针

随着我国经济的发展、科学技术的进步以及人民生活水平的提高，人们的健康观发生了很大的变化。人们开始追求更完善的卫生保健服务及高质量的生活。此外，随着工业化、城市化和人口老龄化进程的不断加快，与生态环境和人的生活方式密切相关的卫生问题日益加重，一些非传染性疾病，如心脑血管疾病、癌症、精神心理疾病等的患病率呈上升趋势，并且患者数逐年上升，一些传染病、地方病仍然威胁着人们的健康。

新时期医疗卫生保健总方针是：以农村为重点，预防为主，中西医并重，依靠科技与教育，动员全社会参与，以实现为人民健康服务，为社会主义现代化建设服务。

1991 年，第七届全国人民代表大会第四次会议通过《国民经济和社会发展十年规划和第八个五年计划纲要》，将卫生工作基本方针修改为：贯彻预防为主，依靠科技进步，动员全社会参与，中西医并重，为人民健康服务。

目前卫生事业的现状还有很多与经济建设和社会进步不相适应的地方。因此，卫生改革工作亟待深化。1997 年 1 月 15 日公布的《中共中央国务院关于卫生改革与发展的决定》指出：今后 15 年，卫生工作繁重。正是在这种背景下，我国政府提出了中国医疗卫生保健的总目标和新时期医疗卫生保健的总方针。

中国医疗卫生保健的总目标是：经过不断深化改革，到 2000 年，初步建立起具有中国特色的包括卫生服务、医疗保障、卫生执法监督的卫生体系，基本实现人人享有初级卫生保健，国民健康水平进一步提高；到 2010 年，在全国建立起适应社会主义市场经济体制和人民健康需求的、比较完善的卫生体系，国民健康的主要指标在经济较发达地区达到或接近世界中等发达国家的水平，在欠发达地区达到发展中国家的先进水平。

中国中长期科学和技术发展规划纲要（2006—2020 年）中提出了人口与健康要实现 3 个转变：①从注重城市医疗卫生研究到全面重视城乡社区医疗卫生保健研究；②从注重疾病诊治到对生命全过程的健康监测，重预防、治未病；③从注重机体本身研究到环境、社会、心理与机体交互作用研究。并提出今后的研究重点将转为：安全避孕节育与出生缺陷防治；心脑血管病、肿瘤等重大非传染性疾病防治；城乡社区常见多发病防治；中医药传承与创新发展以及先进医疗设备与生物医用材料。

中共中央、国务院于 2016 年 10 月 25 日印发了《"健康中国 2030"规划纲要》，将习近平总书记在全国卫生健康大会上发言中提出的"以基层为重点，以改革创新为动力，预防为主，中西医并重，将健康融入所有政策，人民共建共享"这 38 个字确立为新时期我国卫生与健康的工作方针。

至此，我国的医疗卫生工作重点从过去的"预防为主"转向"防治结合"，新的卫生工作方针将人民健康保障工作从过去的医疗卫生领域拓展为"大卫生""大健康"理念，医疗卫生、环境保护、食品安全、旅游、养老、体育等多行业相互融合、统筹发展。

（四）中国的医疗卫生保健体系

医疗卫生保健体系是指以医疗、预防、保健、医疗教育和科研工作为功能，由不同层次的医疗卫生机构所组成的有机整体。

目前我国卫生行政组织的体制为：国家设有国家卫生健康委员会，省(自治区、直辖市)设省(自治区、市)卫生健康委员会。根据医疗卫生的工作性质和功能，又分别设立医疗预防、卫生防疫、妇幼保健、药品检验、医学科学研究、医学教育等卫生业务机构，构成隶属关系。

医疗保健网实行划区、分级的医疗制度。划区按照生活片或区等原则划分，分级是将城乡医疗区域的医疗机构根据其功能各分为三级。

1. 农村医疗卫生保健体系

我国农村已形成以县级医疗卫生机构为中心，乡卫生院为枢纽，村卫生所为基础的三级医疗卫生网。

(1)一级机构(村卫生所)：村卫生所是农村最基层的卫生组织，负责基层各项卫生工作，如爱国卫生运动、环境卫生、饮水卫生的技术指导，进行计划免疫、传染病管理、计划生育、卫生宣传等。

(2)二级机构(乡卫生院)：乡卫生院是综合性卫生事业单位，是农村的基层卫生组织，负责本地区的卫生行政管理，开展日常的预防医疗、计划生育工作，对卫生所进行技术指导和业务培训。

(3)三级机构(县级医疗卫生机构)：县级卫生机构是全县预防、医疗、妇幼保健、计划生育的技术指导中心及卫生人员的培训基地，设有县医院、县中医院、卫生防疫站、妇幼保健所、结核病防治所、药品检验所、卫生学校。

县、乡、村三级医疗卫生网的建立，使广大农民最必需的医疗、预防保健和计划生育技术服务有了可靠保证。

2. 城市医疗卫生保健体系(城市医疗卫生网)

(1)一级机构(基层医疗单位)：城市基层医疗卫生机构是社区医院或保健中心，为居民提供医疗预防、卫生防疫、妇幼保健及计划生育等医疗卫生服务。各机关、学校、企/事业单位的医务室、卫生所、门诊部也属于城市基层卫生机构。

(2)二级机构(区级医疗单位)：区中心医院是一个地区内医疗业务技术指导的中心，是市级医疗机构与基层医疗机构之间的纽带。区级中心医院、区级专科医院、区级卫生防疫站、区级妇幼保健站、区级专科防治机构、卫生学校均属于区级医疗单位。

(3)三级机构(市级医疗单位)：市级医疗机构包括市级中心医院、市级专科医院、市卫生防疫站、市妇幼保健所、市级专业防治机构、医药卫生教育和科研机构。市中心医院是全市医疗业务技术指导中心，一般由技术水平高、设备比较完备、科别比较齐全的综合性医院或教学医院担任。

城市医疗卫生机构实行分级划区医疗后，在各级各类医疗机构之间建立了协作和技术指导关系，帮助基层医疗机构开展地段预防保健工作。

本章小结

　　健康与疾病是医学学科中两个最基本的概念，护理对于健康的促进与疾病的康复至关重要。

　　了解健康的定义、发展、影响因素、测量指标及评价标对我们更好地理解和促进健康至关重要。

　　疾病是一种状态，有别于健康的生命运动方式，是自然的、动态的过程。护士应在个体的微观层面及家庭、社区等宏观层面认识疾病对人的生理、心理、社会及精神的影响，以帮助人们预防及治疗疾病，尽快恢复健康。

　　我们要充分掌握健康与疾病的相关概念，才能更好地运用护理知识和护理技术促进人类健康事业的发展。

客观题测验

主观题测验

第三章

护理理论

护理理论PPT

　　任何一门专业性学科都应建立一个指导实践的知识体系作为基础。理论是对特定领域内某种现象系统而整体的描述。护理理论是在护理实践中产生并经过护理实践的检验和证明的理性认识体系，是对护理现象、护理活动的本质和规律性的正确反映。护理理论的作用在于清晰、准确、全面地解释护理现象及现象间的关系，指导护理实践，预测护理活动的结果。学习护理理论，可以帮助护士从专业的角度明确护理实践的理论基础，促进专业的发展。

第一节　概述

预习案例

> 叶欣(1956年7月9日—2003年3月25日),女,汉族,中共党员。生前系广东省中医院急诊科护士长,在抗击非典的战场上她献出了宝贵的生命,被评为"100位新中国成立以来感动中国人物"之一。
>
> **思考**
> 1. 如何才能成为一名优秀的护理工作者?
> 2. 核心护理理念有哪些?

理念是一种信念,它体现在人们的一言一行中。护理理念是护士对护理专业的信念及价值体系,这种体系影响护士对护理现象及本质的认识,同时也会影响其护理行为。

一、护理理念

(一)理念

理念(philosophy),来源于拉丁文 philia(爱)和 sophia(智慧),两个字结合的含义为智慧之爱。其英文的字面含义是找寻真理,中文多译为理念、哲理或哲学。

不同的学科对理念有不同的定义,目前护理界普遍接受的是国际护士会对理念的定义:理念是指引个人思维及行为的价值观与信念。

它就像我们头脑中的灯塔,指引我们思维的方向,左右我们的行为举止,协助我们判断是非,决定事物的价值。

社会主义核心价值观

课程思政

习近平总书记在十三届全国人大会议上强调:始终要把人民放在心中最高的位置。"以人民为中心"是一种发展思想,也是一种执政理念,是在新时代条件下对"为人民服务"这一理念的高度彰显。医护人员应把患者利益摆在至高无上的地位,尊重患者的权利,维护患者的利益,以一流质量使患者放心,以一流服务使患者称心,以一流环境使患者舒心,全心全意为人民健康服务。

(二) 护理理念

1. 护理理念的概念

护理理念(philosophy of nursing)是引导护士认识和判断护理专业及其相关面的价值观和信念。价值观(value)是个人判断是非和价值的观念；信念(belief)是通过自身判断和所确信的观念。

目前，被认可的护理专业核心理念有：①护理是一门科学也是一门艺术，它是一门助人的专业；②护理的核心是健康照顾；③护士相信每个人都是生理、心理、社会、精神、文化所构成的独特统一体，个体每时每刻都在与环境持续互动，维持个体平衡，每个人都是完整的独特的个体，他们都有接受最好的健康服务的权利；④护理的对象是个人、家庭、团体及社会；⑤每个人都有权利接受健康照顾，都应对自己的健康负责。

> **课程思政**
>
> 党的十八大提出，倡导富强、民主、文明、和谐，倡导自由、平等、公正、法治，倡导爱国、敬业、诚信、友善，积极培育和践行社会主义核心价值观。富强、民主、文明、和谐是国家层面的价值目标，自由、平等、公正、法治是社会层面的价值取向，爱国、敬业、诚信、友善是公民个人层面的价值准则，这24个字是社会主义核心价值观的基本内容。

2. 护理理念的发展历程

据美国学者贝维斯的描述，护理理念的形成及发展受不同时期政治、社会、文化、科学及哲学思潮等因素的影响，可分为禁欲主义阶段、浪漫主义阶段、实用主义阶段和人本存在主义阶段。

(1)禁欲主义阶段(1850—1920年)：禁欲主义来自理想主义及柏拉图的信念，深受基督教殉道精神的影响，认为每个人都有高尚的理想境界，精神升华是人生追求的最高境界。禁欲主义强调自律和自我否认，提倡不计较金钱报酬及物质享受，崇尚奉献和自我牺牲精神，认为通过自制和自我否定使人达到内心的和谐，并得到丰厚的回报。

南丁格尔的护理理念是该时期的代表思想，认为护士应该燃烧自己，照亮他人。这一护理理念强调奉献、责任和义务，忽略了护士的个人权利，不利于护理专业的发展。

(2)浪漫主义阶段(1921—1940年)：受文艺复兴时期浪漫主义的影响，护士被美化为"白衣天使"，手持明灯的南丁格尔塑像是护士美丽的化身。

浪漫主义认为护士是柔韧与美丽的化身，护理应依赖权威，服从医院的领导，甘当医生的助手，护士不应有决策权、自主权和独立行为。受此理念的影响，护理教育的课程设置完全照搬了临床医学模式，护士的价值体系和独立决策能力受到限制。

(3)实用主义阶段(1941—1960年)：实用主义起源于19世纪中期的美国，认为人是衡量天下所有事务的主体，实用主义的价值观是立足现实，以能否在现实中应用及其所获得的结果作为衡量事物的最终标准。

实用主义认为护理的重点是完成工作任务，注重服务效率，强调对疾病的诊断和治疗，护理界先后推出了诸多实用性举措。如设计短期护理教育课程，培训护士助理，让护士助理或护理员充实到临床一线，缓解护士人手紧张的状况；施行"功能制护理"或"小组护理"的护理分工方式，可节省人力和物力；护理工作以疾病为中心，以完成疾病常规护理为工作内容。这些以"任务为中心"的实用性措施的实施，缓解了护士严重不足的状况，使繁重的护理工作得以完成。

(4) 人本存在主义(1960年至今)：人本存在主义是当代西方影响最大的哲学思潮之一。丹麦哲学家齐克果(Kierkegaard)为原始倡导者，主张每个人都有自己的独特性和完整性，强调人的主观能动性、选择权和自主权，关心人的存在、价值、本质、理想、自由、个性、尊严、创造性和生活质量。

受此哲学思潮的影响，护理理念转变为如何更好地满足服务对象作为一个人的整体需要，护理工作的重心由"疾病护理"转变为"以患者为中心"，乃至"以人的健康为中心"的护理。护理活动更注重人的整体性和自主性。

同时护理界人士也开始反思，认为护理人员不能仅具备依赖性功能、机械地执行医嘱，而应充分利用护士独特的知识与技能，发挥自己在保健服务体系中的作用，对服务对象和社会负责。护士也有了维护自身权益的意识，在争取护理专业的地位、护士的工作环境与待遇等方面也开展了积极的行动，有力地促进了护理学科的发展。

3. 护理理念的基本要素

护理学的4个基本概念，即人、环境、健康和护理，构成了现代护理理念的基本要素，对这4个要素的诠释形成了护理理念体系。

(1) 人(person)：护理的服务对象是人，对人的认识是护理理论、实践的核心基础。目前，对人的认识包括：①人是生理、心理、社会、精神、文化的统一整体；②人是一个开放的系统，总是不断与其周围环境进行物质、能量、信息交换；③护理中的人包括个人、家庭、社区和社会4个层面，护理的最终目标不仅是维持和促进个人高水平的健康，而且更重要的是面向家庭、面向社区，最终提高全社会人类的健康水平；④人有权利享有健康的生活，也有义务维护自己的健康，对自己的健康负责。

(2) 环境(environment)：人的环境包括内环境和外环境。内环境是指人的生理、思维、思想、心理等方面。外环境由自然环境和社会文化环境组成。自然环境包括生物、化学、物理等组成部分，如人生存的空间、空气、水、植物、动物等。社会环境包括经济条件、劳动条件、生活方式、人际关系、社会安全、宗教、文化、健康保健条件等。任何人无法脱离环境而生存。环境是动态和持续变化的，人需要不断调整机体的内环境，包括生理、心理的调节，使之适应外环境的变化，以保持或促进人的健康。

(3) 健康(health)：健康是机体的一种安逸舒适状态。护理活动的终极目标是提高全人类的健康水平。现代人的健康观是整体健康，WHO提出"健康不仅是躯体没有疾病，还要具备心理健康、社会适应良好和有道德"。健康是人的基本权利，是人生的第一财富。当人成功地保持内外环境的和谐稳定时，便处于健康完好状态；当人的健康完整性受到破坏，则健康受损而导致疾病，甚至死亡。

> **课程思政**
>
> 　　党的十九大作出了"实施健康中国战略"的重大决策部署,将维护人民健康提升到国家战略的高度。国民健康是国家可持续发展能力的重要标志,"大卫生、大健康"理念是实施健康中国战略的行动引领。新健康观大大超越了传统的疾病防治范畴,强调把健康融入所有政策,推动"以治病为中心"向"以人民健康为中心"转变,将健康作为制定实施公共政策的重要考量,力求将各种健康危害因素降到最低。

　　(4)护理(nurse):护理是护理人员与服务对象的互动过程。护理工作的目标是使不同年龄、处于不同状态的人都能恢复、维持或促进达到其最佳的健康状态,护理活动是科学、艺术、人道主义的结合。护理不是一种技术或简单的谋生职业,是有目的、有组织、具有不断创造性的活动。护理程序是护理工作的基本方法。护理的核心包括照顾(caring)、人道(humanistic perspective)、帮助性关系(helping relationship)。

4.护理理念与护理理论的关系

　　护理理念对护理理论的形成起着支撑和指导作用。不同的护理学家,其理论的研究重点不同,对护理理念的4个要素有不同的认识,也采用了不同的词语来阐述这4个基本概念。在不同的护理理念的指导下,形成了不同的护理理论。

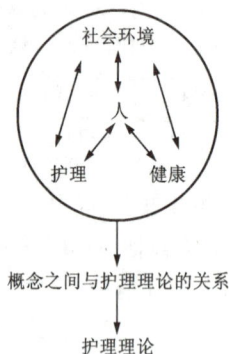

图3-1　护理理念与护理理论的关系示意图

二、护理理论

　　护理学是一门实践性很强的学科,经过一百多年的发展,已初步形成了融理论和实践为一体的知识体系。

(一)理论

1.概念

理论(theory)是指对特定领域内的某种现象有目的、系统、抽象性地概括。

2.要素

理论主要由以下要素构成。

(1)概念(concept):是人脑对客观事物本质的反映,是人类在认识过程中,从感性认识上升到理性认识,把所感知的事物的共同本质特点抽象出来,加以概括。

(2)定义(definition):定义是对理论中的核心概念的本质特征确切而简要的说明。

(3)理论论点(theoretical statement):理论中两个或两个以上概念关系的描述。

(4)现象(phenomenon):现象是事物表现出来的,能被人感觉到的一切情况。现象是人能够看到、听到、闻到、触到的。

(二)护理理论

1.概念

护理理论(nursing theory)是对护理现象及本质的规律性认识,用以描述、解释、预测和控制护理现象。护理学的概念及知识可以从以下4个方面综合获得。

(1)伦理学知识:通过在护理过程中对有关的职业道德及伦理问题的澄清、价值观念的建立等方法来获得护理伦理方面的知识。

(2)美学知识:通过护士的感官、行为、态度等方面的实践来获得护理美学知识。

(3)个人知识:即通过个人的直观感受获取对服务对象的认识。个人知识可以通过自我开放、对人的深入思考、对护理现象的分析等方法来获取。

(4)科学知识:通过科学手段,如实验、假设检验等方法获得护理学知识。

2.护理理论的发展

护理理论的发展可分为5个阶段。

(1)理论借鉴期(20世纪50年代以前):又称南丁格尔时代,护理理论处于萌芽期,并未完全形成。例如,南丁格尔通过对护理实践的总结,提出的一些理论观点,为护理理论的形成奠定了基础。

(2)理论诞生期(20世纪50年代):该时期为护理理论的诞生形成期。在此时期,护理学者开始思考护理的本质、护理的目标、护理的角色等问题。这个时期的代表人物及理论有希尔德加德·佩普劳的人际关系模式、维吉尼亚·韩德森的护理功能模式等。

(3)理论的发展初期(20世纪60年代):这个时期,护理学者们主要探讨护士与服务对象之间的关系、护理程序的应用等问题。这个时期的代表人物及理论有艾达·奥兰多的护理过程学说、欧内斯廷·威登贝克的临床护理帮助艺术学说。

(4)理论的加速发展期(20世纪70年代):该时期各种学派相继出现,对护理理论探讨更深广。护理学者们开始思考护理理论要说明什么、理论的主要构成、如何分析和评判理论等问题。这个时期的代表人物及理论有多萝西娅·奥瑞姆的自理理论、贝蒂·纽曼的系统模式、吉恩·华生的关怀科学理论等。

(5)理论的稳定发展时期(20世纪80年代以后):早期的护理学者对他们的理论不断完善、发展,同时也对护理的本质及现象进行了更深刻的探讨。以玛格丽特·纽曼的健康意识理论、凯瑟琳·科尔卡巴的舒适理论等为代表的护理理论得到迅速的发展。

3. 护理理论的分类

(1)按理论抽象程度分类。

1)护理理念　护理理念是指护士应用逻辑分析、推理等抽象方法阐述各种护理现象之间的联系而形成的价值和信念体系。护理理念为护理模式和护理理论的发展奠定了基础。护理理念会左右护士的思维，并影响其行为，但并不能直接用于指导护理实践，解决具体的护理问题，如南丁格尔的环境学说。

2)护理模式　护理模式又称概念框架。护理模式以笼统而较为抽象的方式说明了护理现象及其关系。护理模式是护理理论的雏形，很难直接指导护理实践，需要用科研及实践不断地检验、总结及明确，以发展为完善的护理理论，如贝蒂·纽曼的系统模式。

3)护理理论　护理理论是指以护理理念及模式为基础，借鉴其他学科的理论原则，阐明护理现象及其间的联系。其观点及概念比护理理念及护理模式具体，能够用于指导实践，解决护理实践中的具体问题，如诺拉·潘德的健康促进理论。

(2)按照理论内容包含的范围分类。

1)广域理论　广域理论是对护理的本质、任务和目标三部分内容进行系统性、整体性的阐述。此类理论内容包含广博，相对抽象，对于具体护理实践的指导性作用有限。广域理论具有较强的专业价值，它们为学科中一些广泛的、抽象的思想观念提供了结构性框架，对专业的发展起到积极的推动作用。其代表理论有卡莉斯塔·罗伊的适应模式理论等。

2)中域理论　中域理论的范围较广域理论狭窄，抽象性较低，重点阐述一些具体的现象或概念，以及各个现象间的相互关系。中域理论所关注的现象往往跨越不同领域，反映的是多种情境下的护理现象。这类理论能直接指导护理实践。其代表理论有多萝西娅·奥瑞姆的自护理论等。

3)情境理论　情境理论的范围狭窄，以特定的护理现象为出发点，往往反映的是临床护理实践中的某一特定护理现象，局限于某一特定人群或者某个人特殊的护理领域。情境理论的概念比较具体，对临床护理有具体的指导作用，如疼痛控制理论等。

(3)按照理论内容的侧重点不同分类。①以需要和问题为中心的理论，如华生的关怀科学理论等；②以护患关系为中心的理论，如佩普劳的人际关系理论等；③以系统为中心的理论，如罗伊的适应模式等；④以能量源为中心的理论，如纽曼的健康系统模式等。

4. 护理理论的作用

(1)提供专业知识基础：护理理论为护理工作人员实施护理措施提供科学的理论依据和知识基础，指导和改进临床护理实践。

(2)增进交流：护理工作建立在与他人交流的基础上，将护理专业理论作为框架为护理人员提供了交流的共同术语，增进了专业人员间的交流。包含与服务对象、其他医务人员的交流。

(3)增强护理专业的自主性：护理理论的建立和应用为护理行为提供了可靠的理论依据，增强了护理实践的独立自主性。

第二节　奥瑞姆的自理理论

预习案例

患者，男，55岁，汉族，已婚，大专文化。嗜好吸烟，平时喜欢吃肉，不喜欢吃蔬菜，缺乏运动。某合资企业经理，工作压力大，个性较强，在教育子女方面夫妻有矛盾，夫妻关系紧张。因心前区疼痛急诊入院，入院后诊断：急性心肌梗死。

思考

1. 分析患者可能的治疗性自理需要？
2. 为患者选择合理的护理系统。

一、奥瑞姆简介

奥瑞姆(Dorothea Orem)是世界著名的护理理论家。1914年出生于美国马里兰州巴尔的摩市的一个工人家庭。1932年在华盛顿特区普罗维登斯医院护理学校学习并获得护理大专学位，先后在儿科、内科、外科、急诊室等护理科室工作。1939年在美国天主教大学获得护理学学士学位，毕业后到普罗维登斯医院底特律护校任教。1945年在天主教大学获得护理学硕士学位，毕业后任普罗维登斯医院底特律护校的校长。1949年担任印第安纳州卫生局医院和机构服务部的护理负责人。1957年回到华盛顿特区卫生教育福利部教育司，主管临床护士的培训工作。1959年到天主教大学担任护理系主任。1970年开办自己的咨询公司。1984年退休。

微课：护理理论（一）

奥瑞姆自理理论在我国的应用现状

奥瑞姆曾从事临床护士、护士长、护理部主任、护理教育者、护理研究者等职务，在临床护理、护理教育和管理方面有着丰富的经验，先后获得美国华盛顿特区乔治城大学、得克萨斯州圣道大学、伊利诺卫斯理大学荣誉博士称号。

奥瑞姆于1971年出版了《护理：实践的概念》一书。在该书中，奥瑞姆较为系统地阐述了自理理论。后来该书多次再版，奥瑞姆对该理论进行了不断地完善，目前自理理论已经成为护理领域应用最广泛的理论。

二、自理理论的主要内容

奥瑞姆的自理理论由3个相互关联的理论构成，即自理理论、自理缺陷理论、护理系统理论。其中，自理理论解释了什么是自理、人有哪些自理需求两个问题；自理缺陷理论是自理理论的核心，解决了人在什么时候需要护理这个问题；护理系统理论解决的

是如何为服务对象选择合适的护理服务。

(一)自理理论

在自理理论(theory of self-care)中,主要包括以下概念。

1. 自理

自理(self-care),即自我照顾、自护、自我护理,是个体维持生命、健康和功能完好,增进幸福而自发采取的、连续的、有目的的调节行为和自我照顾活动。自理是人类的本能,人可以通过学习、他人的指导与帮助得到提高。正常成年人都能进行自理活动,但婴幼儿以及健康受到影响的个体,如残疾人,则需要他人的照顾(依赖性照顾)。

2. 自理能力

自理能力(self-care agency),是指个体从事自理活动、实施自理行为的能力。奥瑞姆认为,这种能力根据年龄、发展水平、生活经历、社会文化背景、健康状况,以及可得到的条件而有所不同。人的自护能力包括以下 10 个方面:①重视和警惕健康危害因素的能力;②控制和利用体能的能力;③适当调整体位的能力;④认识疾病和预防复发的能力;⑤正确对待疾病的态度;⑥对健康问题的判断能力;⑦学习和运用疾病治疗和康复相关知识和技能的能力;⑧与医务人员有效沟通并配合治疗的能力;⑨安排自我照顾行为的能力;⑩寻求恰当社会支持和帮助的能力。

3. 基本条件因素

基本条件因素(general conditioning factors)是指影响个体自理能力的因素,可以反映个体的生活状况。具体包括:年龄、性别、生长发育阶段、健康状况、社会文化背景、健康服务系统、家庭系统、生活方式与行为习惯、环境因素、可获得的资源及利用情况。

4. 治疗性自理需要

治疗性自理需要(therapeutic self-care demands)是指在特定时期内,个体自理需要的总和。具体包括一般的自理需要、发展的自理需要、健康不佳时的自理需要。

(1)一般的自理需要(universal self-care requisites):一般的自理需要是指在生命过程中,为了维持人体结构和功能的整体性需要,这些需要是所有人在生命周期的不同阶段所共有的。奥瑞姆认为一般的自理需要包括:①摄取足够的空气、水、食物等;②提供与排泄有关的控制和调节;③维持活动与休息的平衡;④维持独处及社会交往的平衡;⑤预防或避免对生命、健康和安康的有害因素;⑥促进人的功能和发展达到符合其潜能、局限性和期望的正常水平。

(2)发展的自理需要(developmental self-care requisites):发展的自理需求是指成长发展过程中的特殊自理需要。例如,孕期、哺乳期、儿童期、青春期、更年期的自理需要;或在成长发展过程中遇到不利情况时出现的需要,如失学、失业、丧亲、车祸等发生后产生的特殊需要。

(3)健康不佳时的自理需要(health deviation self-care requisites):健康不佳时的自理需要是指个体遭受疾病、创伤、残疾或特殊病理变化,或在疾病诊断治疗过程中产生的需要。奥瑞姆认为,它具体包括:①及时寻求恰当的治疗和护理;②认识、预防、警惕和应对疾病导致的身心反应;③遵医嘱正确治疗与康复;④认识、警惕、应对、调整因护理措施引起的不适或不良反应；⑤调整适应患者角色；⑥适应因疾病、诊断、治疗等对生活带来的影响，促进自我发展。

(二)自理缺陷理论

自理缺陷理论(theory of self-care deficit)是奥瑞姆护理理论的核心，阐述了个体什么时候，什么情况下需要护理。奥瑞姆认为，在特定的时间内，当个体的自理需要大于自理能力时就会出现自理缺陷，就需要护理照顾或帮助。自理缺陷的出现，是个体需要护理介入的原因。

(三)护理系统理论

护理系统理论(the theory of nursing system)阐述了护理系统如何来帮助个体克服自理缺陷。护理系统由护士为患者提供照顾的行为和患者自身行为共同构成，由护士根据患者的自理需要和自理能力而设定。奥瑞姆把护理系统划为三类，即全补偿护理系统、部分补偿护理系统、支持-教育系统。

各护理系统的适用范围及护士和服务对象在各系统中所承担的职责如图3-2所示。

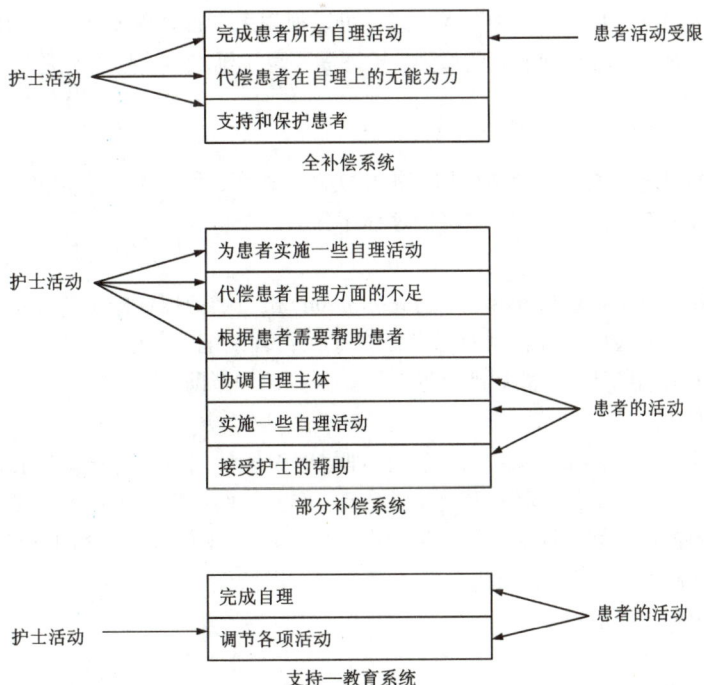

图3-2　奥瑞姆护理系统理论结构示意图

(四)奥瑞姆的自理理论与护理的4个主要概念

1. 人

在奥瑞姆自理模式中,人指的是服务对象,是一个具有生理、心理、社会及不同自理能力的整体。人具有学习和发展的能力,人不是通过本能而是通过学习行为达到自理的。

2. 健康

奥瑞姆认同 WHO 对健康的定义,即健康是一种身体、心理、精神与社会文化的完美状态,是不可分割的。自理对健康的维持是必需的,当人不能自理时,便会出现疾病。健康可能有不同的状态,健康可以从一种状态过渡到另一种状态。保持内外环境的稳定与健康密切相关。

3. 环境

奥瑞姆认为,环境是人以外的所有可能影响自理能力的因素,包含物理环境、心理社会状况;人与环境是统一的整体。

4. 护理

护理是预防自理缺陷发展、为自理缺陷者提供治疗的活动,是帮助人获得自理能力的过程。护理是一种服务,一种助人方式。可以根据患者自理需要和自理缺陷程度来确定护理活动,随着患者自理能力的增强,护理需要也逐渐减少,甚至消失。

(五)奥瑞姆的自理理论在实践中的应用

奥瑞姆的自理模式被广泛地应用于护理实践、教育、科研等各个领域中,她将自理理论与护理程序有机地结合起来,将护理程序分为3个步骤。

1. 诊断与处置

诊断与处置(nursing diagnosis and prescription)相当于护理程序中的评估和诊断两个步骤。护理人员通过收集资料判断患者是否存在自理缺陷、存在哪些方面的自理缺陷,以及引起自理缺陷的原因,然后确定患者需要哪些护理帮助。

2. 设计及计划

设计及计划(design and plan)相当于护理程序中的计划阶段。根据患者的自理能力和自理需要的实际情况,确定采用全补偿系统、部分补偿系统,还是支持-教育系统,然后制订具体的护理计划。针对如何提供护理,奥瑞姆提出了5种具体的护理方式:替患者做、指导患者做、为患者提供生理和心理支持、提供促进患者发展的环境、提供与自理有关的知识和技能的教育。

3. 实施与评价

实施与评价(management and evaluation)相当于护理程序的实施及评价部分。此阶段要求护士根据护理计划和患者的具体情况,实施相应的护理措施,并及时搜集资料,评价护理结果。同时,根据患者的情况调整护理计划,以便协调和帮助患者恢复和提高自理能力。

第三节 罗伊的适应模式

预习案例

> 患者，张某，女，40 岁，因右乳腺癌术后行第 2 次化疗入院。体查：体温 36.5℃，脉搏 80 次/分，呼吸 20 次/分，血压 130/80 mmHg。实验室检查无异常。自诉第 1 次化疗后经常掉发，有一个 8 岁的儿子在读小学，丈夫工作较忙。入院第 2 天开始化疗，化疗当天患者出现恶心、呕吐、食欲下降等情况。
>
> **思考**
>
> 1. 请应用罗伊适应模式分析患者情况，找出患者的护理问题。
>
> 2. 为患者制订合适的护理计划。

一、罗伊简介

罗伊(Callista Roy)是美国著名的护理理论家，1939 年出生于美国的洛杉矶。1963 年毕业于洛杉矶的蒙特·圣玛丽学院，取得了护理学学士学位，1966 年在加州大学洛杉矶分校获得社会学硕士学位，1977 年取得了该校社会学博士学位。

罗伊适应模式在我国的应用现状

20 世纪 80 年代初，在加州大学旧金山分校从事神经护理学方面的博士后研究。罗伊的主要工作经历包括儿科护士、护理学院教师、护理系主任、医院的护理部主任等。

1964 年，罗伊在完成护理学硕士学位期间注意到儿童在成长发展阶段的心理变化及对环境的适应能力及潜能，认识到适应是描述护理的最佳途径。1964 年，罗伊在硕士论文中首次提出了适应模式，并在此后的许多年对模式进行了不断地完善及发展。

二、适应模式的主要内容

罗伊适应模式是围绕人的适应行为，即人对周围环境刺激的适应而采取的行为。核心主张就是人是一个整体的适应系统，包括输入、控制、效应器、输出和反馈 5 个部分。适应模式的基本结构如图 3-3 所示。

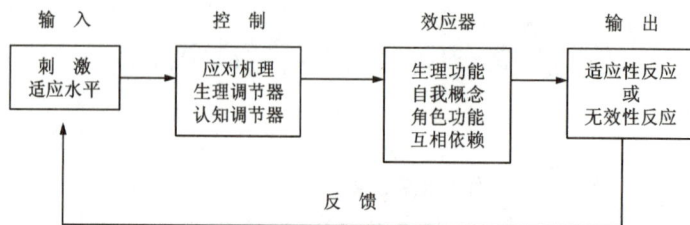

图 3-3　罗伊适应模式的基本结构

(一)理论具体内容

1. 输入

输入由刺激和个体的适应水平构成。

(1)刺激(stimuli):刺激是能激发个体反应的任何物质、信息或能量。它可以来自内部环境,如疼痛、焦虑等;也可来自外部环境,如空气、声音、温度等。刺激可分为3类。

①主要刺激(focal stimuli)　即当时面对的、引起人产生变化的最主要、最直接的刺激,需要立即应对。主要刺激处于不断的动态变化之中。例如,一个手术患者,在术后2~3天,疼痛是主要刺激;但随着机体的恢复,疼痛减轻,疼痛不再是患者关注的焦点,也不再是主要刺激。

②相关刺激(contextual stimuli)　相关刺激是指所有内部的或外部的对当时情境有影响的刺激,这些刺激是可以观察到的、可测量到的,或由本人所诉说的。相关刺激主要是一些诱因性的刺激,它对机体的影响可能是正性的,也可能是负性的。

③固有刺激(residual stimuli)　固有刺激是指原有的、构成本人特征的刺激,这些刺激与当时的情境有一定的关联,但不易观察到或客观测量到。

例如,一个心绞痛患者,他当时所面临的主要刺激可能是心肌缺血;相关刺激包括气温的变化、痛阈、饮酒、情绪变化等;固有刺激可能有吸烟史、家族遗传史、本人的职业等。

(2)适应水平(adaptation level):适应水平是指人所能承受的刺激的强度和范围。如果刺激在人的适应水平内,系统输出是适应反应;如果刺激在人的适应水平外,则输出的是无效反应。适应水平受机体身心发展水平和应对机制的影响,不同的人适应水平不同,同一个人的适应水平也处于动态变化中。

2. 控制

控制是指个体所采用的应对机制(coping mechanisms)。罗伊认为,应对机制有两种:生理调节器和认知调节器。

(1)生理调节(regulator):人先天所具备的应对机制,通过神经—化学—内分泌渠道的调节来发挥作用,调节、控制个体对刺激的自主反应。例如,感染的患者,机体白细胞增高、体温上升,以对抗病原体入侵。

（2）认知调节（cognator）：认知调节是指通过后天学习获得的应对机制，通过认知—情感渠道的调节来发挥作用，对刺激和行为进行调节、管理。如感染发热患者遵医嘱服药、喝水、休息等，属于认知调节。

3. 效应器（effectors）

生理调节、认知调节作用于效应器上，罗伊称之为适应方式（adaptive modes），分别是生理功能、自我概念、角色功能、相互依赖。

（1）生理功能（physiological mode）：生理功能是指与生理方面有关的适应方式，包括9大部分：氧气、营养、排泄、活动及休息、防御、感觉、水电解质平衡、神经功能、内分泌功能。生理功能方面适应的目的是保持人生理功能的完整性，与生理健康有关。

（2）自我概念（self-concept mode）：自我概念是指人在某一时间对自己的全面的看法，包括躯体自我和人格自我。躯体自我是人对自己躯体的感知与评价；人格自我是对自己智力、能力、性格、伦理道德、社会地位等方面的感觉和评价。自我概念方面主要是维持人的心理完整，与心理健康有关。

（3）角色功能（role function mode）：角色功能是指个体所承担的社会角色以及满足社会对其角色期待的情况。角色是某人在特定场合的义务、权利及行为准则。角色可分为主要角色、次要角色和临时角色。主要角色与人的年龄和性别有关，例如，38岁的中年妇女；个人角色是通过个人能力、血缘及社会关系获得的，例如，班长、女儿、学生等角色；临时角色又叫业余角色，是业余生活、临时活动所赋予的，例如，粉丝、患者等角色。角色功能适应的目的是为了维持人的社会完整性，与社会健康有关。

（4）相互依赖（interdependence mode）：相互依赖是人与重要关系者或支持系统之间的相互关系。罗伊认为，一个人必须具有接受和给予爱和帮助的能力。相互依赖是为了维持人的社会关系的完整性，与情感和精神健康有关。

4. 输出

输出是指人通过对刺激的调节控制最终产生的行为。人作为一个适应系统的输出，实际上是人的行为，分为适应性反应和无效反应，输出的行为又可以作为系统的反馈。适应性反应（adaptive response）是促使个体完整性的反应，以生存、生长、繁衍、主宰及自我实现为目标的反应。无效反应（ineffective response）指不能使个体达到生存、生长、繁衍、主宰及自我实现目标的反应。

三、罗伊适应模式与护理的4个主要概念

1. 人

罗伊认为，人是具有生理、心理和社会属性的有机整体，是一个适应系统，人可以是个人，也可以是家庭、团体、社区或社会人群。一方面，人作为有生命的开放系统，处于不断与其环境互动的状态，在系统与环境之间存在着信息、物质和能量的交换。另一方面，在人与环境之间的互动变化中，人要不断地适应变化的环境，并保持系统完整性。

2. 健康

罗伊认为，"健康是处于和成为一个完整的和全面的人的状态和过程"。人的完整性表现为有能力达到生存、成长、繁衍、主宰和自我实现。健康也是人的功能处于对刺激

的持续适应状态。若个体能适应各种变化，即能保持健康，所以认为健康是适应的一种反映。

3. 环境

罗伊认为，"环境是围绕并影响个人或群体发展与行为的所有情况、事件及因素"，包含内在因素和外在因素。环境刺激包含主要刺激、相关刺激和固有刺激。

4. 护理

护理是一门应用性的学科。罗伊认为，护理的目的就是减少无效性反应或促进适应性反应。护士可以采取以下措施：①控制各种刺激，使刺激全部作用于个体的适应水平之内，可采用消除刺激、增强刺激、减弱刺激或改变刺激的方式；②强化生理、心理应对机制，提高适应水平，增强个体对刺激的耐受能力；③鼓励个体通过学习，创造性地运用应对机制，维持机体完整性。

四、罗伊的适应模式在实践中的应用

罗伊适应模式被广泛地应用于临床护理实践中，根据适应模式，将护理工作方法分为6个步骤，即一级评估、二级评估、护理诊断、制定目标、干预和评价。

1. 一级评估

一级评估又称行为评估，是指收集与生理功能、自我概念、角色功能和相互依赖4个方面有关的资料，以确定患者的反应是适应性反应还是无效性反应。

2. 二级评估

二级评估又称因素评估，是对影响患者行为的3种刺激因素即主要刺激、相关刺激及固有刺激的评估，以确定引发患者无效反应的原因。

3. 护理诊断

护理诊断是对患者适应状态的陈述或诊断。护士通过一级评估和二级评估，确定了患者的无效反应及其原因，从而推断出护理问题或护理诊断。

4. 制定目标

制定目标是对患者经护理干预后应达到的行为结果的陈述。护士在制定目标时要以服务对象为中心，尽可能与患者及其家属共同制定，并尊重患者的选择。制定出的目标应该是可观察、可测量、可以达到的。

5. 干预

干预是护理措施的制定和落实。罗伊认为护理干预是通过改变或控制各种刺激，使其全部作用于个体适应范围内；也可通过提高患者的应对能力、扩大适应范围，使全部刺激能作用于适应范围以内，促进适应性反应。

6. 评价

评价，即确定所实施的护理措施是否有效。护士将干预后患者的行为改变与目标行为互相比较，确定护理目标是否达到，然后根据评价结果来修订或调整护理计划和措施。

第四节 纽曼的系统模式

微课：护理理论（二）

预习案例

患者，女，30岁，未婚，本科学历。每年定时体检，每周去健身房锻炼一次。与父母关系紧张，与同事、朋友关系融洽，3个月前晋升为部门主管，工作压力大。因体检发现右乳肿块收治入院。在硬膜外麻醉下行右乳癌改良根治术，病理示：右乳浸润性导管癌，腋窝淋巴阳性。术后一周行化疗，3天后有恶心、呕吐、失眠、脱发等症状，无特殊处理，化疗一周后出院。

思考

1. 请应用纽曼系统模式分析患者目前的压力。

2. 制定干预措施。

一、纽曼简介

贝蒂·纽曼（Betty Neuman）1924年出生于美国俄亥俄州。1947年在俄亥俄州阿可诺医院护校学习，获得了护理大专学历。1957年毕业于加州大学洛杉矶分校，被授予护理学学士学位，1966年获该校精神卫生和公共卫生的硕士学位。1985年获得了西太平洋大学的临床心理学博士学位。由于她的杰出贡献，她还获得宾夕法尼亚州纽曼学院荣誉文学博士、美国护理研究院院士等头衔。

纽曼系统模式的在我国的应用现状

纽曼曾担任临床护士、护士长、护理部主任、公共卫生护士、精神病咨询专家、护理系教授及主任等，工作经验丰富，是精神卫生护理领域的先驱。

纽曼于1972年在护理研究杂志上发表了"纽曼保健系统模式（The Neuman System Model）"一文，1982年出版了专著《纽曼的系统模式：在护理教育和护理实践中的应用》。纽曼不断对该理论进行修订和更新，该专著也多次再版。

二、系统模式的主要内容

纽曼系统模式是以开放系统为理论构架而组织的，主要包含4个部分，即与环境相互作用的服务对象系统、压力源、反应、预防（图3-4）。

（一）服务对象系统

人是与环境持续互动的开放系统，纽曼称之为服务对象系统（client system）。这个

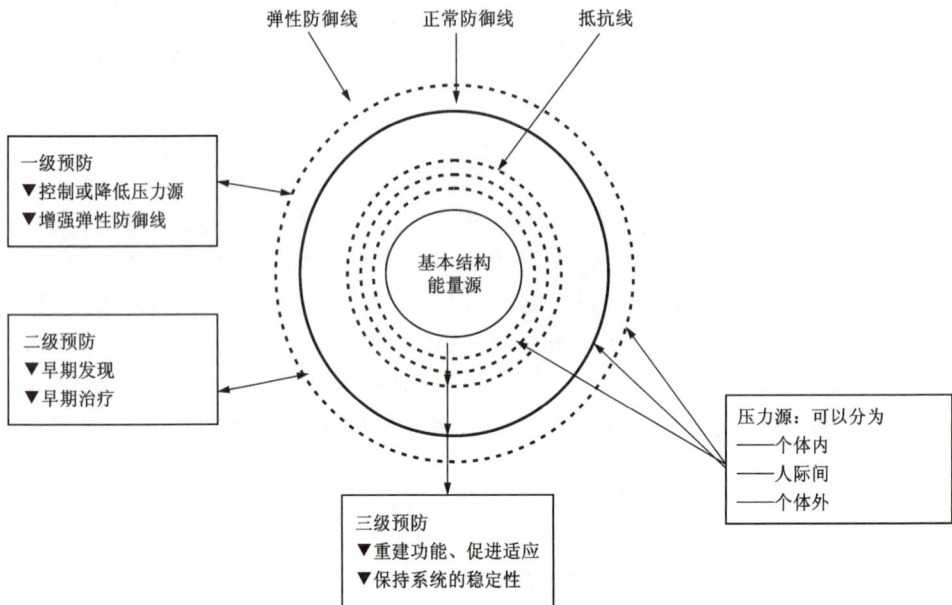

图 3-4　纽曼保健系统模式示意图

系统可以指某个具体的个体，也可以指家庭、群体，或是社区。系统是由 5 个变量构成的整体（生理、心理、社会文化、发展和精神），其结构可以用围绕着一个核心的一系列同心圆来表示。

1. 基本结构

基本结构（basic structure）又叫能量源，在纽曼系统模式示意图中的中心，由生物体共有的生存基本因素组成，如解剖结构、生理功能、基因类型、认知能力、自我观念等。基本结构受人的生理、心理、社会文化、精神与发展这 5 个方面功能状态及其相互作用的影响和制约。系统可以迅速调动机体核心能量，来保持系统的稳定和动态平衡。当能量源供给大于需求时，系统保持稳定与平衡；当能量源遭受破坏，能量供给不足，系统处于危险状态，机体便有疾病的危险。

2. 抵抗线

抵抗线（lines of resistance）为紧贴基本结构外层的一系列虚线圈，当压力源侵入正常防御线时，抵抗线会自动激活，保护能量源。抵抗线由一系列已知和未知的因素构成，如免疫机制、适应行为等。如果抵抗线的功能是有效的，它可促使个体恢复到正常防御线的水平；若功能失效，压力源继续入侵能量源，可导致个体能量耗竭，系统崩溃，甚至死亡。

3. 正常防御线

正常防御线（normal line of defense）是系统经过一定时间逐渐形成的稳定的反应范围，是个体在生长发育过程中，与环境不断互动的结果。在纽曼系统模式示意图中，为抵抗线外的一层实线圈，位于弹性防御线和抵抗线之间。正常防御线具有动态性，当机体健康水平增高时，正常防线向外扩展；反之，健康状态下降时，则正常防线向内收缩。

4. 弹性防御线

在纽曼系统模式示意图中，弹性防御线(flexible line of defense)为最外层的虚线圈，相当于机体的缓冲器和过滤器，也具有动态性，当出现压力源时，可迅速变化。一般情况下，弹性防线越宽，距离正常防线越远，其缓冲和保护作用越强。弹性防线受个体生长发育、身心状况、认知技能、社会文化、精神信仰等影响，失眠、营养不良、日常生活规律被打乱、身心压力过大等都会削弱其防御效能。弹性防线具有防止压力源侵入、缓冲和保护正常防线，防止机体受压力侵害的功能。

以上3种防御线，既有先天赋予的，也有后天习得的，抵抗效能取决于个体心理、生理、社会文化、精神、发展5个变量的相互作用。当个体遭遇压力源时，弹性防御线首先被激活，若弹性防御线抵抗无效，正常防御线受到侵犯，就会出现应激反应，机体出现症状，此时抵抗线会无意识被激活，若抵抗有效，则个体又恢复到通常的健康状态；若抵抗无效，个体则出现疾病。

(二)压力源

压力源(stressor)为可引发紧张和导致个体不稳定的所有刺激。纽曼将压力源分为3种。

1. 个体内的压力源

个体内的压力源(intrapersonal stressor)来自个体内部的压力，如愤怒、悲伤、疼痛、失眠等。

2. 人际间的压力源

人际间的压力源(interpersonal stressor)来自两个或多个个体之间的压力，如夫妻关系、父子、上下级、同事、护患等。

3. 个体外的压力源

个体外的压力源(extrapersonal stressor)是发生在个体外的压力，距离比人际间压力源更远，如社会制度、医保、失业等。

(三)反应

纽曼认同"压力学之父"席尔(Selye)对压力反应的观点，并进一步阐述：压力反应不仅局限在生理方面，而且是生理、心理、社会文化、精神与发展多方面的综合反应。反应结果可以是负性的，也可以是正性的。

(四)预防

纽曼认为护理人员可根据个体对压力源的反应不同，采取以下3种不同的预防措施。

1. 一级预防(primary prevention)

当怀疑或发现压力源时，采取的预防措施。目的是防止压力源侵入正常防线，保持机体的稳定。主要措施是减少或避免与压力源接触，以及巩固弹性防线与正常防线，如减轻空气污染的程度、加强锻炼、加强营养、疫苗注射等。

2. 二级预防（secondary prevention）

当压力源已经穿过正常防御线，产生压力反应时采取的措施。重点是早发现、早诊断、早治疗。二级预防的目的是减轻和消除反应、恢复个体的稳定性并促使其恢复到原有的健康状态。须对压力反应针对性采取措施，如遵医嘱服药、多休息、补充营养等。

3. 三级预防（tertiary prevention）

经过二级预防后，机体已经基本恢复稳定状态，而进行的护理干预为三级预防，目的是为了彻底康复、减少后遗症的发生。三级预防的措施与一级预防类似，可通过营养支持、功能锻炼等方式实现。

> **课程思政**
>
> 党的十九大作出"实施健康中国战略"的重大决策部署，强调坚持预防为主，倡导健康文明生活方式，预防并控制重大疾病。从影响健康因素的前端入手，把预防为主的理念落到实处，是健康中国行动的一大亮点，健康的身体源自健康的生活方式。通过生活方式的改变，倡导健康文明的生活方式，抵制不健康的生活方式，能极大地推动全民健康水平的提升。

三、纽曼健康系统模式与护理的4个主要概念

1. 人

纽曼认为人是服务对象系统，是整体的、多维的；是由生理的、心理的、社会文化的、发展的、精神的5种因素构成的综合体。服务对象系统是一个开放系统，与环境不断地相互作用。

2. 环境

纽曼把环境定义为"在一定时间内围绕着人们的一些内部和外部力量"。环境是动态的，环境与系统之间的影响是相互的，这种影响可以是正性的，也可以是负性的。环境分为内环境、外环境和创造的环境。内环境是个人内在的影响环境或压力源；外环境是外界环境中能影响人的因素，包括人际关系及社会因素；创造的环境是人在不断地适应内外环境的刺激过程中所形成的一个独特的环境。

3. 健康

纽曼认为健康是一种生命能量的平衡，是从疾病到强健的连续体，人在整个生命过程中可以处于不同水平的健康状态。当机体产生和储存的能量大于消耗时，个体的完整性、稳定性增强，健康水平增高；当能量产生与存储不能满足机体需要时，个体的完整性、稳定性减弱，健康水平降低，会引发疾病，甚至死亡。

4. 护理

纽曼认为护理作为一种"独特的职业"，运用重建（reconstitution）一词来阐述护理活动，指个体系统对机体内外部压力源的应对及适应的过程。将护理定义为通过有目的的

干预来减少或避免影响最佳功能状态发挥的压力因素和不利状况，以帮助个体、家庭和群体获得和保持尽可能高的健康水平。

四、纽曼系统模式在实践中的应用

纽曼将系统模式与护理程序相结合，发展了独特的护理诊断、护理目标和护理结果的护理工作步骤。

1. 护理诊断

在作出护理诊断前，护士要进行评估。评估的内容包括个体的基本结构、三层次防御线的特征；现存的和潜在的压力源；个体可利用的资源；个体的应对方式；个体对压力源的反应及其相互作用。根据评估的结果，护士作出护理诊断，并排列护理问题的优先顺序。

2. 护理目标

护士以保存能量，恢复、维持和促进个体稳定性为总体目标，与服务对象及其家属一起，共同制定具体的护理目标及为达到这些目标所采取的干预措施，并设计预期护理结果。纽曼强调应用一级、二级、三级预防原则来制订具体的护理干预计划。

3. 护理结果

护理结果是护士对干预效果进行评价并验证干预有效性的过程。评价内容包括个体压力源是否发生了变化，压力源优先顺序是否有变化，机体防御功能是否有所增强，应激反应症状是否有所缓解等。通过对护理结果的有效性评价，进一步修订和调整护理计划。

本章小结

　　护理理念是引导护士认识和判断护理专业及与其相关的价值观和信念。护理学的4个基本概念，即人、环境、健康和护理，构成了现代护理理念的基本要素，对这4个要素的诠释形成了护理理念体系。

　　理论是对特定领域内某种现象系统的整体的描述。护理学理论是在护理实践中产生并经过护理实践的检验和证明的理性认识体系，是对护理现象、护理活动的本质和规律性的正确反映。

　　奥瑞姆的自理理论由自理理论、自理缺陷理论、护理系统理论3个部分构成。其中，自理理论解释了什么是自理，人有哪些自理需求，这两个问题；自理缺陷理论是自理理论的核心，解决了人在什么时候需要护理这个问题；护理系统理论解决了护理人员如何为服务对象选择合适的护理服务这一问题。

　　罗伊适应模式是以适应为核心，深入探讨了人作为一个适应系统在应对环境刺激的过程中的适应机制、适应方式和适应过程。它认为人的生命过程就是对内外环境的各种刺激不断适应、不断调整的过程。护理的目的就是促进人的适应性反应和提高人的适应性，从而提高健康水平。

　　纽曼的系统模式以开放系统为基础，从人整体的角度研究了服务对象系统与环境的互动关系，重点描述了服务对象系统对环境中现存的和潜在的压力源的反应，以及如何应用三级预防体系来重建系统。

客观题测验

主观题测验

中英文名词对照索引

理念	philosophy
护理理念	philosophy of nursing
价值观	value
信念	belief
人	person
环境	environment
健康	health
健康	health
照顾	caring
人道	humanistic perspective
帮助性关系	the helping relationship
理论	theory
概念	concept
定义	definition
理论论点	theoretical statement
现象	phenomenon
护理理论	nursing theory
自理理论	theory of self-care
自理	self-care
自理能力	self-care agency
基本条件因素	general conditioning factors
治疗性自理需要	therapeutic self-care demands
一般的自理需要	universal self-care requisites
发展的自理需要	developmental self-care requisites
健康不佳时的自理需要	health deviation self-care requisites
自理缺陷理论	theory of self-care deficit
护理系统理论结构	the theory of nursing system
全补偿护理系统	wholly compensatory system
部分补偿护理系统	partly compensatory system
支持—教育系统	supportive-educative system
诊断与处置	nursing diagnosis and prescription
设计及计划	design and plan
实施与评价	management and evaluation
刺激	stimuli
主要刺激	focal stimuli
相关刺激	contextual stimuli
固有刺激	residual stimuli

适应水平	adaptation level
应对机制	coping mechanisms
生理调节	regulator
认知调节	cognator
效应器	effectors
适应方式	adaptive modes
生理功能	physiological mode
自我概念	self-concept mode
角色功能	role function mode
相互依赖	interdependence mode
适应性反应	adaptive response
无效反应	ineffective response
服务对象系统	client system
基本结构	basic structure
抵抗线	lines of resistance
正常防御线	normal line of defense
弹性防御线	flexible line of defense
压力源	stressor
个体内的压力源	intrapersonal stressor
人际间的压力源	interpersonal stressor
个体外的压力源	extra-personal stressor
一级预防	primary prevention
二级预防	secondary prevention
三级预防	tertiary prevention
重建	reconstitution

第四章

护理学相关理论

护理学相关理论PPT

识记

1. 能解释以下概念：需要、基本需要、成长、发展、成熟、压力、压力源、压力反应、适应、应对、工作压力。

2. 能说出需要的概念、分类和特征。

3. 能简述马斯洛的和卡利什的人类基本需要层次论的基本观点。

4. 能简述成长发展的基本特征。

5. 能陈述艾瑞克森心理社会发展理论的主要内容。

6. 能陈述皮亚杰的认知发展的主要内容。

7. 能列举常见的压力源分类。

8. 能识别常见的压力反应。

9. 能识别压力适应的层次。

10. 能简述常见的患者、护士工作的压力源。

理解

1. 能理解马斯洛的人类基本需要层次论在护理实践中的应用。

2. 能说明影响个体发展的主要因素。

3. 能阐述弗洛伊德性心理发展学说的主要内容。

4. 能阐述席尔与拉扎勒斯的压力学说主要内容。

应用

1. 能应用马斯洛的人类基本需要层次论分析具体个案,分析患者的需要。

2. 能应用发展相关理论,解决实际问题。

3. 能对患者压力进行全面的评估、分析,制定预防及应对措施。

4. 能对护理人员工作压力进行全面的评估、分析,制定预防及应对措施。

护理学是一门年轻的学科，在建立自己理论体系的同时，借鉴了大量其他学科的理论作为基础，以促进自身的完善与发展。在护理学相关理论中，需要理论、成长与发展理论、压力学说在临床护理实践中应用得比较广泛，并具有重要的指导意义。

第一节 需要理论

预习案例

> 患者，男，72岁，因心前区疼痛入院，诊断为心肌梗死。该患者老伴已去世，其子女在外地工作，平时由保姆照顾。该患者经济条件良好，邻里关系和睦。
>
> **思考**
>
> 1. 根据马斯洛人类基本需要层次论分析，该患者有哪些需要？需要优先满足的是什么？
> 2. 护士应如何帮助患者满足其需要？

一、需要概述

(一)需要的相关概念

微课：需要理论

1. 需要

需要(need)是个体和社会的客观需求在人脑中的反映，是个体的心理活动与行为的基本动力。当人的需要得到满足时，就能够保持身心的平衡状态，有助于个体维持健康；当需要得不到满足时，个体就会产生紧张、焦虑等失衡状态，而影响个体健康，甚至威胁到生命安全。

2. 基本需要

基本需要(basic need)是指个体生存、生长和发展，维持身心平衡的最基本的要求。人的基本需要是始终不变的、本能的、遗传的，是全人类所共有的。基本需要的特性包括：缺少它会引起疾病；有了它可以免于疾病；恢复它可以治愈疾病；丧失的人会追求它，无法替代；在健康状态下，它处于静止、低潮、不起作用的状态。

(二)需要的分类

从不同的角度对需要的种类进行划分，其分类不同。按需要的起源划分，包括生理需要和社会需要。按需要的对象划分，包括物质需要和精神需要。根据需要的内容，可以分为生理需要、社会需要、情绪需要、智能需要以及精神需要。各种需要相互关联，彼此影响。

(三)需要的特征

1.需要的对象性

人的任何需要都会指向一定的对象。这个对象可以是物质的,如食物、水分;也可以是精神的,如关爱、审美等。

2.需要的动力性

需要是人各种活动的基本动力。

3.需要的发展性

需要并不会因为暂时的满足而终止。低层次的需要满足后,会出现新的、更高层次的需要。正是这种新的需要才推动了人们去满足新的需要的活动。在这种不断地产生需要和满足需要的活动中,个体才得到了自身的成长与发展,并推动了社会的发展。

4.需要的共同性

为了维持生命的生存、发展,人类有一些共同的基本需要,如对水、空气、休息、睡眠等的需要。

5.需要的独特性

人的需要有相同的方面,也有不同的方面。这种需要的独特性取决于个体的遗传、环境等因素。

6.需要的社会历史制约性

需要的产生和满足是受个体所处的环境条件和社会发展水平制约的,同时也受到所处的社会、经济、文化、习俗等条件的制约。

7.需要的整体关联性

人的各种需要是一个相互联系、相互作用、相互影响的整体,一种需要的满足会影响另一种需要的存在和发展,各种需要既互为条件,又互为补充。

二、需要的相关理论及模式

(一)马斯洛的人类基本需要理论

马斯洛(Abraham H. Maslow, 1908—1970 年)是美国人本主义心理学家,被称为"人本主义心理学之父"。他在 1943 年出版的《人类动机的理论》一书中提出了需要层次论,这也是需要层次论的首创。

马斯洛

1.需要的层次

马斯洛认为,人有 5 类不同层次的需要,由低到高分别是:生理需要、安全需要、爱与归属需要、尊重需要、自我实现需要(图 4-1)。

(1)生理需要(physiogical needs):生理上的需要是人类生存、繁衍最原始、最基本的需要,如空气、食物、水分、排泄、温度、休息、活动、性等。这些需要位于"金字塔"的最底部,应首先得以满足。人体的生理需要一旦得以满足,就不再成为个体行为的动力,个体将会产生更高层次的需要。

(2)安全需要(safety needs):安全的需要要求劳动安全、职业安全、生活稳定、希望

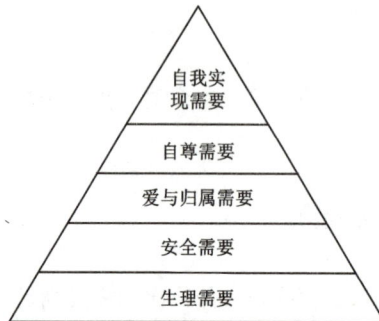

图 4-1 马斯洛的人类基本需要层次论

免于灾难、希望未来有保障等。马斯洛认为,安全需要的产生滞后于生理需要,一旦生理需要得到满足,安全的需要便越发变得强烈。安全需要涉及生理和心理两个方面。生理安全是指个体需要处于一种生理上的安全状态,以防身体上的伤害或生活受到威胁。如行动不便者以拐杖扶行。心理安全则指个体需要有一种心理上的安全感觉,避免焦虑、恐惧等的发生,如人们更喜欢在熟悉的环境下生活等都是为了更好地满足心理上安全感的需要。

(3)爱与归属的需要(love and belongingness needs):爱与归属的需要是指渴望得到家庭、团体、朋友、同事的关怀爱护理解,是对友情、信任、温暖、爱情的需要。马斯洛认为,在生理和安全的需要得到相对满足时,就会产生爱与归属的需要,希望归属于某个群体或社团,作为其中一员进行交流并获得信任和友爱。

(4)尊重需要(esteem needs):尊重需要是指个体对自己的尊严和价值的追求,包括自尊和他尊。自尊是对自己的尊重;他尊是指希望得到别人的尊重、认可、赞赏。尊重需要的满足会使人产生自信、有价值和有能力的感受,从而产生更大的动力,追求更高层次的需要;反之,则会使人失去自信,怀疑自己的能力和价值,出现自卑、软弱、无能等感受。

(5)自我实现需要(needs of self-actualization):自我实现是指个体希望最大限度地发挥潜能,实现理想和抱负的需要。自我实现是最高层次的需要,是在其他需要获得基本满足后,才出现并变得强烈,其需要的程度和满足方式有很大的个体差异。它是人们追求和奋斗的最终目标,并不是所有人都能实现、满足。

在这五个需要层次的基础上,马斯洛又做了进一步研究。1970 年马斯洛又提出了两类新需要,在尊重的需要和自我实现的需要之间增加了认知需要和审美需要。认知需要(needs to know)是指个体寻求知识,认识、理解未知事物的需要;审美需要(aesthetic needs)是指个体对美的物质、美的现象的追求,对行为完美的需要。

课程思政

"最危险的时刻，我们上"

新型冠状病毒感染病例的确诊，必须通过咽拭子标本。但一个张嘴的动作，将产生大量携带病毒的气溶胶，这是采集护士们必须面对的风险。"最危险的时刻，我们上。"华中科技大学同济医院护理部主任汪晖，义无反顾地冲在了第一线。为提高诊疗效率、尽快收治更多患者，她第一时间组织、培训医院7批1000多名专业重症护士，投身于抗击新型冠状病毒感染的肺炎的第一线。她常到发热病房为重症患者护理作床边指导，主动在重症患者身上示范咽拭子的采集，创新设计了发热门诊咽拭子采集平台，确保护士零感染，用行动彰显着共产党员的责任与担当。无数新时代的逆行者奋战在抗击疫情的各个岗位上，他们无畏无惧、担当作为，谱写了一曲爱国奉献的赤子之歌。

---

2. 各层次需要之间的关系

马斯洛认为人的基本需要虽然有层次高低之分，但各层次需要之间彼此关联，可概括为以下几点。

(1)必须首先满足较低层次的需要，再考虑满足较高层次的需要。

(2)各种需要得到满足的时间不同：维持生存所必需的需要必须立即并持续满足，如氧气的需要；有些需要可暂时延缓或长久地被延后，如休息、性、尊重等的需要，但这些需要始终存在，不可忽视。

(3)较低层次需要的满足是较高层次需要产生的基础，通常较低层次的需要得到基本满足之后，更高层次的需要才会出现，并逐渐明显和强烈。

(4)各层次需要重叠出现，较高层次的需要并不是在较低层次的需要完全得到满足后才会出现，而是随着前一层次需要的不断满足和基本满足，后一层次的需要就会逐渐出现，往往表现为前后层次之间略有重叠，一种需要得到满足之后出现新的需要的过程一般是从无到有、由弱到强、逐步发生的。

(5)各需要之间的层次顺序并非固定不变。不同的人，在不同的条件下各需要的层次顺序会有所不同，最明显、最强烈的需要应首先得到满足。

(6)越高层次的需要，其满足的方式和程度差异越大。个体对于满足方式的选择多基于自身习得的经验和拥有的文化价值观。一般来讲，人们对空气、食物和睡眠等生理需要的满足方式基本相同，但对尊重、自我实现等较高层次需要的满足却因人而异。

(7)基本需要满足的程度与健康密切相关。生理需要的满足是生存和健康的必要条件，有些高层次的需要虽然并非生存所必需，但能促进生理机能更旺盛；若人体的需要无法得到满足，将导致机体的失衡，并最终导致疾病的发生。

(二)卡利什的人类基本需要层次论

美国护理学家卡利什(Richard Kalish)在马斯洛理论基础上加以修改和补充,在生理的需要和安全的需要之间增加了一个层次,即刺激的需要(needs of stimuli),包括性、活动、探索、操纵和好奇心(图4-2),成为6个层次。

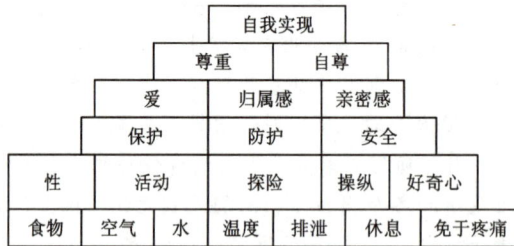

```
                    自我实现
              尊重          自尊
         爱        归属感       亲密感
         保护       防护        安全
    性    活动     探险      操纵    好奇心
  食物  空气  水  温度  排泄  休息  免于疼痛
```

图4-2 卡利什人类基本需要层次论

卡利什认为,刺激的需要在生理需要得到满足之后会出现。人们为了满足好奇心,常在探索或操纵各项事物时忽略了自身的安全性,因此,好奇心、探索和操纵等需要的满足应优先于安全的需要。

三、人类基本需要理论的应用

(一)马斯洛的人类基本需要层次理论对护理工作的意义

需要理论对护理实践有重要的指导意义,尤其是马斯洛的人类基本需要层次理论,有助于指导护士识别、预测和满足各类护理对象的需要,以促进和维持健康。

(1)可为护士评估患者资料建立理论框架,有利于护理人员系统地收集和整理资料,从而避免资料的遗漏。

(2)可帮助护士预测患者即将出现或尚未表达的需要,并对可能出现的问题采取预防性措施。

(3)可帮助护士评估并识别患者在各个层次上尚未满足的需要,发现护理问题。

(4)有助于护士领悟和理解患者的行为和情感。

(5)可帮助护士识别护理问题的轻、重、缓、急,科学地制订护理计划,合理地安排护理工作。

(二)患者的基本需要

绝大多数健康的儿童和成人通过自我护理能够满足自己的需要,但对于一些患病的人、伤残者或老年人,则需要得到医务人员的帮助才能满足自身需要。护理人员必须了解个体在疾病状态下有哪些特殊需要以及这些需要对健康的影响,设法满足患者的需要。

1. 生理需要

生理需要包括基本营养、给氧、电解质平衡、休息、排泄、免于疼痛等。护理工作的重点是了解患者的基本需要,采取有效措施予以满足。

2. 刺激的需要

创造具有生活气息的环境,根据患者的具体情况以及医院的具体条件设计满足刺激需要的活动。可定时翻身、按摩,加强肢体活动。

3. 安全需要

患者患病期间由于环境的变化、舒适的改变,会感到生命受到威胁而使安全感明显降低。他们既寻求医护人员的保护、帮助,又担心医疗失误的发生。护理人员应加强与患者的沟通,避免各种损伤因素,以优质的服务增强患者的自信心和安全感。

4. 爱与归属的需要

患者住院期间,由于与亲人分离和生活方式的改变,爱与归属的需要变得更加强烈。护理人员应鼓励家属朋友探视患者,与患者建立良好的护患关系,对隔离患者多关心、多交流。

5. 尊重的需要

疾病可导致个体某些方面能力下降甚至丧失,这会导致个体的自我概念紊乱,影响其对自身价值的判断,担心自己成为别人的负担,担心被轻视等。护理人员在与患者的交往中应礼貌地称呼患者,尽量让患者能生活自理,尊重患者的习惯、价值观念、宗教信仰等,尊重患者的隐私。

6. 自我实现的需要

疾病不可避免地导致个体暂时或长期丧失某些能力,不得不离开学习和工作岗位。这常使患者陷入失落、沮丧,甚至悲观、绝望的情感状态中。在护理过程中,护理人员应在保证低层次需要满足的基础上,为满足患者自我实现的需要创造条件,鼓励患者表达自己的个性、追求,帮助患者认识自己的能力和条件,战胜疾病,为达到自我实现而努力。

课程思政

我是党员,要去患者最需要的地方

2020 年,山东大学第二医院 131 人援助湖北抗"疫"国家医疗队奔赴湖北武汉,这其中就有重症科主任马承恩。他已是 58 岁,有高血压、糖尿病等多种疾病,为了增强免疫力,出发前他注射了两次增强抵抗力的药物,降血压、降血脂、镇定药等十几种药物塞满了行李箱。此次出征,马承恩担任医疗队队长,面对严峻的疫情,他和他的同事们在战"疫"一线充分发挥各自专业素养和能力,与武汉人民携手并肩、共克时艰,向他们致敬,向每一位逆行者致敬!

第二节 成长与发展理论

预习案例

患儿，女，6岁，因肺炎入院，其母亲在院陪伴照顾，患者经常哭闹、不愿配合治疗。

思考

请运用相关成长发展理论解释孩子的行为，并制定相应的应对措施。

一、成长与发展的概述

微课：成长与发展理论

(一)成长与发展的基本概念

1. 成长(growth)

成长又叫生长，指由于细胞增殖而产生的生理方面的改变，表现为各器官、系统的长大，即数量增多、体积增大、重量增加，是机体量的变化，可用量化的指标来测量。如身高、体重、骨密度、牙齿结构的变化等。一般来说，生长的形态又可分为以下四类：

(1)增量性生长：指生理上减去排泄或消耗后的增加部分。

(2)更新：是维持正常生理所需进行的新陈代谢。

(3)肥大：指细胞体积的增大。

(4)增生：指细胞数量的增多。

2. 发展(development)

发展又叫发育，指生命过程中有顺序、可预测的功能改变。发展是学习的结果和成熟的象征，贯穿在人的整个生命过程中。表现为细胞、组织、器官功能的成熟和机体能力的演进，如行为改变、技能增强等，既是质变又是量变，包括3个方面。

(1)生理发展：又叫身体发育，是心理发展的基础，包括机体身体、脑、感觉、知觉动作技能等的发展。

(2)认知发展：与学习、注意力、记忆、语言、思维、推理、创造力等心理能力有关的发展，是人认识社会、学习知识、发明创造的基本条件。

(3)心理社会发展：包括情绪、人格、社会关系等的发展，是个体适应社会、与人交往的必要条件。

3. 成熟(maturation)

狭义的成熟指生理上的生长发育；广义的成熟包含心理社会的发展。成熟是由遗传基因所决定的，受环境因素的影响。成熟是一个相对的概念，表现为个体逐渐走向独立、客观了解事物、注重原则、具有责任感、具有创造性等。个体心理社会成熟的标志

是不断调整自己，使自己能够适应不断变化的环境，并能从中获得自己所需的知识和能力，达到完善状态。

4. 年龄(age)

年龄包括时序年龄和发展年龄。时序年龄是个体出生之日起计算的年龄；发展年龄代表了身心发展的程度，包括：心理年龄、生理年龄、智力年龄等。

5. 关键期(critical period)

在个体成长过程的某一阶段，是某些行为、技能发展最快的时期。如在关键期受到不良影响，很容易使机体产生缺陷，失去成长或发展的好机会，甚至永远无法弥补。例如孕期前三个月，是胎儿发育的关键时期，如遭受某些病毒、药物、毒物的侵害，易造成胎儿畸形。

成长、发展和成熟三者之间相互影响，紧密相关，不能截然分开。成熟是成长与发展的综合结果，成长是发展的物质基础，发展的成熟状况在一定程度上反映在成长的量的变化上。

(二)成长与发展的基本特征

1. 顺序性

成长和发展受遗传基因所调控，故每个人都要经历相同的发展阶段。各器官的生长发育一般遵循由上到下、由近到远、由粗到细、由低级到高级、由简单到复杂的顺序或规律。心理的发展也按一定的顺序进行，如弗洛伊德的性心理发展学说、艾瑞克森的心理社会发展学说等。

2. 差异性

由于成长和发展受遗传、环境、学习等多因素的影响，个体的成长和发育还存在着个体差异，并随着年龄的增大，差异越明显。

3. 阶段性

在人的整个生命阶段，成长与发展是不断进行的，但又并非是等速进行的，每个阶段的发展均具有其特点，且一个阶段的发展都要依赖前一阶段，并以前一阶段为基础。

4. 不平衡性

在人的体格生长方面，各器官系统的发育快慢不同，各有先后，具有非直线、非等速的特征。心理社会发展同样存在不平衡性。

5. 普遍性与特殊性

某些事件的发生，对同一群体的大多数人产生相似的影响，即为发展的普遍性；如某些因素只对个人的发展产生影响，即为发展的特殊性。

(三)成长与发展的影响因素

1. 遗传因素

遗传因素是影响人类成长与发展的重要因素之一。具体表现为身高、体形、肤色及面部特征等生理方面，同时还表现在性格、气质和智力等心理社会方面。

2. 环境因素

环境是影响人类成长与发展的另一个重要因素。包括：孕母状况、营养状况、家庭状况、学校情况、社会文化 5 个方面。

3. 个人因素

个人因素在成长和发育的过程中起到主观能动的作用，受遗传和环境的制约。包括：个人健康状况、自我因素、内环境、个体实践与经历、个人动机与学习、体育锻炼等。

二、成长发展理论的主要内容及其在护理中的应用

(一)弗洛伊德的性心理发展理论

弗洛伊德(Sigmund Freud)(1856—1939 年)是奥地利著名的精神病学家，被誉为"现代心理学之父"，是精神分析学派的创始人。弗洛伊德通过多年对精神病患者的观察及治疗，形成了独特的性心理发展学说(theory of psychosexual development)。

弗洛伊德认为人的本能是追求生存、自卫以及享乐。刺激人活动的原动力是性本能，人的一切活动都是为了满足性本能。在条件和环境的制约下，那些不被现实所接受，不能被满足的欲望和本能被压抑下来，隐藏在潜意识中，从而形成精神疾患或变态心理。其理论包括三个要点：意识的层次、人格结构、性心理发展阶段。

1. 意识层次理论

弗洛伊德认为意识是有层次的，包括意识、前意识和潜意识 3 个部分。

(1)意识(consciousness)：意识是直接感知的心理活动，是人对自己身心状态以及外部环境中的各种变化的综合觉察与认识，是心理活动中与现实联系的部分。

(2)潜意识(unconsciousness)：潜意识是个体无法直接感觉到的深层的心理活动和过程，潜意识包括大量的观念、愿望、想法等，这部分的内容通常主要是不被外部现实和道德理智所接受的各种本能冲动、需求和欲望，是整个心理活动的原动力。

(3)前意识(pre-consciousness)：前意识介于意识与潜意识之间，主要包括目前未被注意到或不在意识之中，但通过自己集中注意或经过他人的提醒又能被带到意识区域的心理活动。

2. 人格结构理论

弗洛伊德在对人的心理活动分析的基础上，提出了"三部分人格结构说"，即本我、自我和超我。

(1)本我(id)：本我是人格形成的基础，是人格中与生俱来的，是最原始、最主要的无意识结构部分。由先天本能加原始欲望构成，遵循快乐原则，寻找满足基本的生物要求。

(2)自我(ego)：自我是从本我中分化出来的人格中最具理性、符合现实的部分，介于本我和超我之间，遵循现实原则。

(3)超我(superego)：超我包括两个部分，一个是良心，一个是自我理想。它代表道德标准和人类生活的高级方向，遵循完美原则。

3.人格发展理论及应用

弗洛伊德认为人格的发展按照顺序可以分为五个阶段。如果在某一个阶段,个体的行为受到过分限制或放纵,相应的需要不能得到及时满足,个体可能出现发展迟滞,其人格就会固定在该时期,出现人格的发展固结,产生一定的心理问题,护理人员可根据各个年龄发展阶段的心理特点给予相应的护理(表4-1)。

表 4-1　弗洛伊德的人格发展理论

阶段	年龄	特点	护理应用
口欲期	0~1岁	口部成为快感来源的中心	满足口部欲望,提供恰当喂养、爱抚
肛门期	1~3岁	肛门和直肠成为快感来源的中心	对小孩大小便进行训练,培养其自控能力,并适当鼓励,避免训练过严过早
性蕾期	3~6岁	生殖器成为快感来源的中心	鼓励对异性父母的认同,帮助其建立起自己正确的道德观及正确的两性关系
潜伏期	6~12岁	精力主要放在智力活动和身体活动上	鼓励儿童追求知识,认真学习和积极锻炼
生殖期	13岁以后	能量和精力逐渐转向建立成熟的异性关系上	鼓励青少年自立、自强和自己做决定;正确引导其与异性交往,建立良好的两性关系

(二)艾瑞克森的心理社会发展理论

艾瑞克森(Erik Erikson)是美国哈佛大学心理及人类发展学教授。他将弗洛伊德的理论扩展至社会方面,故称为心理社会发展理论(theory of psychosocial development)。该学说认为人格发展并不是一个完全静止的过程,而是随着生物、心理、社会的改变而不断塑造的过程。在发展的各阶段分别形成人格的各个部分,个体应通过所有的阶段以发展成一个完整的整体。

艾瑞克森将人格发展分为八期(表4-2),即婴儿、幼儿期、学龄前期、学龄期、青春期、青年期、中年期和老年期。每一时期都有一个主要的心理社会危机要面对,危机由正常发展而产生,属于正常现象,是人生每一时期特定的问题或困难。危机处理得好与不好,将导致正性或负性的社会心理发展结果。困难不能得以解决,心理危机将持续存在。若困难被解决,危机被化解,危机会变为转机,人格得以顺利发展。

艾瑞克森

表 4-2　艾瑞克森的心理社会发展理论内容及护理应用

发展阶段	发展危机	发展任务	正面结果	负面结果	护理应用
婴儿期 0~18个月	信任对不信任	与照顾者（父母）建立信任感，让婴儿体验信任和不信任，信任>不信任	信任感，表现为信赖他人、有安全感、乐观，愿意与人交往，有信心，形成有希望的品质	不信任感，表现为焦虑不安、畏缩或疏远他人	满足婴儿食物和卫生等生理需求；拥抱、抚摸婴儿，提供安全轻柔交谈；提供视觉刺激；减轻其父母的焦虑
幼儿期 18个月~3岁	自主对羞愧或疑虑	适时学习，最低限度的自我照顾及自我控制能力，获得自主感	产生自我控制感、自信和自主性，形成有意志的品质	缺乏自信，表现为怀疑自己的能力，过度自我限制或顺从，任性及反抗	鼓励儿童进行力所能及的自理活动；提供自己决定的机会；对其赞赏、是的解释、及时抚慰
学龄前期 3~6岁	主动对内疚	获得主动感，体验目标的实现	明确自己生活的目的和方向，能主动进取，有创造力，形成有目的的品质	缺乏自信，内疚或罪恶感；态度消极，怕出错，过于限制自己的活动	鼓励和表扬儿童有益的主动行为，重视游戏的意义；提供游戏机会，满足合理的要求，倾听、耐心回答
学龄期 6~12岁	勤奋对自卑	获得勤奋感	学会与他人竞争、合作、守规则，求得创造与自我发展，形成有能力的品质	自卑，充满失败感，从学校学习及同学交往中退缩下来	帮助儿童继续完成学习任务，允许将业余爱好带到医院；允许其帮助护士准备、整理用物，体验成就感
青春期 12~18岁	自我认同对角色混乱	建立自我认同感	接受自我，明确生活目标，并为之努力	角色混乱，难以进入角色要求	创造青少年讨论的机会，支持和赞赏其正确决定；尊重隐私，树立良好形象
青年期 18~35岁	亲密对孤独	发展亲密关系，承担责任和义务，建立友谊、爱情和婚姻关系	美满的感情生活、亲密的人际关系、良好的协作精神、尽职尽责	缺乏人际交往，逃避工作或家庭责任，性格孤僻	帮助青年保持亲友联系，多提供恋人相处的机会；帮助其重新设定现实的生活目标

续表 4-2

发展阶段	发展危机	发展任务	正面结果	负面结果	护理应用
中年期 35～65 岁	创造对停滞	养育下一代，获得成就感	富有创造性，热爱家庭，生活充实，关心他人	自私，自我放纵和缺乏责任感	给予中年人更多的感情支持，帮助其调整和适应角色；适当赞扬其成就
老年期 65 岁以上	完善对失望	建立完善感	感到人生值得，表现为乐观、满足、平静，安享晚年，形成有智慧的品质	出现挫折感、失落感和绝望感，追悔、消极	耐心倾听，肯定老年人的成就，发掘其潜能，鼓励其交往和参加活动；及时发现不良情绪，采取相应措施，避免意外发生

　　艾瑞克森心理社会发展理论有助于护士了解人生命全过程的心理社会发展规律，识别不同阶段所面临的发展危机及其发展结果，更好地理解不同年龄阶段的人格和行为特点，从而采取不同的护理方式，帮助患者顺利解决各发展阶段的发展危机，促进人格的健康发展，预防人格发展障碍。

(三)认知发展理论

　　皮亚杰(Jean Piaget)(1896—1980 年)是瑞士杰出的心理学家和哲学家。基于对儿童数十年的观察和研究，他提出了一套有关儿童思维、推理和问题解决的理论，即认知发展理论(theory of cognitive development)。

　　皮亚杰认为，每个个体都有一个原有的认知结构(cognitive structure)，又称为基模(schema)，儿童的认知发展并不是由教师或父母传授给儿童的，它是儿童主动与环境相互作用，主动发现，并经组织及适应而形成的。组织(organization)是儿童把原有图式与新的、较复杂的智力结构结合起来的过程，目的是为了下一步适应。适应是调整自己，以便适应环境的过程，它是通过同化和顺应两种互补活动进行的。当个体面临一个刺激情境或困难情境时，企图用自己原有的认知结构来解决所遇到的问题，这种认知经历称之为同化(assimilation)。如果原有的认知结构不能对新事物产生认知作用，就出现心理上的失衡。为了重新达到平衡，个体只有通过改变或扩大原有的认知结构，以适应新的情况，这种认知心理历程称顺应(accommodation)。基模的修改和重建，就是个体智力的发展。

　　皮亚杰将认知发展分为 4 个阶段，各个阶段之间互相关联、相互影响。皮亚杰的认知发展理论及其在护理中的应用(表 4-3)。

表 4-3　皮亚杰认知发展理论各阶段特点及护理应用

阶段	特点	护理应用
感觉运动期 0~2 岁	是思维的萌芽期； 通过感觉、运动来认知周围的世界； 分为反射练习、初级循环反应、二级循环反应、二级图式协调、三级循环反应、表象思维开始 6 个阶段	提供各种感觉和运动性刺激； 提供玩具和游戏等； 应注意不要触及危险物品
前运思期 2~7 岁	以自我为中心的思维； 思维的象征性、直觉性； 能用语言和符号表达时间、地点及人物，但感知局限，思考方式固定。思维尚缺系统性和逻辑性，注意力集中在单一的事物上	通过游戏、玩具等方式进行沟通； 尽量从儿童的角度出发满足其需求； 通过制定适当的规则，要求儿童服从及配合完成任务
具体思维期 7~11 岁	脱离以自我为中心的思维方式； 开始具有逻辑思维能力，但不具备抽象思维能力； 开始考虑多方面问题； 具有心理操作能力	可用图片、模型及配上简短的文字说明等具体方式与儿童进行沟通，不用抽象的词语； 解释有关事情发生、过程及其必要性，并提供适当的机会让其进行选择
形式运思期 11 岁起	从具体思维转向抽象逻辑思维； 能独立整理自己的思想，并按所有的可能性作出推测和判断	对有关事情发生、过程及其必要性作更详尽的解释，鼓励青少年作出合理的选择； 尊重其隐私，不嘲笑或否定其天真的想法

(四)道德发展理论

　　科尔伯格(Lawrence Kohlberg, 1927—1987 年)是美国教育心理学家，他在皮亚杰认知发展理论的基础上，提出了三级六段的道德发展理论(theory of moral development)(表4-4)。

表 4-4　科尔伯格道德发展理论内容及护理应用

阶段	特点	护理应用
前习俗道德期 2~9 岁	又称"道德他律期"； 为得到奖励或避免惩罚而遵守规；进行道德判断时，带有自我为中心的倾向； 分为两个阶段：惩罚与顺从取向、相对功利取向	护士可适当利用权威，并通过适时的精神和物质奖励，对其提出的合理要求给予适当的承诺等方式，让患儿配合治疗和护理过程，遵守医院的规则

续表 4-4

阶段	特点	护理应用
习俗道德期 9~12岁	又称道德循规期； 道德观念开始形成，对道德判断的标准基于对社会规范和他人期望的内化之上；行为的动机主要是为了符合父母、家庭及社会的期望；对道德进行判断，以社会习俗或规范为标准； 分为两个阶段：好孩子取向、法律和规则取向	护士有必要向儿童说明必要的规章制度，对其好的行为给予鼓励和赞赏，促使儿童按照规章制度指导自己的行为
后习俗道德期 7~11岁	又称道德自律期； 社会道德规范内化，形成个人的道德标准和价值观；道德判断基于凭自己的良心及个人的价值观； 分为两个阶段：社会法制观念取向、普遍的道德原则取向	已经形成了自己的是非标准和价值观念，护士应对其给予充分的信任和选择的机会

科尔伯格认为，道德判断与认知发展密不可分，不同文化环境中儿童道德发展的内容有所不同，但总的规则一致。科尔伯格道德发展理论中三个级别的划分以习俗（convention）为标准，强调在面对道德两难情境时实施道德行为的理由。

科尔伯格指出，道德的发展依照这六个阶段依次进展，虽然人的道德发展水平与年龄有一定关系，但由于个人的遗传、社会环境及道德观念的不同，人的道德观念形成的时间并不完全相同，不是所有人都能达到最高水平。根据科尔伯格的观察及研究，只有少数人能达到第六阶段，大多数人的道德发展只能达到习俗道德期的第三、四阶段。

科尔伯格的理论有助于护士了解儿童道德观念的发展规律，在护理过程中针对不同时期儿童道德发展的水平适时地教育儿童，使其遵守社会规范，并指导家长帮助儿童形成良好的道德观念，促进儿童的道德发展。

第三节　压力与适应理论

预习案例

患者，女，48岁。因腹痛、呕血1小时入院。入院时患者表情痛苦、面色苍白、脉搏细速、呼吸急促、血压下降。

思考

1.患者的反应属于哪种适应层次？

2.住院后，护士为其介绍医院环境及同室病友，这些措施是为了帮助患者进行哪种层次的适应？

一、概述

(一)压力概念

压力(stress)又称应激或紧张,是一个复杂的概念。目前普遍认同的是拉扎勒斯(Lazarus)的观点,主张压力是人与环境相互作用出现的一种结果,是个体对自内部或外部环境的刺激做出认知评价,引起一系列生理及心理紧张性反应状态的过程。他将压力看出一个动态过程,分为应激、认知评价、反应三个环节。

(二)压力源概念

凡是能对机体施加影响而导致机体产生压力反应的因素都被称为压力源(stressor)。生活中常见的压力源可分为以下四类:

1. 生理性的压力源

生理性的压力源是指作用于躯体产生压力反应的刺激物。如饥饿、疲劳、疼痛、病原体(细菌、病毒、寄生虫等)的侵入、疾病等。

2. 心理社会性的压力源

心理社会性的压力源是指来自大脑的各种紧张信息,如孤独、焦虑、害怕、生气、失落、不满、抑郁、无助、失望等。

3. 社会性压力源

社会性压力源是指各种社会现象及人际关系产生的刺激。分为灾难、重大生活变化和日常冲突三类。

4. 文化性压力源

文化性压力源是指因文化环境的改变而出现的紧张、焦虑等不适的反应。

二、压力相关学说及理论

(一)席尔的压力与适应学说

席尔(Hans Selye,1907—1982 年)是加拿大著名的心理学家,提出了"压力与适应学说",被称为"压力理论之父"。席尔的学说从基本的生理学角度说明压力,强调了人体神经、内分泌系统与压力反应的关系,但理论过分侧重压力状态下的生理反应,而忽视了心理及其他反应。

1. 基本概念

(1)压力源　压力源是引起全身系统反应的各种刺激。

(2)压力反应　压力反应是指机体在受到各种内外环境因素刺激时所出现的紧张性、非特异性反应,这种反应包括一般适应综合征和局部适应综合征。

(3)一般适应综合征　一般适应综合征又称全身适应综合征(general adaptation syndrome,GAS),是人体对压力源的全身性、紧张性、非特异反应。

(4)局部适应综合征(local adaptation syndrome,LAS)　局部适应综合征是指机体在出现全身反应的同时所出现的某一器官或区域内的反应。

2. 全身适应综合征的三个阶段

人体的这种面对压力源刺激的全身性、非特异性反应涉及身体的各个系统，主要是神经及内分泌系统的反应。其中下丘脑、垂体及肾上腺在反应中起重要的作用。身体的压力反应分为三个阶段(图4-3)。

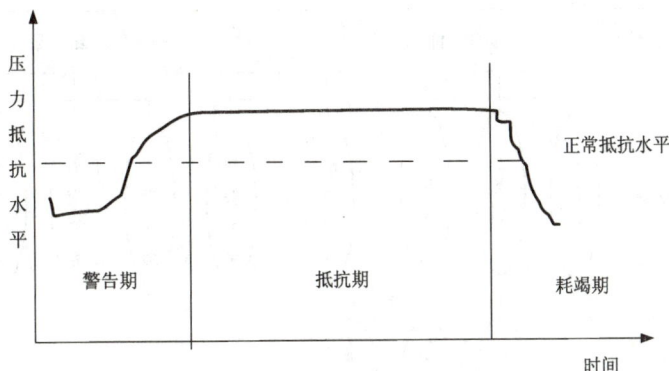

图4-3 全身适应综合征的三个阶段

(1)警告期(alarm stage)：警告期是人体觉察威胁，激活交感神经系统而引起搏斗或逃跑等警戒反应的时期。主要以身心动员各种生理及心理防卫机能以应对压力源为特点，其目的是唤起体内的防御能力以维护内稳态。在生理方面反应包括如心率加快、血压上升、血糖升高、瞳孔扩大等；在心理方面主要通过促进人的心智活动，增加认知警戒性。如果防御反应有效，则机体会恢复正常活动；如果人持续暴露于压力源下，在产生警告反应之后，机体就进入抵抗期。

(2)抵抗期(resistance stage)：此期以副交感神经兴奋和人体对压力源的适应为特征。人体与压力源处于抗衡阶段，在警告期产生的各种反应趋于正常，并开始修复受伤的组织。如果压力源过大，人体抵抗力无法克服，则会进入耗竭期。

(3)耗竭期(exhaustion stage)：如果压力源强度很大，持续了很长时间，或出现了新的压力源，人体在适应过程中耗尽适应能量，不能代偿性应对压力源，抵抗力崩溃。机体也将出现各种身心疾病或严重功能障碍，甚至死亡。

(二)拉扎勒斯的压力与应对模式

拉扎勒斯(Richard S. Lazarus)(1922—2002年)是美国著名心理学家，他从20世纪60年代开始对压力进行心理认知方面的研究，提出了压力与应对模式(stress and coping)。

1. 基本概念

(1)压力：压力是人与环境相互作用的产物。当人对内外环境刺激做出判断，认为它超过自身的应对能力和应对资源时，就会产生压力。因此压力是内外需求与机体应对资源间失衡而产生的。

（2）应对：应对是个体为满足机体的内外部需求所付出的持续性的认知和行为方面的努力。

2. 模式主要内容

压力源作用于机体后，通过认知评价与应对过程的结果决定是否产生压力（图4-4）。

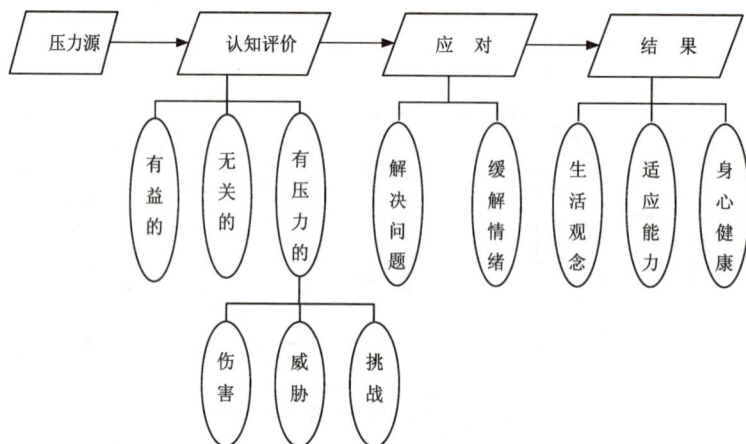

图4-4　拉扎勒斯压力与应对模式图

（1）认知评价（cognitive appraisal）：认知评价是指个体分析刺激物是否对自身造成影响的认知判断过程，它包括压力源的感知和自身应对能力的评价。认知评价有三种方式：初级评价、二级评价和重新评价。

1）初级评价　当个体察觉到自身面临某种情境或某种刺激物时，对该情境或刺激物本身的评价。评价的结果可得出3种结论：无关的、有益的、有压力的。有压力的事件包括3种情况：伤害或损失、威胁和挑战。

2）二级评价　即自身应对方式、应对能力及应对资源的评价。若一级评价认为刺激物可能对自身造成压力，就开始了二级评价。二级评价后会产生相应的情绪反应如恐惧、焦虑或高兴、自豪等。

3）重新评价　是指评价过程的循环，它建立在前两级评价处理后所引起反馈的基础上，通过获得更多的信息和使用一些应对技巧，对需求进行再次评价，可能会导致一级评价结果的改变。

（2）应对（coping）：应对方式包括采取积极行动、逃避、顺其自然、寻求帮助、应用心理防卫机制等。应对的功能有两种：解决问题或缓解情绪。

（三）霍姆斯和拉赫的生活事件与疾病关系学说

20世纪60年代，美国精神病学家霍姆斯（Thomas Holmes）和拉赫（Richard Rahe）在研究生活变化与疾病的关系中发现，个体的生活变化是一种压力，适应生活变化需要消耗能量，个体在短时间内将受较多剧烈变化可能会因能量消耗过度而生病。

他们通过对 5000 多人的调查，总结出了一套社会再适应评分表（social readjustment rating scale，SRRS），量表将人类的主要生活事件归纳为 43 种，用生活变化单位（life change unit，LCU）来表示每一生活事件对人影响的严重程度（表 4-5）。

表 4-5　社会再适应评分量表

生活事件	生活变化单位	生活事件	生活变化单位
丧偶	100	子女离家	29
离婚	73	姻亲间的不愉快	29
分居	65	个人的突出成就	28
入狱	63	配偶开始上班或失业	26
家庭成员死亡	63	开始上学或终止学业	26
外伤或患病	53	生活条件的变好	25
结婚	50	个人习惯的改变	24
被解雇	47	与上司发生矛盾	23
复婚	45	工作事件及条件的改变	20
退休	45	搬家	20
家庭成员患病	44	转学	20
怀孕	40	娱乐方式的改变	19
性生活问题	39	宗教活动的改变	19
家庭添员	39	社交活动的改变	18
调换工作岗位	39	借贷 1 万元以下	17
经济情况改变	39	睡眠习惯的改变	16
好友死亡	37	家人团聚次数的改变	15
工作性质改变	36	饮食习惯的改变	15
夫妻争吵次数改变	36	休假	13
借贷 1 万元以上	31	圣诞节	12
丧失抵押品的赎取权	30	轻度违法事件	11
职别变动	29		

若人们一年内的 LCU<150 分，提示下一年基本健康；若 LCU 为 150~300 分，提示次年有 50% 的概率可能患病；若 LCU>300 分，提示次年患病的可能性为 70%。

霍姆斯和拉赫的研究忽视了个体差异的影响，因为生活事件只是环境中的诱发因素，个体是否真正出现心理问题，还取决于个体对同一生活事件的不同认知评价。

三、压力的适应

(一)适应的概念

适应(adaptation)是生物体调整自己去适应环境的过程,适应是应对的最终目的。个体在遇到任何压力源时,都会尝试去适应它,如适应成功,机体维持健康状态;如适应失败,会导致患病,并需要进一步适应疾病。

(二)适应的层次

人类的适应较为复杂,不仅仅是一个单纯的生物过程,而是躯体、智力和情绪等方面对环境作出反应的过程,可分为 4 个层次,即生理的、心理的、社会文化的和技术的适应。

1. 生理适应

生理适应是指个体通过调整机体生理功能去适应外界环境变化。人体有许多代偿性功能正是生理适应的表现。例如,初学跑步者会感觉心搏加快、呼吸急促、肌肉酸痛等,但坚持一段时间后,这些症状就会消失。这是因为体内器官的功能慢慢地增强,适应了跑步对身体所增加的需求。

2. 心理适应

心理适应是指当人们经受心理性压力源时所采取的一种应对方式。一般可通过心理防卫机制或学习新的行为(如松弛术)来应对压力源。常见的防御机制有:否认、投射、退化、幻想、合理化、反向形成、转移、潜抑、认同、压抑、补偿、幽默、升华等。

3. 社会文化层次

社会适应指个体调整个人的行为使其符合社会的法律、法规、道德。文化适应是指将个体的行为进行调整,与另一文化的观念、思想、传统和习俗相适应。

4. 技术层次

技术适应是指人们在继承文化遗产的基础上,创造新的科学工艺和技术,以改善生存环境、控制自然环境中的压力源。但是,伴随着现代技术的发展,人类在改造自然的活动中又制造了新的压力源,如水、空气和噪声污染等,这是人类面临的新课题。

四、压力与适应理论在护理实践中的应用

(一)患者的压力及护理

1. 患者的压力源

有学者将医院环境的主要压力源概括为 9 个方面:环境陌生、失去自由、与配偶分离、与家人分离、经济紧张、社交受限、缺乏信息、疾病威胁、与诊断治疗相关问题。

正念减压法

2. 患者压力的预防及应对

患者面临压力时,护理人员是其社会支持网络中的重要成员,因此,护理人员应重

视减轻患者压力的工作，帮助患者有效调适，以利于其康复。

（1）评估分析压力源：评估患者所承受压力的程度、持续时间、过去所承受压力的经验以及可以得到的社会支持。与患者一起分析其具体情况，协助患者找出压力源。

（2）创造适宜的住院环境：使病室环境舒适安全、生活方便，减少不良环境因素对患者的影响，让患者尽快适应住院生活。

（3）根据情况解决实际问题：根据压力源，有针对性地为患者解决问题。及时提供相关信息，如有关诊断、检查、治疗、护理等相关信息，以消除患者不必要的担心与恐惧，增加安全感。

（4）指导患者运用恰当应对方法：鼓励患者表达自己内心的真实想法、感受，允许和理解其情感宣泄。如指导患者运用适当的心理防卫机制或松弛术消除对疼痛的恐惧、对预后的焦虑等。

（5）调动患者的社会支持系统：协助患者建立良好的人际关系，与家属取得有效合作，减轻患者的孤独与被隔离感，鼓励家属参与并配合治疗等来减轻患者的压力。

课程思政

90后陕西护士开"战疫小卖部"专为缓解患者压力

这一天中午，武汉大学人民医院医东院8病区的病房里，护士马瑞推着小车为患者发放各种食品，她笑称这是自己的"战疫小卖部"。马瑞说看到一些患者焦虑的样子，我们医护人员也很难过，想用这种方式缓解疾病带来的心理压力，这样对康复更好。马瑞和同事们在防护服上写着"小卖部""我们一起加油""开饭了"等字样，每天早上10点到11点推着小车在病房里为患者送食品。

"小卖部"成为8病区里流动的风景。病房里的患者说，等马护士来发饭，是一天中最开心、快乐的事情。马瑞说："2020年的我正努力地在做最坚强的自己！一方有难、八方支援，这让我更加坚定了抗击疫情的信心。作为一名医务工作者，帮助更多的病患是我最大心愿。"

（二）护士的工作压力及应对

工作压力（job stress）又称职业压力（occupational stress）。护理职业压力过大不仅导致护理人员生理、心理恒定状态的破坏，影响身体健康、家庭及生活质量，也导致了护理质量低下、护理工作满意度下降、人力流失等现象的发生。护理人员应利用压力理论的原理和方法对自身所面临的压力进行有效的调节，以达到适应的目的，从而促进身心健康和提高工作效能。

1. 护士工作的压力源

护士工作压力大，具有多样性，概括起来包含以下方面：①工作性质紧张、责任重大；②超负荷的工作量；③工作昼夜颠倒；④工作中复杂的人际关系；⑤高风险的护理工作；⑥不良的工作环境。

2. 护士工作压力的应对

需要从个人应对和管理部门支持两方面考虑。从护士自身来说，可以采取以下措施：①定期进行自我压力评估；②提前做好压力缓解的计划；③建立生活和工作的平衡；④挖掘工作的积极面；⑤不断提高自身应对能力，如：培养个人业余兴趣、爱好，以便工作之余得以放松和调节，适当运动、充足睡眠，养成舒畅、愉快的精神状态；寻求合适的自我情绪放松、发泄的途径，如听音乐、绘画、看书等；学习一些松弛技巧并加以应用；寻找支持系统等。

> **课程思政**
>
> 正念减压是以一种特定的方式来觉察，即有意识地觉察、活在当下及不做判断。其目的乃在教导病患运用自己内在的身心力量，为自己的身心健康积极地做一些他人无法替代的事——培育正念。疗程将正念视为纯粹地注意当下每一秒所显露的身心经验，教导病患以正确的态度来练习正念修行。

本章小结

> 需要是个体和社会的客观需求在人脑中的反映，是个体的心理活动与行为的基本动力。基本需要是指个体生存、生长和发展，维持身心平衡的最基本的要求。马斯洛认为，人有 5 类不同层次的需要，由低到高分别是：生理需要、安全需要、爱与归属需要、尊重需要、自我实现需要。
>
> 成长、发展和成熟三者之间相互影响，紧密相关，不能截然分开。成熟是成长与发展的综合结果，成长是发展的物质基础，发展的成熟状况在一定程度上反映在成长的量的变化上。
>
> 弗洛伊德的理论包括三个要点：意识的层次、人格结构、性心理发展阶段。他将人格的发展按照顺序分为五个阶段：口欲期、肛门期、性蕾期、潜伏期、生殖期。
>
> 艾瑞克森将人格发展分为八期：婴儿、幼儿期、学龄前期、学龄期、青春期、青年期、中年期和老年期。每一时期都有一个主要的心理社会危机要面对，危机由正常发展而产生，是人生每一时期特定的问题或困难。
>
> 皮亚杰将儿童的认知发展分为 4 个阶段：感觉运动期、前运思期、具体思维期、形式运思期，各个阶段之间互相关联、相互影响。

拉扎勒斯认为压力是人与环境相互作用的产物。压力源作用于机体后，通过认知评价与应对过程的结果决定是否产生压力。认知评价是指个体分析刺激物是否对自身造成影响的认知判断过程，认知评价有三种方式：初级评价、二级评价和重新评价。应对是个体为满足机体的内外部需求所付出的持续性的认知和行为方面的努力，应对的功能有两种：解决问题或缓解情绪。

人类的适应是躯体、智力和情绪等方面对环境作出的反应过程，可分为 4 个层次，即生理的、心理的、社会文化的和技术的适应。

患者常见的压力源有：环境陌生、失去自由、与配偶分离、与家人分离、经济紧张、社交受限、缺乏信息、疾病威胁、与诊断治疗相关问题。

护士工作压力常见的有：工作性质紧张、责任重大；超负荷的工作量；工作昼夜颠倒；工作中复杂的人际关系；高风险的护理工作；不良的工作环境。

客观题测验

主观题测验

中英文名词对照索引

需要	need
基本需要	basic need
生理需要	physiogical needs
安全需要	safety needs
爱与归属的需要	love and belongingness needs
尊重需要	esteem needs
自我实现	needs of self-actualization
认知需要	needs to know
审美需要	aesthetic needs
刺激的需要	needs of stimuli
成长	growth

发展	development
成熟	maturation
年龄	age
关键期	critical period
性心理发展学说	theory of psychosexual development
意识	consciousness
潜意识	unconsciousness
前意识	pre-consciousness
本我	id
自我	ego
超我	superego
心理社会发展理论	theory of psychosocial development
认知发展理论	theory of cognitive development
认知结构	cognitive structure
基模	schema
组织	organization
同化	assimilation
顺应	accommodation
道德发展理论	theory of moral development
习俗	convention
压力	stress
压力源	stressor
全身适应综合征	General Adaptation Syndrome
局部适应综合征	Local Adaptation Syndrome
警告期	alarm stage
抵抗期	resistance stage
耗竭期	exhaustion stage
压力与应对模式	stress and coping
认知评价	cognitive appraisal
应对	coping
社会再适应评分表	social readjustment rating scale
生活变化单位	life change unit
适应	adaptation
工作压力	job stress
职业压力	occupational stress

第五章

护理程序

护理程序PPT

护理程序案例

学习目标

识记

1. 护理程序的概念。

2. 护理诊断的概念、陈述方式和类型。

理解

1. 护理程序的基本步骤。

2. 护理诊断与医疗诊断的区别。

3. 护理程序的特征。

4. 护理评价的意义。

运用

1. 正确的收集资料,完成入院护理评估单的书写。

2. 正确对护理诊断进行排序。

3. 根据预期目标制定护理措施,并正确实施。

护理程序是一种运用系统理论,科学地认识、分析和解决问题的工作方法和思想方法,是在护理理论及其相关理论基础上产生和不断发展的结果。它包括全面评估及分析服务对象生理、心理、社会、精神、文化等方面的需要,根据需要制订并实施相应的护理计划,评价其护理效果,从而使服务对象得到完整的、适应个体需要的护理。因此它是一种有理论依据、有目标、系统的、动态的、并能进行评价的护理方法;它可以帮助发现、预防和解决存在的或潜在的健康问题;为护士使用知识及技能进行护理工作提供了框架。护理人员应该掌握护理程序,为提高护理质量奠定基础。

科学精神

　　科学精神是人类文明进程中结出的精神果实,是马克思主义的精髓,也是科学文化的核心。1986年党的十二届六中全会通过的《关于社会主义精神文明建设指导方针的决议》,提到过要加强科学精神建设。"科学精神的内涵具有进步性、时代性,随着科学技术的发展和社会的进步而不断充实、丰富,对时代发展和社会进步发挥着不可替代的作用。"专注于科技哲学研究的东南大学人文学院吕乃基教授表示,科学精神的核心是追求真理,实事求是。

　　在吕乃基看来,目前中国的科学精神传承发展进入新阶段。"除了实证和理性的内涵外,科学精神还强调要遵守规范。"他具体分析道,规范包括宽容、理解、协作、自律、他律,是规律意识和理性精神的行为体现。"科学之所以区别于玄学和宗教信仰,在于科学承认自己的易错性,这就要求对于认识过程中的错误和不同见解,要宽容和理解。进一步而言,宽容和理解也意味着各学科间、科学家之间需要相互协作和依赖。"吕乃基说。同时,科学的社会影响增大,科学家不仅要考虑到自身的社会责任和人类命运,而且需要在科研中遵守严格的规范,坚守诚信底线,这也就是科学精神强调自律和他律的应有之义。

　　除了时代特征,专家们认为,科学精神也有国家和民族特质。"家国情怀就是有中国特色的科学精神的体现。"杜祥琬认为。

第一节　概述

预习案例

　　患者,赵女士,28岁。因多汗、心悸、消瘦5个月,加重2周,于上午9时入院。患者5个月前无明显诱因出现体重下降、多汗、心慌、脾气暴躁,食量增加,大便3~5次/天,近2周来心慌加重,写字时出现手抖。门诊以"甲状腺功能亢进"收入院。田护士接诊该患者。

　　思考
　　1.田护士接诊患者后可收集到哪些资料?
　　2.患者存在的主要健康问题是什么?
　　3.针对患者存在的健康问题列出相应的护理诊断。
　　4.请针对首优问题制订护理计划。

一、护理程序的概念

护理程序（nursing process）是一种科学的确认问题和解决问题的工作方法和思维方法。它是指导护理人员以满足服务对象的身心需要，恢复或促进服务对象的健康为目标，科学地确认服务对象的健康问题，有计划地为服务对象提供系统、全面、整体护理的一种护理工作方法，包括一系列有目的、有计划的护理活动，是综合的、动态的、具有决策和反馈功能的过程。护理程序是现代护理学发展到一定阶段，在新的护理理论基础上产生和不断发展的结果，是以患者为中心、护理工作科学化的标志。

微课：护理程序（一）

护理程序一词于 1955 年由美国的护理学者莉迪亚·海尔（Hall LH）首先提出来。1967 年尤拉（Yura H）和渥斯（Walsh）完成了第一本权威性的《护理程序》教科书，确定护理程序有 4 个步骤：评估、计划、实施和评价。1973 年，盖比（Gebbie）和拉文（Lavin）在护理程序中加入护理诊断这一概念，从而护理程序发展为 5 个步骤：评估、诊断、计划、实施和评价。1973 年，美国护理学会（American Nurses Association，ANA）规定护理程序包括评估、诊断、计划、实施及评价五个步骤，并将其列入护理实践标准。20 世纪 80 年代初期，美籍华人学者李式鸾博士到中国讲学，将美国的"Primary Nursing"护理分工制度引入到中国，后译为"责任制护理"。1994 年美籍华人学者袁剑云博士来华讲学，介绍了系统化整体护理，受到了中国护理界的欢迎，国内部分医院开始试点建设以护理程序为核心的系统化整体护理的"模式病房"。2010 年起，原卫生部开展"优质护理服务示范工程"，推行以患者为中心责任制整体护理模式，要求责任护士按护理程序，负责评估、计划、执行符合患者健康需要的身心整体护理方案，为患者提供整体、连续、协调个性的护理，最大化的满足患者的健康需求。《中国护理事业发展规划纲要（2011—2015 年）》中要求全国所有三级医院和二级医院全面推行责任制整体护理的服务模式。

课程思政

"健康中国 2030"规划纲要

据新华社北京 8 月 26 日电　中共中央政治局 8 月 26 日召开会议，审议通过"健康中国 2030"规划纲要。中共中央总书记习近平主持会议。

会议认为，健康是促进人的全面发展的必然要求，是经济社会发展的基础条件，是民族昌盛和国家富强的重要标志，也是广大人民群众的共同追求。党的十八届五中全会明确提出推进健康中国建设，从"五位一体"总体布局和"四个全面"战略布局出发，对当前和今后一个时期更好保障人民健康作出了制度性安排。编制和实施"健康中国 2030"规划纲要是贯彻落实党的十八届五中全会精神、保障人民健康的重大举措，对全面建成小康社会、加快推进社会主义现代化具有重大意义。同时，这也是我国积极参与全球健康治理、履行我国对联合国"2030 可持续发展议程"承诺的重要举措。

会议指出，新中国成立特别是改革开放以来，我国健康领域改革发展成就显著，人民健康水平不断提高。同时，我国也面临着工业化、城镇化、人口老龄化以及疾病谱、生态环境、生活方式不断变化等带来的新挑战，需要统筹解决关系人民健康的重大和长远问题。

会议强调，"健康中国 2030"规划纲要是今后 15 年推进健康中国建设的行动纲领。要坚持以人民为中心的发展思想，牢固树立和贯彻落实创新、协调、绿色、开放、共享的发展理念，坚持正确的卫生与健康工作方针，坚持健康优先、改革创新、科学发展、公平公正的原则，以提高人民健康水平为核心，以体制机制改革创新为动力，从广泛的健康影响因素入手，以普及健康生活、优化健康服务、完善健康保障、建设健康环境、发展健康产业为重点，把健康融入所有政策，全方位、全周期保障人民健康，大幅提高健康水平，显著改善健康公平。

会议指出，推进健康中国建设，要坚持预防为主，推行健康文明的生活方式，营造绿色安全的健康环境，减少疾病发生。要调整优化健康服务体系，强化早诊断、早治疗、早康复，坚持保基本、强基层、建机制，更好满足人民群众健康需求。要坚持共建共享、全民健康，坚持政府主导，动员全社会参与，突出解决好妇女儿童、老年人、残疾人、流动人口、低收入人群等重点人群的健康问题。要强化组织实施，加大政府投入，深化体制机制改革，加快健康人力资源建设，推动健康科技创新，建设健康信息化服务体系，加强健康法治建设，扩大健康国际交流合作。

会议强调，各级党委和政府要增强责任感和紧迫感，把人民健康放在优先发展的战略地位，抓紧研究制定配套政策，坚持问题导向，抓紧补齐短板，不断为实现"两个一百年"奋斗目标、实现中华民族伟大复兴的中国梦打下坚实健康基础。

护理程序具有以下特征。

(1)系统性：系统性指护理活动是一个多学科知识的综合体，运用自然科学、社会科学、人文科学、系统观察法、解决问题方法等学科的综合知识处理患者健康行为反应的问题。

(2)动态性：护理活动是根据病情和健康状况的变化而采用不同的护理措施。

(3)决策性：决策性是指护理计划、护理措施是对患者存在的或潜在的健康问题的需要，由护士作出决策。

(4)反馈性：反馈性是指采取护理措施后的结果又将反过来影响和决定下一步的护理决策和措施。

(5)互动性：护理程序的运行需要护士与患者、同事及家属等的密切合作，以全面实现互利目标。

二、护理程序的理论基础

护理程序需要相应的支持理论，如一般系统论、人的基本需要层次论、沟通理论、适应理论等。这些理论应用于护理程序的不同步骤。

1. 系统理论

系统理论构成了护理程序的基本结构框架，并解释了护理程序的功能和运行过程。护理程序是一个开放的系统，由评估、诊断、计划、实施和评价五个阶段组成。该系统的输入即是护理对象的评估资料，输出即是评价结果。评价的结果作为反馈，又可以对护理对象进行再评估。

2. 人的基本需要层次论

人的基本需要层次理论指导护理人员收集或整理患者的资料、评估患者的健康状况和身心需求，进而为护理诊断的排序和制定护理计划提供理论依据。

3. 应激与适应理论

应激与适应理论指导护理人员观察和预测患者的生理和心理反应，判断患者的适应水平和适应能力，并采取护理干预，提高患者的适应能力。

4. 沟通理论

沟通理论用于护理程序的各个阶段，有利于促进护理人员与患者或家属之间有效的沟通、交流。

5. 生长发展理论

生长发展理论指导护理人员观察评估不同年龄阶段的患者的身心变化和健康问题。

6. 评判性思维

评判性思维是一种科学的思维方式。它是个体在复杂的情景中，灵活运用已有的知识经验，对问题及其解决方法进行选择、识别假设，在反思的基础上进行分析、推理，作出合理判断和正确取舍的高级思维方式。评判性思维是分析问题、确认问题和解决问题的金钥匙，也是指导护理人员在运用护理程序顺利的发现、解决服务对象健康问题的新理论。

三、护理程序的作用

护理程序作为护理人员服务患者、完成护理工作的工作方法，在促进护理专业的发展和成熟过程中发挥了不可替代的作用。

1. 为患者提供高质量的护理服务

护理程序是护理人员以服务对象为中心，在充分考虑患者的个体特性的基础上制定与患者的健康状况相关的特定目标并选取与之相适应的护理行动的方法。护理程序也是一个循环、动态的过程，没有绝对的起点与终点，护理人员需要根据患者的病情变化，及时作出评价并采取相应的措施。每位护理人员的工作都能依据实际情况帮助患者，从而可以帮助患者尽快地恢复和促进健康。

2. 为护理人员工作提供框架

护理程序包括评估、诊断、计划、实施和评价五个步骤组成。在工作中遵循护理程序,不仅可以让护士掌握如何护理患者,还可以使她们清楚的了解执行每件事情的依据。通过制定护理目标和计划使每一个护士都能清楚地知道如何执行计划,有利于不同护理人员之间的协调和合作。

3.促进护理专业的成熟和发展

护理程序是护理学专业的重要理论内容。它是在吸收系统论、需要层次理论、沟通理论、应激与适应理论等多学科理论成果的基础上构建而成。这些理论相互联系、相互支持,共同为护理程序提供理论上的支持与解释;同时又分别在护理程序实践过程的不同阶段、不同方面发挥独特的指导作用。在护理工作中,护士必须应用评判性思维进行判断并依据推理采取措施,根据患者的健康问题及特殊需求,创造性地设计解决问题的方法,这也有利于提高护理人员的素质,促进专业的发展。

第二节　护理程序的步骤

护理程序是一种有计划、系统而科学的护理工作方法,它把各种护理活动纳入有计划、有顺序的系统框架中。护理程序由评估、诊断、计划、实施和评价五个相互联系、相互影响的阶段组成。五个阶段相互作用,不可分割,同时又有各自的功能,其目标为满足服务对象的健康需求,提高护理质量(图5-1)。

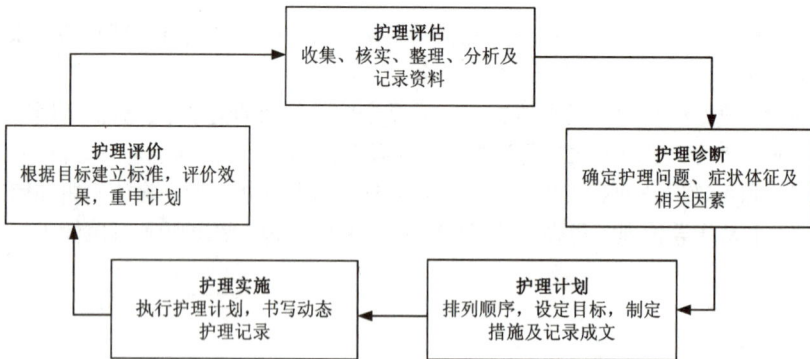

图 5-1　护理程序基本步骤

一、护理评估

护理评估(nursing assessment)是指通过有目的、有计划、系统地收集患者的资料,发现和确认其健康问题的过程,是护理程序的第一步,也是护理程序的基础,并贯穿护理程序始终。护理评估主要有四种(表5-1):初始评估、问题评估、紧急评估、后期评估。评估是否全面、准确,直接影响护理诊断的准确性及护理计划的制订和实施。护理评估分为收集资料、整理资料和记录资料三个方面。评估阶段的工作质量受护理人员的观念、知识、思维及技巧的影响。

表 5-1 护理评估的类型

类型	执行时间	目的
初始评估	进入卫生保健机构特定时间内	明确问题，建立资料库，为后续的护理干预效果的评价提供基线资料
问题评估	在护理照护的全过程中持续进行	确定初始评估所发现的特定问题的现状和发展趋势
紧急评估	患者处于任何严重的生理或心理危机时	确定是否有危及生命的问题
后期评估	初始评估后几个月	将患者的现状与先前获得的基线资料进行比较

（一）收集资料

收集资料是护士系统、连续地收集服务对象健康状态信息的过程，主要目的是建立患者健康状况的基本资料，为做出正确的护理诊断、制定护理计划、评价护理效果提供依据，也为护理科研积累资料。

1. 资料的来源

（1）患者本人：当患者意识清醒，无沟通障碍，健康状况允许时，患者本人是资料的主要来源。通常患者提供精确的主观资料，但某些因素可能会影响资料的准确性，如沟通的环境或一些可能导致患者隐藏事实的情绪。

（2）与患者有关的人员：对严重疾病、意识障碍、精神状态不稳定、语言障碍的服务对象及婴幼儿，其家属或重要影响人是获取资料的重要来源。当患者病情危重或紧急情况下，家庭成员可能成为资料的唯一来源。有时即使患者能提供资料，但当资料必须澄清时，与患者有关的人员都是很好的资料来源。他们包括主要的照护者及对服务对象的健康有重大影响力者，如父母、配偶、兄弟姐妹，其他亲戚、朋友、同事等。他们除了提供额外的补充资料，也可以验证患者本身提供的资料是否正确，如患者是否按时服药，睡眠、饮食如何等。

（3）其他医务人员：是指共同或曾经参与照护服务对象的医疗成员，包括其他护士、医师、营养师、康复师、药剂师等。由于评估是一个持续的过程，其他医务人员可以提供有关患者的诊断性实验结果等信息，护士应尽可能地与他们进行沟通。

（4）患者的健康记录：包括①医疗记录：如病史、体检、实验室记录、病程记录和会诊记录等，可以提供患者现在和既往的健康状况以及治疗的信息；②其他记录：如营养师、理疗师等其他保健人员所记录的信息，还包括一些患者的背景资料。社区记录包括社区的卫生记录和儿童的预防接种记录等。

（5）医疗护理文献：护理学及其他相关学科的文献可为患者的病情判断、治疗和护理等提供理论依据。

2. 评估的内容

从整体护理观点出发，全面考虑生命过程中生理、心理、社会文化、发展及精神五方面的资料，更好地确认患者的能力及限制，以帮助其达到最佳健康状况。

（1）一般资料：如患者的姓名、性别、年龄、职业、民族、婚姻状况、文化程度、住址、职业等。

（2）现在健康情况：包括现病史、主要病情、日常生活规律及自理程度，护理体检情况、实验室检查结果等。健康检查包括意识状态、定向力和语言能力，皮肤黏膜，呼吸系统，循环系统，消化系统，生殖系统，肌肉骨髓系统，认知感受等情况。

（3）既往健康情况：包括既往史、婚育史、过敏史、传染病史、用药史等。

（4）家族史：家族成员有无与患者类似疾病或家族遗传病史。

（5）心理方面：包括情绪状态、自我感知、自我概念、角色关系、应激水平、性格特征、价值观和信念等以及患者对疾病的认识和态度，对护理的要求，希望达到的健康状态等。

（6）社会方面：包括主要社会关系及密切程度、社会组织关系与支持程度、工作学习情况、经济状况与医疗条件等。

3.资料的分类

根据收集资料的方法不同，将资料有2种分类方法。

（1）根据资料的来源：分为主观资料和客观资料。主观资料指患者的主诉，包括患者的经历、感受及体会。多为患者的主观感觉，通过与患者及有关人员交谈获得的资料。如患者描述"头晕""我的肚子像刀割一样疼"。主观资料一般无法被具体的观察或测量。客观资料：指护士的观察、体格检查和借助医疗仪器所获得的资料，如发热、患者腹部的移动性浊音呈阳性，听诊肺部有弥漫性的湿啰音等。护士需具有敏锐的观察能力及丰富的临床经验以全面而准确地获取客观资料。

当护士收集到主观资料和客观资料后，应将两者加以比较分析，以验证资料的准确性。如患者自诉不痛，但护士可观察到患者皱起眉头、紧握拳头，测量发现其脉搏加快。当这种主观资料与客观资料不一致时，护士需谨慎判断，必要时进一步收集其他资料以了解情况。

（2）根据资料的时间：分为既往资料和现时材料。既往材料是指与护理对象过去健康状况有关的资料，包括既往病史、治疗史、过敏史等。如过去手术经历、血糖状况、吸烟史等。现时资料是指与护理对象现在健康状况有关的资料，如现在的体温、脉搏、呼吸、血压、排泄和睡眠状况等。

4.收集资料的方法

（1）交谈：通过与患者及其家属的交谈收集有关患者健康状况的信息，是收集主观资料的最主要方法，也有助于建立良好的护患关系；使患者获得有关病情、检查、治疗、康复的信息。在交谈过程中要注意运用良好的沟通技巧、关心体贴患者，与患者建立相互信任的关系。

（2）观察：是借护士的感官、知觉有目的地收集资料的方法，通常与交谈或身体评估同时进行，也可单独进行。它是一个连续的过程，护士接触患者就意味着观察的开始，护士必须随时都在观察，并能敏锐地作出适当的反应。护士应特别注意患者的非语言行为，还须注意观察患者的心理反应及所处的环境状况，以便发现一些不明显的、潜在的护理问题。

（3）护理体格检查：护士运用视诊、触诊、叩诊、听诊或借助简单诊疗工具对患者进行全面的检查，收集患者有关身体状况的客观资料。其目的是了解患者的阳性体征，确立护理诊断，从而制定护理计划。

（4）查阅资料：包括查阅患者的病历、各种医疗与护理记录及有关文献资料等。

（二）整理与分析资料

整理分析资料是将所收集到的资料进行核实、筛选、分类和记录，找出服务对象的护理需求，确定护理问题的过程。

1. 资料分类

分类的方法较多，常用的是按马斯洛（Maslow）需要层次理论、戈登（Gordon）的11种功能性健康型态和北美护理诊断协会（NANDA）人类反应形态分类法Ⅱ进行分类。

（1）按 Maslow 需要层次理论分类。

1）生理需要　指人类最基本的需要，如空气、水、食物、排泄、休息与睡眠、活动、性、舒适与避免疼痛等。如患者在医院有保证良好睡眠的需要。

2）安全需要　包括生理和心理的安全需要。生理安全是指个体需要处于一种生理上的安全状态，防止身体伤害或生活受到威胁。心理安全指个体需要有一种心理上的安全感，避免恐惧、害怕、焦虑等心理感受。如患者对医院环境的陌生、对治疗或手术担心等。

3）爱与归属的需要　指个体需要爱别人，接纳别人，同时也需要被别人爱，被集体接纳，从而建立良好的人际关系，产生所属团体的归属感，免受孤独、空虚、被遗弃等痛苦。如患者希望得到亲友的关爱，有得到家属、朋友陪伴和安慰的需要。

4）尊重的需要　指个体对尊严和价值的追求，包括自尊、被尊重和尊重他人。如患者可能因疾病产生自卑感，有得到医护人员尊重的需要。

5）自我实现的需要　指个体有充分发挥自己的才能和潜力的需求，实现自己在工作及生活上的愿望，并能从中得到满足，这是人类最高层次的需要。如患者虽病重住院，但仍有承担工作或学习的需要。

（2）按 Gordon 的 11 种功能性健康型态分类。

1）健康感知—健康管理型态　指患者对自己健康状态的感知以及维持健康的方法，如既往入院情况、健康知识和行为等。

2）营养—代谢型态　与代谢有关的食物、液体消耗的状况，以及局部营养供给情况。如饮食种类、营养状态等。

3）排泄型态　如排便、排尿以及皮肤的排泄情况。

4）活动—运动型态　指服务对象运动、活动、休闲与娱乐状况，如日常活动情况，有无移动障碍等。

5）睡眠—休息型态　指服务对象睡眠、休息以及精神放松的状况，如入院后的休息睡眠情况。

6）认知—感知型态　指服务对象的认知能力及感官功能，如有无听觉、视觉障碍，有无疼痛等。

7)自我感受—自我概念型态　指服务对象对于自我价值与情绪状态的信念与评价，如个人的情感反应，对自我的描述。

8)角色—关系型态　指服务对象从事的角色任务及人际关系的互动情况，如家庭关系、同事关系等。

9)应对—应激耐受型态　指服务对象的压力程度、应对与调节压力的状况，如对生活事件的反应、应对方式等。

10)性—生殖型态　指服务对象的性态度及生殖器官功能，如月经、婚姻状态、生育、性功能等。

11)价值—信仰型态　指服务对象进行选择及决策的价值观，如宗教信仰等。

(3)按 NANDA 人类反应形态分类法 Ⅱ 的诊断性分类。

1)促进健康　对健康和功能状态的认识利用信息获得健康的生活方式/最佳的健康状况的能力。

2)营养　摄入并应用营养素和液体以满足生理需要和健康的能力。

3)排泄　排除体内废物的能力。

4)活动/休息　进行必要的/需要的生活活动(工作和休闲)以及获得充分的睡眠/休息的能力。

5)感知/认知　对信息感觉、整合和反应的能力。

6)自我感知　对自我的认识和整合、调整自我的能力。

7)角色关系　建立和维持人际关系的方式和能力。

8)性/生殖　性别的认同、性功能和生殖能力。

9)应对/应激耐受性　处理环境变化和生活事件的方式和能力。

10)生活准则　面对社会、生活事件的个人观点、行为方式和所遵循的原则。

11)安全/防御　避免危险，寻求安全的、促进生长的环境的能力。

12)舒适　控制内部/外部刺激，使精神、身体和社会处于完好状态的能力。

13)成长/发展　机体和器官的生长和功能系统的发展完善。

2.复查核实

对一些不清楚或有疑点的资料需重新调查、核实，补充新资料，确保收集到的资料真实、准确。

3.筛选

将收集的资料加以选择，剔除与患者健康无关的部分，以利于集中注意于要解决的问题。

4.分析

目的是发现健康问题并找出相关因素，作出护理诊断。可采用与正常值作比较，与患者健康时状态作比较的方法，注意并预测潜在性问题。

(三)记录资料

记录资料是完整评估的最后一步。记录应遵循全面、客观、准确、及时的原则，符合医疗护理文件的书写要求。注意事项如下。

（1）收集的资料需要及时记录，并保持资料的原始性。

（2）主观资料的记录应尽量用患者自己的语言，并加上引号。如"我头晕，感觉天旋地转。"

（3）客观资料的记录要用医学术语，描述要能正确反映患者的问题，避免护士的主观判断和结论。

（4）避免使用"好、坏、佳、尚可、增加、严重"等无法衡量的词语。

（5）收集资料不应限于患者入院时，应贯穿于护理程序的整个过程。

二、护理诊断

护理诊断（nursing diagnosis）是关于个人、家庭、社区现存的或潜在的健康问题及生命过程的反应的一种临床判断。它是护士为达到预期目标而制定护理措施的基础，这些预期目标是护士负责制定的。至 2015 年已有 235 条护理诊断通过 NANDA-Ⅰ审核批准用于护理实践（附录一）。

（一）护理诊断的组成

护理诊断由诊断名称、诊断定义、诊断依据和相关因素或危险因素组成。

1. 诊断名称

诊断名称是对患者健康问题的概括性描述。常用受损、缺陷、无效或有效等特定描述语，如"清理呼吸道无效""母乳喂养有效""知识缺乏"等。

2. 诊断定义

诊断定义是对护理诊断名称的一种清晰、准确的描述和解释，并以此与其他诊断作鉴别。例如：活动无耐力定义为个体处于生理能力降低，不能耐受日常所希望或必要的活动的状态。

3. 诊断依据

诊断依据是作出护理诊断的临床判断标准，常常是患者所具有的一组症状和体征，以及有关病史，也可以是危险因素。诊断依据分为必要依据、主要依据和次要依据。必要依据指确定该诊断所必须具备的依据，如体温过高的必要依据是测量的体温高于正常值。主要依据指通常情况下确定该诊断所具备的依据，如身体发热是体温过高的主要依据。次要依据指对诊断有支持作用的依据，但不一定存在，如体温过高的伴随症状。

4. 相关因素

相关因素是指影响个体健康状况，导致健康问题的直接因素、间接因素、促发因素或危险的因素。包括病理生理、心理、治疗、情境、年龄等方面的因素。

5. 危险因素

危险因素是指一些能增加个体、家庭或社区护理对象易感性，导致不健康状态的环境因素、生理因素、心理因素、遗传因素或化学因素。

（二）护理诊断的陈述方式

护理诊断的陈述包括 3 个结构要素：①健康问题（problem，P），即护理诊断的名称，指服务对象现存的和潜在的健康问题。②原因(etiology，E)，是指引起服务对象健康问题的直接因素、促发因素或危险因素。③症状或体征(symptoms or signs，S)指与健康问题有关的症状或体征。

1.3部分陈述　即PSE或PES方式陈述，多用于现存的护理诊断。

例：营养失调：高于机体需要量(P)：肥胖(S)，与摄入量过多有关(E)。

2.2部分陈述　即PE方式陈述，只有护理诊断名称和相关因素，而没有临床表现；为目前临床常用，可用于现存或有危险的护理诊断。

例：有皮肤完整性受损的危险(P)：与长期卧床导致局部组织受压有关(E)。

3.1部分陈述　即P方式陈述，常用于健康的护理诊断。

例：母乳喂养有效(P)。

(三)护理诊断的类型

根据国际北美护理诊断协会(NANDA-Ⅰ)最新版《护理诊断(2015-2017)：定义和分类》，将护理诊断分为4类。

1. 现存的护理诊断

现存的护理诊断是指对个人、家庭、群体和社区护理对象现存的健康问题或生命过程中不良反应的临床判断，常用PSE公式陈述。如"体温过高：T 39.8℃，皮肤潮红、皮肤发热，与肺部感染有关"。

2. 潜在危险的护理诊断("有……危险")

潜在危险的护理诊断是指对个人、家庭、群体和社区护理对象可能发生的健康问题或生命过程的不良反应的临床判断。此类护理诊断有危险因素支持。常用PE公式陈述。如"有体液不足的危险，与频繁呕吐有关"。

3. 健康促进的护理诊断

健康促进的护理诊断是对个体、家庭、群体或社区护理对象增进暗示和发挥健康潜能的动机和愿望，以促进某一特定的健康行为的临床判断。通常是护士在为健康人群提供护理时用到的护理诊断。如"执行治疗方案有效"等，常用P陈述。

4. 综合征

综合征是对一组同时发生的特定护理诊断的临床判断。这些问题可通过相似的干预措施予以解决，如"慢性疼痛综合征"与"慢性疼痛"不同。前者还会引发个体其他显著不良反应，产生"睡眠型态紊乱""社交孤立""疲乏""躯体活动障碍"等其他诊断。

(四)护理诊断与医疗诊断的区别

护理诊断和医疗诊断所研究的对象、方法及结论性质是不同的，故两者具有不同的含义(表5-2)。

表 5-2　护理诊断与医疗诊断的区别

区别点	护理诊断	医疗诊断
研究对象	对个人、家庭、社会现存的或潜在的健康问题/生命过程反应的一种临床判断	对个体病理生理变化的一种临床判断
描述内容	是研究对象对健康问题/生命过程的反应，随对象的反应变化而变化	是一种疾病，其名称在病程中保持不变
决策者	护理人员	医疗人员
职责范围	在护理职责范围内进行	在医疗职责范围内进行
举例	胸痛，与心肌缺血缺氧有关	冠心病

(五)合作性问题

合作性问题是指由各种原因造成的或可能造成生理上的并发症，是需要护理人员进行监测，并需要与其他医务人员共同处理以减少发生的问题。合作性问题的陈述方式，都是以"潜在并发症(potential complication，PC)"开始，即都以"潜在并发症：XXXX"或"PC：XXXX"的方式表述。如，潜在并发症：心律失常。

合作性问题不属于护理诊断。对于护理诊断，护士能够独立作出一定的处理以达到预期效果；合作性问题不是护士职责范围内能解决的问题；护理的重点在于监测其发生和情况的变化，护士需与其他医护人员合作共同处理(表 5-3)。

表 5-3　护理诊断与医护合作性问题的区别

项目	护理诊断	医护合作性问题
决策者	护理人员	医生与护士合作处理
陈述的方式 (以冠心病为例)	胸痛，与心肌缺血缺氧有关	潜在并发症：心律失常
预期目标	需要为患者确定预期目标，作为评价护理效果的标准	不强调确定预期目标，因为不是护理职责范围内能单独解决的
护理措施的原则	减轻、消除、预防、排除病痛、促进健康	预防、监测并发症的发生和病情的变化，医护共同进行干预

(六)护理诊断书写的注意事项

(1)应贯彻整体护理的原则，包含患者的生理、心理和社会各方面现存的和潜在的健康问题。

(2)应使用统一的护理诊断名称，所列护理诊断应准确、规范。

(3)一项护理诊断只针对一个健康问题。一位患者可有多个护理诊断，并随病情发展而变化。

　　(4)必须以收集到的资料作为诊断依据。

　　(5)应指明护理活动的方向,有利于制定护理计划。

　　(6)应是护理职责范围能够解决的或部分解决的。

　　(7)避免与护理目标、护理措施、医疗诊断相混淆。

三、护理计划

　　护理计划(nursing planning)是护士与护理对象合作,以护理诊断为依据,制订预期目标和护理措施,以预防、缓解和解决护理诊断中确定的健康问题的过程,是护理过程中的具体决策过程。目的是满足患者个性化护理需要,保持护理工作的连续性,促进医护人员交流,有利于护理评价。

(一)护理诊断排序

　　护理对象可以存在多个护理诊断,需要先对这些护理诊断/问题进行排序,以便根据问题的轻、重、缓、急安排工作。

1.护理诊断排序

　　(1)首优问题:指直接威胁患者生命的,需要立即解决的问题。如气体交换受损、清理呼吸道无效等。

　　(2)中优问题:指虽然不直接威胁生命,但给其精神上或躯体上带来极大的痛苦,严重影响其健康的问题。如:急性疼痛、压力性尿失禁、恐惧等。

　　(3)次优问题:指人们在应对发展和生活中变化时所产生的问题。这些问题与特定的疾病或其预后并不直接相关,不属于此次发病所反映的问题。往往不是很急迫或需要较少帮助就可解决。如营养失调:高于机体需要量、疲乏等。

2.排序原则

　　(1)优先解决危及患者生命的问题。

　　(2)按马斯洛需要层次理论排列,优先解决生理需要,可根据实际情况适当调整。

　　(3)在与治疗、护理无原则冲突的情况下,可考虑优先解决患者的主观需求。

　　(4)潜在性问题,根据性质决定其序列。

　　(5)排序不是固定不变的。随着病情的变化,威胁生命的问题得以解决,生理需要获得一定程度的满足后,中优或次优问题可以上升为首优问题。

(二)确定预期目标

　　预期目标也称预期结果,是护士期望服务对象接受照护之后能够达到的健康状态,即最理想的护理结果。预期目标是针对护理诊断提出的,是选择护理措施的依据,也是评价护理措施的标准。

1.目标的种类

　　根据实现目标所需的时间长短可分为短期目标和长期目标两类。

　　(1)短期目标:是指在相对较短的时间内(1周以内)可达到的目标。如"24 h后患者可以下床活动"等。

（2）长期目标：是指需要相对较长时间（数周、数月）才能达到的目标。如：患者1个月内体重减轻4 kg。

> **课程思政**
>
> **"一五"计划：新中国工业化的奠基之作**
>
> 　　在新中国历史上，五年计划是中国国民经济计划的重要部分，属长期计划，主要是对国家重大建设项目、生产力分布和国民经济重要比例关系等作出规划，为国民经济发展远景规定目标和方向。第一个五年计划，简称"一五"计划（1953—1957年），实现了国民经济的快速增长，并为我国的工业化奠定了初步基础。第一个五年计划的制定与实施标志着系统建设社会主义的开始。

2.目标的陈述方式

主语+谓语+行为标准+时间、条件状语。

（1）主语：指护理对象或其生理功能或机体的一部分。在目标陈述中可省略。如体温、尿量等。

（2）谓语：指护理对象将能够完成的行为动作。

（3）行为标准：指护理对象完成该行为所要达到的程度。

（4）时间状语：指护理对象完成该行为动作所需的时间。

（5）条件状语：指护理对象完成的行为所必须具备的条件状况，并非所有目标陈述都包括此项。

例如：时间状语　　　主语　　条件状语　　谓语　　　行为标准
　　　一周后　　　　患者　　能依靠拐杖　行走　　　100 m

3.确定预期目标的注意事项

（1）以护理对象为中心：目标的主语是服务对象或他的一部分，不是护理人员，也不是护士的行为或护士采取的护理措施。

（2）针对性和单一性：每个预期目标只能针对一个护理诊断，只能用一种行为动词；但一个护理诊断可有多个目标。

（3）可行性：预期目标是服务对象能力范围内能达到的，可通过护理措施实现。

（4）时限性和可测量性：预期目标应有具体的检测标准和时间限定，其中的行为标准应尽量具体，避免使用含糊不清、不明确的词，如了解、掌握、好、坏、尚可等。

（5）协调性：要注意医护协作，必须与医嘱保持一致。

（6）互动性：制定预期目标应有互动性，确保患者和护士在护理的方向和实现目标的时限上达成共识。

（三）制定护理措施

护理措施（nursing intervention）也称为护理干预，是护士帮助护理对象实现预期目标的具体实施方法，规定了解决健康问题的护理活动的方式与步骤。护理措施是围绕患者已明确的护理诊断为达到预期目标而设计的工作项目及具体的实施方法。应结合服务对象的具体情况，运用评判性思维与护理专业知识和实践经验做出决策。

1. 护理措施的类型

(1)独立性护理措施：指护士不依赖医嘱，而是运用护理知识和技能可独立完成的护理活动。如观察病情变化、为患者实施健康教育等。

(2)依赖性护理措施：指护士遵医嘱执行的护理活动。如安定 10 mg im st；持续低流量给氧等。

(3)合作性护理措施：指需要护士与其他医务人员合作实施的活动。如与营养师一起制定患者的饮食营养计划等。

2. 护理措施的内容

主要包括病情观察、基础护理、检查及手术前后护理、心理护理、功能锻炼、健康教育、执行医嘱、症状护理等。护理措施的内容应根据护理对象的实际情况而制定，具有一定的针对性。

3. 制定护理措施的要求

(1)具有针对性：应针对预期目标，一个护理目标可通过几项护理措施来实现，按主次、承启关系排列。

(2)应切实可行：制定护理措施时应考虑患者的基本情况、认知水平和改变目前健康状况的愿望；医院的硬件设施及技术水平等。

(3)应明确、具体、全面：护理措施必须具有可操作性，一项完整的护理措施包括日期、具体内容、用量、执行方法、执行时间和签名。

(4)保证患者安全：所实施的护理措施应考虑患者的病情和耐受力，使患者乐于接受，避免损伤。

(5)以科学理论为依据：以医学基础知识、行为科学知识、社会科学知识等为依据。

(6)与医疗工作协调一致：与其他医护人员相互协商、相互配合。

(7)鼓励患者及家属参与：护理措施的执行需要有患者及家属的良好配合，应鼓励患者或家属参与，保证达到最佳的护理效果。

(四) 书写护理计划

护理计划是将护理诊断、预期目标、护理措施等各种信息按一定规格组合而形成的护理文件。护理计划一般都制成表格形式，各医院的规格不完全相同，大致包括日期、诊断、目标、措施、效果评价等内容(表5-4)。护理计划应体现个体差异性，一份护理计划只对一个患者的护理活动起指导作用。护理计划还应具有动态发展性，随着患者病情的变化，根据护理效果进行补充或调整。

表 5-4　护理计划单

姓名　赵信　科别　内分泌科　病室　8　床号　16　住院号　20184625

开始日期	护理诊断	护理目标	护理措施	签名	效果评价	停止时间	签名
2018-9-6	营养失调；高于机体需要量；肥胖与摄入量过多有关	1.1周内体重下降0.5~1kg 2.5天内制定低脂食谱	1.控制每日摄入量在 3.35 MJ（800 kcal）左右 2.鼓励户外散步，每日至少0.5 小时 3.进行一次科学饮食的健康教育 4.指导患者制定食谱，每日 1 次	田娜 田娜	体重下降0.65 kg 能独立制定低脂食谱	2018-9-14 2018-9-11	李军 李军

四、护理实施

护理实施(nursing implementation)是将护理计划付诸行动，实现护理目标的过程。从理论上讲，实施是在护理计划制定之后，但在实际工作中，特别是在抢救危重患者时，实施常先于计划。护士需要根据头脑中应对紧急情况时形成的初步护理计划，立即采取护理措施，事后再书写完整的护理计划。

(一)实施的内容

(1)将计划内的护理措施进行分配、实施。

(2)解答患者及家属有关健康问题的咨询，进行健康教育，指导他们共同参与护理计划的实施。

(3)及时评价计划实施的质量、效果，观察病情发展变化，处理突发急症。

(4)继续收集患者的资料，及时、准确完成护理记录，不断补充、修正护理计划。

(5)与其他医护人员保持良好、有效的合作关系，尽可能提高护理工作效率。

(二)实施方法

(1)责任护士直接为患者提供护理。

(2)与其他医护人员合作。

(3)教育患者及家属共同参与护理。应注意了解患者及家属的年龄、职业、文化程度和对改变目前状况的信心与态度，了解患者目前的健康状态和能力，掌握教育的内容与范围，采取适当的方法和通俗的语言，以取得良好效果。

(三)实施步骤

1.准备

准备工作包括进一步评估患者、审阅护理计划、分析实施计划所需要的护理知识与技术,预测可能会发生的并发症及预防措施,组织实施计划的资源。

(1)做什么(what):回顾已制订好的护理计划,保证护理计划适合患者当前的情况,然后组织所要实施的护理措施。

(2)谁去做(who):确定哪些护理措施是护士自己做,哪些需其他人员(如医生、营养师、康复师、家属等)同共参与完成,需要多少人。

(3)怎样做(how):实施时将采取哪些技术和技巧,如果需要 进行沟通和交流,则应考虑在沟通中可能遇到的问题、可以使用的沟通技巧。

(4)何时做(when):根据患者的具体情况、健康状况,选择执行护理措施的时间。

(5)何地做(where):根据患者的具体情况,选择执行护理措施的合适场所。注意营造适合的环境,保护患者隐私。

2.执行

护士要熟练运用各项护理技术操作,与其他医护人员相互协调配合,充分发挥患者及家属的积极性,同时密切观察患者的反应及有无新的问题发生,及时收集资料,迅速、正确处理一些新的健康问题与病情变化。

3.记录

实施各项护理措施后,应准确进行记录,亦称护理病程记录或护理记录。

(1)记录目的:①便于其他医护人员了解患者的健康问题及其进展情况;②作为护理工作效果与质量检查的评价依据;③为护理科研提供资料、数据;④处理医疗纠纷时提供依据。

(2)记录内容:①实施护理措施后患者及家属的反应及护士观察到的结果;②患者出现的新的健康问题与病情变化(如症状、体征、器官功能的评价);③所采取的临时性治疗、护理措施;④患者身心需要及满足情况。

(3)记录格式:常采用PIO格式。P(problem)代表护理/健康问题;I(intervention)护理措施、O(outcome)护理结果(表5-5)。

表5-5 护理记录单

姓名 __曾越__ 科别 __呼吸内科__ 病室 __2__ 床号 __17__ 住院号 __20185236__

日期	时间	护理记录(PIO)	护士签名
2018-11-5	9:20	P:体温过高(39.2℃):与肺部感染有关	
		I:1.30%乙醇溶液擦浴 st	
		2.头部冰敷	
		3.每2 h测体温1次	
		4.观察病情变化	张兴
	10:00	O:患者体温降至38.3℃	张兴

(3)记录的要求:要求及时准确、客观真实、重点突出,不得提前记录,防止漏记。

五、护理评价

护理评价(nursing evaluation)是将护理对象的健康状况与预期目标进行有计划、系统的比较,并作出判断的过程。通过评价,可以了解患者是否达到预期的护理目标。评价虽然是护理程序的最后一步,但实际上贯穿于护理全过程。

(一)评价方式

(1)护士自我评价:分管护士在护理过程中,有目的有系统地以护理计划为依据,以护理对象的反应为基础,检查护理措施的效果。

(2)护士长的检查评定。

(3)护理查房。

(4)医院质量控制委员会检查。

(二)评价内容

1.护理过程的评价

检查护理活动的行为过程是否符合护理程序的要求。如护理病案质量,护理措施实施情况等。

2.护理效果的评价

核心内容是评价患者的行为和身心健康状况的改善是否达到预期结果和目标。

(三)评价步骤

1.建立评价标准

根据护理程序的基本理论与原则,选择能验证护理诊断及预期目标实现的可观察、可测量的指标作为评价标准,计划阶段所确定的预期目标也可作为护理效果的评价标准。

2.收集资料

根据评价标准和评价内容收集患者的主观和客观资料。

3.判断效果

对照评价标准,衡量目标实现情况。目标实现的程度分为:①目标完全实现;②目标部分实现;③目标未实现。

4.分析原因

对目标部分实现和未实现的工作内容进行分析探讨,以发现导致目标未实现的原因。如收集的资料是否真实全面,护理诊断是否正确,护理目标是否切实可行,护理措施是否恰当,措施是否已执行,患者的病情是否发生变化,患者及家属是否合作等。

5.修订计划

①对已实现的护理目标,停止原有的护理措施;②对继续存在健康问题,应重新收集资料,分析目标实现的原因,修正不恰当的诊断、目标或措施;③对出现的新问题,在收集资料的基础上作出新的护理诊断和制订新的护理目标与护理措施,进行新一循环的

护理活动，直至最终达到患者的最佳健康状态。

第三节 护理病历

微课：护理程序（二）

在应用护理程序为护理对象解决健康问题的过程中，有关护理对象的评估资料、护理诊断、护理目标、护理措施和效果评价，均予以书面记录，这构成了护理病历。

一、入院护理评估单

用于新入院患者的资料，包括患者的一般资料，简要病史、生活状况、自理程度、护理体检和心理社会方面等情况，见附录二。

二、护理计划单

根据患者入院护理评估，按先后主次顺序将患者的护理诊断列于计划单上，并设定各自的预期目标，制订相应的护理措施。如出现新的护理诊断，及时作出相应护理计划并做好记录（表5-6）。

表5-6 护理计划单

姓名 周黎 　科别 肿瘤科 　病室 10 　床号 26 　住院号 20184351

开始日期	护理诊断	护理目标	护理措施	签名	效果评价	签名
2018-9-4	焦虑：与疾病反复发作有关	1.患者2日内焦虑程度减轻	1.向患者及家属解释病情，鼓励患者，使其树立战胜疾病的信心 2.关心体贴患者，营造安静、整洁、舒适的环境	于岚	9-6患者焦虑减轻，能积极配合治疗和护理	于岚
		2.患者4日内焦虑症状消失	3.使用支持、疏导、安慰、鼓励和放松练习缓解患者的负性情绪	于岚	9-8患者焦虑症状消失	于岚

三、护理记录单

护理记录单是指患者在整个住院期间健康状况及护理过程的全面记录。住院患者都应建立护理记录（表5-5）。

四、出院护理评估单

（1）健康教育 在住院期间，护士对患者进行健康教育，帮助患者在原有基础上，达到更高水平的身心健康。出院指导主要包括患者出院后的饮食、服药、功能锻炼和定期复查等方面的注意事项。

(2)护理小结 是在患者住院期间,护士按照护理程序对其进行护理活动的概括记录。包括护理目标是否达到;护理问题是否解决;护理措施是否落实;护理效果是否满意四方面的内容。

(3)评价 患者对护理的评价和整体护理效果评价。

患者出院护理评估单,见附录三。

本章小结

> 护理程序是一种运用系统理论科学地认识、分析和解决问题的工作方法和思想方法,具有系统性、动态性、决策性、反馈性、互动性等特征。
>
> 它分为护理评估、护理诊断、护理计划、护理实施和护理评价五个步骤。通过护理评估全面收集患者资料,整理分析;列出护理诊断,并对其进行排序;确定预期目标,制定护理措施,书写护理计划;实施后进行护理评价,根据目标实现程度,调整护理计划,直至患者达到最佳健康状态。
>
> 护理病历包括入院护理评估单、护理计划单、护理记录单、出院护理评估单等,它是在应用护理程序为护理对象解决健康问题时进行的书面记录。

客观题测验

主观题测验

附录一 NANDA-I 235项护理诊断一览表(2015—2017)

领域1：健康促进
类别1：健康意识
缺乏娱乐活动
久坐的生活方式
类别2：健康管理
有老年综合征的危险
缺乏社区保健
风险倾向的健康行为
健康维持无效
健康管理无效
有健康管理改善的趋势
家庭健康管理无效
不依从行为
防护无效

领域2：营养
类别1：摄入
母乳不足
母乳喂养无效
母乳喂养中断
有母乳喂养改善的趋势
无效性婴儿喂养型态
营养失调：低于机体需要量
有营养改善的趋势
肥胖
超重
有超重的危险
类别4：代谢
有血糖不稳定的危险
新生儿黄疸
有新生儿黄疸的危险
有肝功能受损的危险
类别5：水电解质
有电解质失衡的危险
有体液平衡改善的趋势

体液不足

有体液不足的危险

体液过多

有体液失衡的危险

领域 3：排泄

类别 1：泌尿功能

排尿障碍

有排尿功能改善的趋势

功能性尿失禁

溢出性尿失禁

反射性尿失禁

压力性尿失禁

溢出性尿失禁

急迫性尿失禁

有急迫性尿失禁的危险

尿潴留

类别 2：胃肠功能

便秘

有便秘的危险

慢性功能性便秘

有慢性功能性便秘的危险

感知性便秘

腹泻

胃肠动力失调

有胃动力失调的危险

排便失禁

类别 4：呼吸功能

气体交换障碍

领域 4：活动/休息

类别 1：睡眠/休息

失眠

睡眠剥夺

有睡眠改善的趋势

睡眠形态紊乱

类别 2：活动/锻炼

有废用综合征的危险

床上活动障碍

躯体活动障碍

借助轮椅活动障碍

坐起障碍

站立障碍

移动能力障碍

行走障碍

类别 3：能量平衡

疲乏

游走状态

类别 4：心血管/呼吸反应

活动无耐力

有活动无耐力的危险

低效性呼吸形态

心排血量减少

有心排血量减少的危险

有心血管功能受损的危险

有胃肠道灌注无效的危险

有肾脏灌注无效的危险

自主呼吸障碍

有心脏组织灌注不足的危险

有脑组织灌注无效的危险

外周组织灌注无效

有外周组织灌注无效的危险

呼吸机依赖

类别 5：自我照护

持家能力障碍

沐浴自理缺陷

穿着自理缺陷

进食自理缺陷

如厕由理缺陷

有自理能力增强的趋势

自我忽视

领域 5：感知/认知

类别 1：注意力

单侧身体忽视

类别 4：认知

急性意识障碍

有急性意识障碍的危险

慢性意识障碍

情绪控制失调

冲动控制无效

知识缺乏

有知识增进的趋势

记忆功能障碍

类别 5：沟通

有沟通改善的趋势

语音沟通障碍

领域 6：自我感知

类别 1：自我概念

有希望增强的趋势

无望感

有个人尊严受损的危险

自我认同紊乱

有自我认同紊乱的危险

有自我概念改善的趋势

类别 2：自尊

长期低自尊

有长期低自尊的危险

情境性低自尊

有情境性低自尊的危险

类别 3：体像

体像紊乱

领域 7：角色关系

类别 1：照顾者角色

照顾者角色紧张

有照顾者角色紧张的危险

养育功能障碍

有养育功能改善的趋势

有养育功能障碍的危险

类别 2：家庭关系

有依附关系受损的危险

家庭运作过程失常

家庭运作过程改变

有家庭运作过程改善的趋势

类别 3：角色表现

关系无效

有关系改善的趋势

有关系无效的危险

父母角色冲突

无效性角色行为

社会交往障碍

领域 8：性

类别 2：性功能

性功能障碍

性生活型态无效

类别 3：生殖

生育进程无效

有生育进程改善的趋势

有生育进程无效的危险

有母体与胎儿双方受干扰的危险

领域 9：应对/应激耐受性

类别 1：创伤后反应

创伤后综合征

有创伤后综合征的危险

强暴创伤综合征

迁移应激综合征

有迁移应激综合征的危险

类别 2：应对反应

活动计划无效

有活动计划无效的危险

有应对改善的趋势

社区应对无效

有社区应对改善的趋势

妥协性家庭应对

无能性家庭应对

有家庭应对改善的趋势

对死亡的焦虑

有复杂性悲伤的危险

情绪调控受损

有能力增强的趋势

无能为力感

有无能为力感的危险

有恢复能力增强的趋势

有恢复能力障碍的危险

持续性悲伤

压力负荷过重

类别3：神经行为应激

颅内适应能力降低

自主反射失调

有自主反射失调的危险

婴儿行为紊乱

有婴儿行为调节改善的趋势

有婴儿行为紊乱的危险

领域10：生活准则

类别2：信念

有精神安适增进的趋势

类别3：价值/信念/行为一致性

有决策能力增强的趋势

抉择冲突

独立决策能力减弱

有独立决策能力增强的趋势

道德困扰

有独立决策能力减弱的危险

宗教信仰减弱

有宗教信仰增强的趋势

有宗教信仰减弱的危险

精神困扰

有精神困扰的危险

领域11：安全/防护

类别1：感染

有感染的危险

类别2：身体损伤

清理呼吸道无效

有误吸的危险

有出血的危险

有干眼症的危险

有跌倒的危险

有受伤的危险

有角膜受损的危险

有手术期体位性损伤的危险

有热损伤的危险

有尿道损伤的危险

牙齿受损

有口腔黏膜受损的危险

有外周神经血管功能障碍的危险

口腔黏膜受损

有压疮的危险

有休克的危险

皮肤完整性受损

有婴儿猝死综合征的危险

有皮肤完整性受损的危险

有窒息的危险

术后康复迟缓

有术后康复迟缓的危险

组织完整性受损

有组织完整性受损的危险

有创伤的危险

有血管损伤的危险

类别 3：暴力

有对他人施行暴力的危险

有对自己施行暴力的危险

自残

有自残的危险

有自杀的危险

类别 4：环境危害

受污染

有受污染的危险

有中毒的危险

类别 5：防护过程

有碘造影剂不良反应的危险

有过敏反应的危险

乳胶过敏反应

有乳胶过敏反应的危险

类别 6：体温调节

有体温失调的危险

体温过高

体温过低

有体温过低的危险

有手术期体温过低的危险

体温调节无效

领域 12：舒适

类别 1：身体舒适

舒适度减弱

有舒适增进的趋势

恶心

急性疼痛

慢性疼痛

分娩疼痛

慢性疼痛综合征

类别 2：环境舒适

同类别 1 中第 1、2 项

类别 3：社会舒适

含类别 1 中第 1、2 项

有孤独的危险

社交孤立

领域 13：成长/发展

类别 1：成长

有生长比例失调的危险

类别 2：发展

有发展迟缓的危险

（注：各领域中暂无相应护理诊断的类别未列出）

（摘自 Herdman TH，Kamitsuru S S（Eds.）. NANDA International Nursing Diagnoses：Definitions & lassfcation 2015~2017. 10rh.［M］. Oxford，UK：Wiley Blackwell，2014.）

附录二 _____医院入院护理评估单

姓名：_____ 床号：_____ 科别：_____ 病室：_____ 住院号：_____

一般资料

入院方式：步行□　　扶行□　　轮椅□　　平车□

卫生处置：沐浴□　　更衣□　　剃胡须□　　剪指甲□　　未处理□

入院时间：_____年___月___日___时　　入院医疗诊断：_____

主管医生：_____

简要病情（既往史和此次发病经过）：_____

过敏史：无□　有□（药物_____ 食物_____ 其他_____ ）

家族史：_____

用药史：_____

生活状况及自理程度

1.饮食

基本膳食：普食□　软饭□　半流质□　流质□　禁食□　低盐□　低脂□

进食方式：正常□　鼻饲□　胃造口□　肠造口□　TPN□　其他_____

进食情况：正常□　增加□　吞噬困难□　禁食（NOD）□　其他_____

近期体重变化：无□　增加/下降　kg/月（原因_____）　其他_____

2.休息/睡眠

休息后体力是否恢复：是□　否□（原因_____）

睡眠：正常□　入睡困难□　易醒□　早醒□　多梦□　梦魇□　失眠□　辅助睡眠：药物□　其他方法_____

3.排泄

排便：____次/天 性状：正常□　便秘□　腹泻□　便失禁□　人工肛门□　其他____

排尿：正常□　尿频□　尿急□　尿痛□　尿失禁□　排尿困难□　尿潴留□　人工造瘘□　导尿管□

排尿：____次/天　颜色：正常□　茶色□　混浊□　血尿□

尿量：少尿□　无尿□　尿崩□　其他

4.烟酒嗜好

吸烟：无□　偶尔吸烟□　经常吸烟□___年___支/天　已戒___年

饮酒/酗酒：无□　偶尔饮酒□　经常饮酒□___年___mL/d　已戒___年

吸毒：无□　有□（名称___量___已吸时间_____）　已戒___年

5.活动

自理：正常□　需帮助□　（喂饭□　沐浴□　卫生□　穿着□　修饰□　如厕□）
　　　完全依赖□

步态：稳□　不稳□(原因____)　轮椅活动□　跌倒高危险因子评分____分

医疗/疾病限制：床上活动□　卧床不起□　偏瘫□　截瘫□(高位/低位)

石膏固定□　牵引□　其他_____

活动能力(ADL)：0 级□　1 级□　2 级□　3 级□　4 级□

肌肉系统：强度手 R/L _____分　　　脚 RL _____分

体格检查

T ___℃　P ___次/分　R ___次/分　BP ___mmHg(k)　身高___cm　体重____kg

1. 神经系统

意识状态：清醒□　意识模糊□　嗜睡□　谵妄□　昏迷□　昏迷评分(GCS ____分)

定向能力：准确□　障碍□(自我定向、时间、地点、人物)

语言表达：清醒□　含糊□　语言困难□　失语□

2. 皮肤黏膜

皮肤颜色：正常□　潮红□　苍白□　发绀□　黄染□

皮肤温度：温□　热□　凉□　皮肤湿度：正常□　干燥□　潮湿□　多汗□

完整性：完整□　皮疹□　出血点□　其他_____

皮肤危险因子评估____分

压力性损伤：部位____级数____大小：____cm×____cm×____cm×

外伤：部位____　大小：____cm×____cm×____cm×

口腔黏膜：正常□　充血□　出血点□　糜烂溃疡□　疱疹□　白斑□　其他____

3. 呼吸系统

呼吸方式：自主呼吸□　机械呼吸□

节律：规则□　呼吸过速□　呼吸过缓□　不规则呼吸□

深浅度：正常□　深□　浅□

呼吸困难：无□　轻度□　中度□　重度□

咳嗽：无□　偶尔□　经常□　咳嗽能力：自咳□　需协助□　吸痰□

痰：无□　容易咳出□　不易咳出□　痰(色□　黏稠□　量：少□　中□　多□)

其他____

4. 循环系统

心率：正常□　过缓(<60 次/分)□　过速(>100 次/分)□　不规则□____次/分

一般性活动引起心悸：不会□　轻度□　严重□　很严重(休息时就会)□

心绞痛：从未发生□　剧烈活动时会□　有压力、饭后、冷天气、走一层楼会□

走超过一层楼会□　轻微活动或休息时会□

水肿情形：用拇指加压显出凹陷没有□+1　很快恢复□+2　需要 10~15 秒钟恢复□+3

需要 1 分钟才恢复□+4　需要 2 分钟以上才能恢复□　____部位　其他____

5. 消化系统

胃肠症状：恶心□　呕吐□　颜色____性质____次数____总量____

嗳气□　反酸□　烧灼感腹痛□（部位/性质____）

腹部：软□　肌紧张□　压痛□　反跳痛□　可触及包块□（部位/性质____）　腹水□（腹围____cm）

6.生殖系统

性生活：正常□　障碍□　生育史：____孕次

月经：正常□　紊乱□　痛经□　绝经□　经量：正常□　一般□　多□

持续时间____　其他____

7.认知/感受

疼痛　无□　有□（部位/性质____）　疼痛指数____（1~10）

视力：正常□　模糊□（左、右）　近视□（左、右）　老花□（左、右）
　　　失明□（左、右）　弱视□（左、右）

听力：正常□　耳鸣□（左、右）　重听□（左、右）　耳聋□（左、右）
　　　助听器□（左、右）

触觉：正常□　障碍□（部位____）嗅觉：正常□　减弱□　缺失□

思维过程：正常□　注意力分散□　远/近期记忆力下降□/□思维混乱□　其他____

心理—社会方面

1.情绪状态：镇静□　易激动□　焦虑□　恐惧□　悲哀□　无反应□　其他____

2.近期个人重大事件：无□　有□（结婚□　离婚□　丧偶□　其他____）

3.就业状态：固定职业□　丧失劳动力□　失业□　待业□　退休□

4.沟通方式：语言□　文字□　手势□

与人交流：好□　差□　语言：普通话□　方言□　其他____

5.医疗费用来源：医疗保险□　自费□（能支付□　有困难□）其他____

6.住院顾虑：无□　有□（经济方面□　照顾方面□　家庭方面□）

7.对疾病认识：完全明白□　一知半解□　不知□

8.与亲友关系：和睦□　冷淡□　紧张□
　　家属的态度：关心□　不关心□　过于关心□　无人照顾□

9.住院期间的主要照顾者：配偶□　父母□　子女□　看护□　其他_____

10.患病重要关系（决策）人：称谓_____　姓名_____　联系电话_____

入院介绍

入院介绍：已介绍□（_____）　未介绍□

资料来源：患者□　家属□　其他_____

负责护士签名_____　记录日期/时间_____

附录三　_____医院出院护理评估单

出院评估	入院日期：___年___月___日　　出院日期：___年___月___日 住院天数：___天
	入院诊断：_____　　出院诊断：_____ 病愈情况：治愈□　好转□　未愈□　其他_____ 护理计划落实情况：完成□　基本完成□　未完成□　其他_____ 护理效果评价：良好□　一般□　其他_____ 护理并发症：无□　有□(_____) 活动能力：自理□　部分自理□　不能自理□ 出院方式：步行□　轮椅□　平车□
健康教育	一般指导(心理、休息、饮食)： 出院用药指导： 专科指导：

负责护士签名_____　　记录日期/时间_____

第六章

护理工作方法

学习目标

识记
1. 掌握系统化整体护理、临床护理路径、循证护理、评判性思维、临床护理决策的概念。
2. 掌握临床路径的概念。
3. 掌握临床护理决策的类型。

理解
1. 熟悉系统化整体护理的内涵，与责任制护理的异同点。
2. 理解临床路径和临床护理路径的意义。
3. 理解循证护理的内涵。
4. 理解评判性思维的特点。
5. 理解临床护理决策的模式。

运用
1. 应用系统化整体护理的思想。
2. 如何制订临床路径，正确处理变异。
3. 正确实践循证护理。
4. 正确运用方法培养护理评判性思维。
5. 在护理实践环节能运用相应方法提高临床护理决策水平。

随着科技的进步，健康理念的更新，生理-心理-社会医学模式已从理论阶段向实用阶段转化，护理模式已由封闭式转为开放式，即从以疾病为中心的护理模式向以患者和人的健康为中心的系统化整体护理转变。此外，临床路径、循证护理、评判性思维等科学的工作方法也运用于护理实践中。护理工作者掌握护理前沿，将科学的工作方法应用于实践，指导护理工作，这能更好地为人类健康服务，提升护理专业的水平，从而促进护理学发展。

课程思政

坚持向科学要答案要方法

　　抗击新型冠状病毒肺炎疫情，是一场与病魔较量的阻击战，也是一场与病毒赛跑的科技战。人类历史上，由病毒等微生物引发的传染病始终严重威胁着人类的生存与发展，正是靠科学技术的发展，人类才真正拥有了同疾病搏击、打赢大灾大疫的"杀手锏"。战胜这场新中国成立以来我国传播速度最快、感染范围最广、防控难度最大的疫情，同样离不开科技的强大支撑。

　　习近平总书记强调："打赢疫情防控人民战争、总体战、阻击战还需要付出艰苦努力。越是面对这种情况，越要坚持向科学要答案、要方法。"广大科研工作者要全面学习贯彻习近平总书记重要讲话精神，坚持在疫情可溯、可诊、可防、可治、可控方面合力攻关，在硬仗中练就本领，在实战中推出更多硬核科研成果，为打赢疫情防控阻击战提供科技支撑。(《求是》，2020 年第 6 期，2020-03-15)

第一节　系统化整体护理

预习案例

　　患者，章女士，44 岁，卵巢癌根治术后 1 天。凌晨 2 点，周护士看见 24 床的床头灯亮了，她走进了病房，问道："章阿姨，我看见你的床头灯亮了，您怎么了?"章女士说："没事!"但是，周护士看到床旁桌上有几张用过的纸巾，章女士的眼睛是红肿的。周护士轻轻地把手放在周护士的肩膀上说："不要多想，一切会好起来，您早点休息。"章女士点点头，关灯睡觉了。

思考

1. 周护士的做法对吗?

2. 周护士是如何分析和判断这种情况的?

系统化整体护理（systemic holistic nursing care）是 20 世纪 90 年代早期发展的一种新的护理模式，是以现代护理观为指导，以护理程序为核心，将临床护理服务与护理管理科学地结合起来的临床护理组织管理模式。其特点是按照护理程序的科学工作方法，以患者为中心，为患者解决问题，系统地实施整体护理。

一、系统化整体护理产生和发展

1994 年护理博士袁剑云教授将系统化整体护理引入我国。自此，我国护理界掀起了一场改革的浪潮——从功能制护理向系统化整体护理的转变。它是一项提高护理质量、改善护士形象，促进护理事业发展的新举措。系统化整体护理在我国的发展大致经历了以下 3 个阶段：

1. 引进学习阶段

1994 年在原卫生部医政司和中华护理学会的协助下，袁剑云博士先后在北京、山东、上海等十多个省市举办"系统化整体护理与模式病房建设"研习班，帮助大家学习和理解系统化整体护理的内涵和实质。

2. 模式病房试点阶段

受过培训的护理管理者及护理骨干们回院后纷纷以不同方式、最快的速度宣传、推广系统化整体护理。1995—1996 年整体护理模式病房的试点工作在全国各大医院相继开展起来。

3. 模式病房全面推广阶段

模式病房的试点工作取得了显著成效后，原卫生部加大了对模式病房建设的支持，成立了全国整体护理协作网及全国整体护理专家指导组进行指导，确保整体护理的顺利开展。

二、系统化整体护理的内涵

系统化整体护理是按照护理程序，以患者为中心的科学工作方法，体现了护理工作的系统性和完整性，对改革护理业务，提高临床护理质量，培养高素质护理人才具有重要的作用。

1. 整体性

狭义的整体性是指人的整体性，护理应把服务对象视为生物、社会、文化、发展的人，强调以"人"为中心，要解决人的整体的健康问题。广义的整体性是指护理学专业的整体性，指将护理行政、护理管理、护理教育研究以及临床护理业务等各个环节紧密联系，协调一致，以保证护理整体水平的提高。

2. 系统化

护理业务和护理管理的各个环节、护理程序的各个步骤及护理人员之间的沟通网络协调一致，连续且环环相扣，完整统一。"系统化"指三个层面：①临床护理工作系统化，护士对每个工作环节都要做到以护理程序为框架，环环相扣。②医院管理系统化，在确立护理管理制度、护理职责与护士行为考核标准，考虑护理人员调配与组织、进行护理质量评价都应以护理程序为框架。③国家政策法规和各级行政管理方面的系统化，在实施"系统化整体护理"时，应在国家层面、省市层面、机构层面和个人层面进行改革。

三、系统化整体护理的影响

1. 护理人员主动处理和解决问题

系统化整体护理是以护理程序为核心。它的出现标志着护理人员从单纯的"操作者"转变为"思考者"。实施整体护理后，护士除了执行医嘱，还要制定护理诊断，可以把更多的时间用于解决患者的健康问题。医生和护士从两个不同的侧面共同为患者服务，在共同的责任中，赋予各自独立处理问题和解决问题的权利，转变了护士单纯执行医嘱的从属地位。

2. 密切了护患关系，提高了患者满意度

系统化整体护理要求护理人员把健康教育贯穿于护理工作的全过程。通过健康教育使护理人员更好地了解患者，正确地评估和照顾患者，满足患者需求，建立良好的护患关系。

3. 有利于提高护理服务质量

在系统化整体护理中，护理程序成为护理工作的框架，护理工作要做到以"人"为中心，起到护疗兼备的作用，不仅从根本上完善了护理的建设，还为高质量的护理服务提供了良好的保证。

4. 有利于护理管理的规范化、标准化和科学化

系统化整体护理以护理程序为框架制订患者入院评估表、标准护理计划、标准教育计划和住院评估表等。这些计划和表格，不仅详细地记录了患者住院期间的护理全过程，及时准确地反映了患者情况；它体现了护理工作的内容，对护理人员也提供高水平的护理标准。标准化的护理表格有利于护理人员从繁重抄写任务中解放出来，腾出更多的时间去关心护理患者，有利于患者的进一步治疗和康复。

课程思政

现代化能力建设重在以人为中心

没有能力做不成事情，没有现代化能力建不成现代化国家。党的十九大报告提出到2050年全面建成社会主义现代化强国，党的十九届四中全会公报进一步提出到2049年全面实现国家治理体系和治理能力现代化。这就要求我们深刻认识现代化的科学内涵，系统把握现代化的客观规律，全面提升国家现代化能力。在一定程度上，现代化能力建设关系国家现代化的成效，关系中华民族伟大复兴的进程。

我国现代化能力建设，必须坚持以人为中心。截至2015年，世界上已经实现现代化的国家有20个，现代化国家的特点是劳动生产率极高，人均收入多达4万美元左右，更重要的是人的受教育程度较高，人的素质相对良好。人既是现代化的建设者，也是现代化的受益者。现代化能力建设，就是要以人为中心，提高国民现代化素质，最大限度发挥全国人民的聪明

才智；提高领导干部现代化能力，最大限度发挥党政干部的带头作用；同时积极推进国家治理体系和治理能力现代化，推进国家创新能力建设和现代化科学的发展。我们坚信在习近平新时代中国特色社会主义思想的指引下，一定能够全面提升国家现代化能力，一定能够为全面实现现代化和中华民族伟大复兴作出积极贡献。（作者系中国科学院中国现代化研究中心理事）

四、责任制护理与系统化整体护理异同点

（1）共同点：责任制护理与系统化整体护理都以现代护理观为指导，按照护理程序的理论与方法开展工作。它们强调护士不是被动的执行者，而是主动的思想者；护士应对患者负责，而不是仅对医生负责；护理不是单纯的技术操作和疾病护理，而是涉及生理、心理、社会等各层面的整体护理；恢复健康的过程不是医护人员单方面的活动，而是医护及其家属共同参与和合作的活动过程。

（2）区别点：①责任制护理强调责任护士应由业务水平高、临床经验丰富的护士承担；强调对患者的护理应有连续性。②系统化整体护理认为每个护士都可以做责任护士；重视健康教育，视护理为护患合作性活动；采用标准化护理表格，减少护士用于文字工作的时间。

课程思政

紧紧扭住责任制这个全面从严治党的"牛鼻子"

中共中央办公厅印发《党委（党组）落实全面从严治党主体责任规定》，这是贯彻习近平新时代中国特色社会主义思想和党的十九届四中全会精神的重要举措，为新形势下推动全面从严治党向纵深发展提供了重要制度"引擎"。

全面从严治党必须"责"字当头。肩上责任不明白，定了责任不落实，领了责任担不起来，失职失责不追究，全面从严治党的各项要求就会成为水中月、镜中花。要扭住责任制这个"牛鼻子"，抓住党委（党组）这个关键主体，推动各级党组织和党员领导干部严格落实全面从严治党责任，把负责、守责、尽责体现在每个党组织、每个党的领导工作岗位上，体现在全面从严治党各领域各方面各环节。（人民日报，2020-03-14）

第二节　临床护理路径

临床护理路径是一种科学高效的医学护理管理模式，是综合多学科的医疗护理管理计划，属于临床路径（clinical pathways，CP）的范畴。对临床路径的全面理解和学习能更

好地促进对临床护理路径的掌握。

一、临床路径

临床路径(clinical pathways，CP)的概念最早起源于美国。20世纪70年代早期，美国高速发展的医疗技术和政府服务项目收费的医疗体制，加上不断增加的慢性疾病和老年人口等因素，导致医疗高费用和健康服务资源的不适当利用。美国

微课：护理工作方法（一）

政府为了降低医疗费用的增长，采用了一系列控制医疗资源不适当利用的措施。在工业生产中应用广泛的关键路径技术被引入到临床工作中，临床路径因而诞生。其基本原则是根据疾病严重程度的标准和医疗护理强度的标准，政府根据相应的疾病只对医院提供的适当的临床健康服务项目补偿医疗费用，以调控医院临床服务的适当性，控制过度利用。因此，医院只能改变内部结构和运作方式，不断寻求提高医院的营运效率，提高医疗服务质量，降低医疗成本的措施。

临床路径是经过医护人员仔细地调查、核准，经医疗专家科学论证并经多学科组成员共同商讨制定的疾病康复路径图。它针对某个病种(或手术)，以时间为横轴，以入院指导、诊断、检查、治疗、护理、教育和出院计划等手段为纵轴，制订标准化的治疗护理流程(临床路径表)。它可以缩短平均住院日，减少医疗费用支出，有效地降低医疗成本和有效运用资源，增强了诊疗活动的计划性；也有利于医疗服务质量的控制和持续改进。

随着中国医疗卫生事业的发展，以患者为中心的整体医疗与整体护理正在作为一种先进的服务理念广为应用。我国于2009年12月试点启动临床路径，2010年1月至2011年10月组织开展试点实施，现已完成了评估总结工作，获得了丰富的经验。

临床路径的实施包括计划准备阶段、各病种临床路径制定阶段、执行阶段和评估与分析阶段。

(一)计划准备阶段

1.获取支持与培训

医院、科室管理者达成共识，支持推行临床路径。开展临床路径的理论基础和实施过程的培训，为各病种临床路径的制定和运用做好准备。

2.成立临床路径指导小组

组织成立由多学科专业人员组成的临床路径指导小组，负责指导后续各项临床路径的制定及开展。

(二)各病种临床路径制定阶段

1.选择病种

选择使用费用高，变异情况较少，在医治中具有一定的规律，住院平均天数较固定的同一种疾病或者同一类手术。如阑尾切除术、腹腔镜胆囊切除术、结肠癌切除术、改良乳癌根治术、急性坏死性胰腺炎。

2. 制定临床路径

临床路径的制定要符合医院实际以及疾病治疗的客观规律，应由相关领域的专家基于该专业的最佳证据，以促进患者快速康复为目标而制订形成适用于医生、护士和患者的三种版本。临床路径需要随着医学和实践的发展而定期修订。

(三)执行阶段

临床路径执行过程中要加强管理，进行实时监控。要严格遵守临床路径的纳入标准和排除标准，对不符合临床路径治疗的患者不得纳入，允许部分患者已经进入临床路径而因一个或多个理由而终止路径。如确定某病例适合按照临床路径，临床医务人员就应按照临床路径的具体要求严格按时、准确地执行，不得无故调整诊疗活动，确保临床路径的规范性和一致性。对于执行过程中出现的变异需及时查明原因并妥善处理。

(四)评估与分析阶段

收集患者的平均住院费用以及平均的住院天数，在住院过程中有没有发生明显的并发症，患者的医治情况，患者对护理的满意程度等，评价各项指标是否达到预期结果；进行变异分析，查找变异原因，按需优化现有临床路径，不断提高医疗护理质量和管理水平。

二、临床护理路径

CNP 是患者住院期间的护理模式，是有计划、有目的、有预见性的护理工作。它通过依据每日护理计划标准，为患者制定一套从入院到出院的医疗护理整体工作计划和健康教育的路线图或表格，使护理工作更加标准化、规范化。1985 年美国波士顿新英格兰医疗中心的护士 Karen Zander 和助手们最先运用护理程序与工业中关键路径的概念。到 20 世纪 80 年代末，CNP 已经成为美国开发的护理标准化工具。20 世纪 90 年代 CNP 传入我国，直到 2002 年在北京召开了"临床路径研讨会"后，CNP 才开始应用于医疗护理服务。随后 CNP 在国内许多医院不断推广和研究，已经成为医院医疗质量与服务质量管理改革的一项重要工具，并取得了明显的效果。

(一)临床护理路径的实施

1. 临床护理路径的制订

临床护理路径是指导临床护理工作的有效工具，它的制订必须满足以下条件。

(1)体现患者为中心的原则；

(2)由多学科组成的委员会共同制订护理路径；

(3)以取得最佳护理效果为基本水准；

(4)依据现有的国际、国内疾病护理标准；

(5)由委员会签署发布的文字资料，能结合临床实践，并及时予以修改；

(6)由委员会定期修订，以保证符合当前的护理标准。

2.临床护理路径的内容

包括查看前一日护理路径记录、实验室检查、治疗护理措施、用药、饮食、健康教育等。

3.临床护理路径的执行步骤

(1)患者入院后由主管医生、责任护士对患者进行评估，建立良好的护患关系，解释 CNP 的有关内容、目的和注意事项等，家属同意实施后签订知情同意书。

(2)护理小组长协同责任护士 24 h 内制订护理计划。

(3)CNP 放于护理病历中，便于当班护士按照 CNP 上的参考时间落实措施。将 CNP 患者篇悬挂于床尾，告知患者在各时间段医生和护士将要为他们所做的治疗和护理。

(4)护理小组长按每阶段内容认真评估和执行；在科主任的指导下，科室医生、护士共同参与 CNP 实施。

(5)护士长通过每天的护理查房督查是否达到预期目标并进行指导，科护士长不定时检查与指导。对不能达到预期目标者，质量控制小组人员共同分析给予修改、补充或重新制订护理计划和措施，完善和更新 CNP。

(6)出院前护士长对 CNP 成效指标进行总结评价。

(二)临床护理路径的作用

临床护理路径作为一种提高医疗护理质量，降低医疗护理成本的全新医疗护理服务模式，已经被越来越多的医院管理者和医护人员接受并使用。临床护理路径作用主要包括如下几个方面。

1.有利于健康教育的规范化，提高护理效果

CNP 实施之后，护士有了更多的时间深入病房，可以按设置好的程序有序执行，保证临床护理工作持续改进和提高，使健康教育做到有章可循，明显提高了整体护理质量。和以往对患者单纯的灌输式的单一教育不同，临床护理路径教育方式是通过个别指导、讲解、指导阅读资料、操作示范、观看录像等方法，使健康教育模式向多向式交流转化。

2.有利于提高患者的生活质量

CNP 的制订须遵循以患者为中心的原则，在具体的临床工作中护理人员也应以患者为中心指导、协调护理工作。临床护理路径以严格的时间框架为指导，使患者明确自己的护理目标，充分尊重了患者的知情权和监督权。不同的护理人员在临床护理路径的帮助下也能很好的交流、传递信息，保证患者的护理工作的延续性。

3.有利于护理工作的标准化，提高护理质量

临床护理路径是经多学科委员会审定的科学、实用、表格化的护理路线图。护理人员有预见性、计划性、主动性、连续性地实施护理，帮助患者以最快的速度完成各项检查、诊疗，掌握好相关健康知识，进一步了解疾病的发展、预后和转归，使患者变被动为主动地配合治疗和护理，并能有效地减少护理疏漏。CNP 使记录简单、一目了然，减少了护理文件书写记录的时间，护士有了更多的时间，可以按设置好的程序有序执行。CNP 克服了部分护理人员知识的缺陷，有章可循，明显提高了整体护理质量。

4. 有利于增强医护人员团结协作精神

CNP 要求护理人员能够全面、准确地观察患者病情，能及时向医生提供全面、准确分析患者的信息，从而减少不必要的医疗处置，同时减少患者住院时因医护人员处理程序不同而产生的各种变异情况。医护人员团结协作精神得到增强，保证了患者住院期间医护工作的连续性和协调性，从而提高了服务质量和工作效率。

5. 有利于减少护理差错，提高患者对医院工作满意度

CNP 可使单病种的诊疗过程更加标准化、规范化、程序化，医务人员可以按照规程指导为患者提供医疗服务，规范医疗行为，避免医疗纠纷或医疗事故的发生。患者在住院期间能得到最有效、最有利的医疗护理服务，最终提高患者对医院工作的满意度。

三、变异的处理

患者在住院期间不一定完全都能按照预先设计好的路径接受诊疗和护理。变异是指将个别患者在假设的标准中出现偏差或在沿着标准临床路径接受医疗照护的过程中有所变化的现象。

根据引起变异的来源不同，临床路径研究人员将变异分为三类，即与医院系统相关的变异、与医务人员相关的变异和与患者相关的变异。

一旦出现负性变异（指计划好的活动或结果推迟进行或完成），医务人员应迅速分析其原因，科学而全面地分析变异原因，结合客观实际，找出解决变异的最佳措施，不断修改、完善临床路径。变异处理的成效取决于所有医疗服务人员对变异的认识和接受程度以及医院各个系统和部门的合作与协调。对于变异的处理应因人而异、因地制宜，任何情况下都不能偏离科学的论据与论断，只有这样，才能使临床路径得到不断的完善和发展。

第三节 循证护理

循证护理（evidence-based nursing，EBN）是 20 世纪 90 年代受循证医学影响而产生的一种新的护理理念，直译为"以证据为基础的护理"，Muhall 将其定义为护理人员在计划其护理活动时，将科研结论与临床经验、患者需要相结合，获取实证，作为临床护理决策的过程。

一、循证护理的产生与发展

1991 年加拿大 McMaster 大学的内科医学 Guyatt 博士最先提出了循证医学这一术语。同校的大学护理系的 Alba Dicenso 教授最早将循证医学应用于护理工作，提出循证护理的概念，其观点迅速得到了广泛的关注和研究。循证护理迅速兴起和发展主要得益于信息与网络技术的发展和政府的重视。

循证护理是 20 世纪 90 年代伴随着循证医学的发展而产生的一种护理新理念、新概念、新观点和新思维。循证护理既是循证医学的重要组成部分，又是独立的实践与研究领域，已引起世界上许多国家的重视。随着中国护理事业的发展，临床护理、护理科研和护理教育体系不断完善，以实证为基础的循证护理已经开始受到学术界和护理工作者的高度重视。因此，积极探讨循证护理实践与研究，提出切实可行的对策，对促进中国循证护理的运用和发展，提高护理质量具有重要意义。

二、循证护理的概念与内涵

(一)概念

循证护理(evidence-based nursing，EBN)又称实证护理，是以证据为基础的护理，它是为了慎重、准确、明智地应用当前所获得的最佳的研究依据，根据护理人员的个人技能和临床经验，考虑患者的价值、愿望与实际情况，将三者结合起来制订出完整的护理方案。其核心是运用现有最新最好的科学证据为服务对象提供服务，即以有价值的、可信的科学研究结果为证据，提出问题，寻找实证，并且运用实证，对患者实施最佳的护理。

(二)内涵

循证护理包含3个要素：①可利用的最适宜的护理研究依据；②护理人员的个人技能和临床经验；③患者的实际情况、价值观和愿望。护理人员在制订患者的护理计划时应将这3个要素有机地结合起来。循证护理不能只注重统一化的最佳行为；还要与整体护理一样，以患者为中心，从患者的实际情况出发提供个体化的护理。

三、循证护理的实践程序与应用

(一)实践循证护理的原则

循证护理的实践原则是根据可靠信息决定护理活动，应遵循的原则如下。
(1)根据有关护理信息提出相应问题。
(2)根据最优资料和临床资料，搜索最佳证据。
(3)评价各种证据的科学性和可靠性。
(4)结合临床技能和患者的具体特点，将证据应用于临床实践。
(5)评价实践后的效果和效率并进行改进。

(二)循证护理的实践程序

循证护理实践是一个系统的过程，一个完整的循证护理程序包括5个基本步骤：①明确问题；②证据获取；③证据评价；④应用证据；⑤效果评价。

1.明确问题

明确临床实践中的问题，并将其特定化、结构化。一个理想的循证问题应包括4个要素：研究对象、干预类型或暴露因素、研究结果和研究设计类型。目前国际通用的模式为PICOS模式。P：特定的患者群/临床问题(patientor population)，即患者或人群；

I/E：干预措施/暴露因素(intervention/exposure)，如诊断治疗方法；C：对照措施或另一种可用于比较的干预措施(comparison/control)，即比较因素；O：结局(outcome)，即干预措施的诊疗效果；S：研究设计方案(study design)。其中 P 和 I 是必须的要素，C、O 和 S 为可选项。

2.获取证据

检索相关文献，根据所提出的问题按照 PICOS 格式进行系统的文献检索。循证证据来源多种多样，二次研究证据来源有 Cochrane 图书馆，OVID 循证数据库以及 JBI 循证卫生保健数据库等循证实践资源数据库。原始研究证据来源主要有 pubmed、WOS、Embase、万方数据库、中国学术期刊全文数据库和中国生物医学文献数据库等。

3.证据评价

对所获取的证据进行有效性和实用性评价。将最佳证据应用到临床决策中，是循证护理的精髓之一。文献质量评价的标准和评价者对于评价至关重要。为避免评价者主观性，一般由两人及以上对同一篇文献进行独立评价；出现意见分歧时，可通过讨论或请第三人参与评价来解决，最后对所评价的文献做出纳入、审慎纳入或排除的结果判断。关于文献质量评价标准，各循证医学中心针对不用类型的研究，提出了相应的评价原则。

4.应用证据

将经过上述评价所获得的科研证据与临床专业知识和经验、患者需求相结合，根据临床实际，作出最佳临床决策。最佳证据应用于临床主要考虑 5 个有关研究特征的问题：①自己的患者与证据中的患者情况是否相似；②研究者是否测量了所有重要的指标；③干预措施是否利大于弊；④患者的价值观；⑤临床的可行性。

5.效果评价

通过自评、同行评议和评审等方法实施效果评价。效果评价的反馈有助于提高护理质量，充实循证护理。

(三)循证护理应用方法举例

根据临床问题和情况，按照循证护理程序的实践步骤实施，举例如下。

例：术后 6 小时主动活动对剖宫产术后产妇预防下肢深静脉血栓(deep venus thrmbsis，DVT)的影响进行循证护理实践

1.明确问题

DVT 是妇产科严重并发症之一，严重时 DVT 血块脱落沿血液循环至肺部，引起肺栓塞，危及生命。DVT 好发于下肢，临床表现为患肢出现不同程度的肿胀、疼痛、局部皮温升高，严重者出现苍白、发绀及静脉性肢体坏死。手术、制动、血液高凝状态是 DVT 发病的高危因素，而剖宫产术后产妇以上三个因素均具备，产后一旦出现 DVT，将会引起复杂的社会、家庭和个人问题。

循证护理案例

2.证据获取

查阅相关资料，获得具体的检索结果。

3. 证据评价

产妇术后 6 小时下肢感觉恢复后指导其做下肢功能锻炼，最简单的动作就是屈伸踝关节，这种训练可以增加肌泵及股静脉流速的作用，可有效地预防深静脉血栓形成。

4. 应用证据

产妇术后 6 小时进行屈伸踝关节训练，即用力向下伸脚，尽量使踝关节伸直，保持 3~5 秒；然后用力将脚背屈曲(勾脚)，再保持 3~5 秒，每次 10~20 个，每天 4~5 次，如此反复练习。

5. 效果评价

剖宫产术后产妇未出现下肢深静脉血栓。

四、循证护理对护理工作的促进作用

(一)促进护理科研成果在临床中的应用

在循证护理过程中，护理人员在临床实践中查找资料，也运用了相关问题的先进理念和科研成果，这些科研成果又在临床实践中得到验证和推广，再次用于指导临床护理实践。

(二)促进护理人员知识更新及科研水平的提高

循证护理实践要求护理人员应具备扎实的医学知识、专业技能和临床护理知识，不断提高和丰富自己的专业水平，完善自身知识结构，才能准确把握，圆满完成护理任务。

(三)改进护理工作效率，提高护理服务质量

循证护理能提高临床护理工作质量和卫生资源配置的有效性。将证据应用于临床护理实践，可以避免一些不必要的工作，进行更有效的操作；同时还可以减少不必要的试验性治疗。因此，花费在低效率操作和试验性干预上的时间和费用就可以大大缩减，使护理实践工作在效率和效益两方面受益。

(四)促进护患关系的改善

护患双方相互交流互动，使患者及家人根据自己的意愿和支付能力酌情进行选择，增强了患者自我意识和能力，获得患者及家属的信任，达到最佳护理效果。因此，循证护理使传统的护患关系发生了质的变化。

(五)促进护理学科的发展

许多护理手段停留在约定俗成的习惯与经验阶段，缺乏科学依据。循证护理理念的出现打破了传统的思维和工作模式，为护理学的发展指明了方法论，使临床护理发展科学化。它以科学的方式促使经验向理论升华，从而促进了护理学科的发展。

(六)具有经济学价值和法律意义

循证护理的理念是将科学与技术结合起来，为成本—效益提供依据，有利于节约资

源，控制医疗费用的过快增长，具有经济学价值。此外，它通过正确利用及分析大量的临床资料来制定护理决策。将循证护理运用于临床也是临床护理人员维护患者利益和保护自身合法权益的有力措施。

> **课程思政**
>
> **全球首个中医药循证医学中心在中国中医科学院成立**
>
> 2019 年 3 月 12 日，受国家中医药管理局委托、由中国中医科学院筹建的中国中医药循证医学中心在京揭牌成立。这是全球首个中医药领域的循证医学中心。该中心将借助中国中医科学院的专家优势，联合国内各大科研机构，为中医药的有效性和安全性提供依据。（新华社）

■ 第四节　科学思维与评判性思维

护士面对纷繁复杂的临床现象和问题，需要分析判断患者的具体情况，以便能够作出恰当的临床护理决策。评判性思维是护士面临复杂抉择进行正确反思与选择，作出适宜临床护理决策的重要工具。学习评判性思维和临床护理决策的相关知识和技巧，能够帮助护士对各种护理问题进行有目的有意义的判断、反思、推理及决策，有效地解决护理实践中的问题，提高护理服务质量，促进护理专业向科学化的方向发展。

> **课程思政**
>
> 习近平总书记指出，辩证唯物主义是中国共产党人的世界观和方法论。防范化解重大风险具有全面性、系统性、战略性、艰巨性。外部风险和内部风险交织，传统风险和新兴风险叠加，一般风险和重大风险共存，一些多年累积的矛盾逐步显现，风险隐患的倒灌效应、叠加效应、联动效应、放大效应、爆燃效应、破窗效应都不同程度存在，防范化解重大风险的任务十分艰巨。必须增强辩证思维能力，运用科学方法，正确处理各方面的关系，更好地驾驭复杂局面、处理复杂问题，努力实现化危为机、转危为安。（《机关党建研究》，2019 年第 3 期）

一、科学思维方法

科学思维是人类智力系统的核心，参与并支配其他一切活动。科学思维有助于护士在实践工作中，对护理问题的发展变化进行充分了解，从多个角度认识分析问题，作出正确判断，提高护理工作的科学性、合理性及实效性，同时促进护士整体素质的提高。

微课：护理工作方法（二）

(一)科学思维的概念

科学思维(scientific thinking)是人类智力系统的核心,是人类在学习、认识、实践操作和其他活动中所表现出来的理解、分析、比较、综合、概括、抽象、推理等所组成的综合性思维。科学思维是人类对以往认识过程和规律的总结,是对认识经验程序化和规范化的具体表现。

(二)科学思维方法的演进

科学思维方法作为人类实践活动的产物,经历了古代直观—思辨思维方法、近代实验—抽象思维方法及现代思辨—具体思维方法的历史演变。古代的思维方法普遍带有朴素直观和猜测性质,缺乏足够科学依据,主要依赖于演绎逻辑的推导与直观朴素的思辨。近代科学思维方法带有实验与抽象相结合的特点。现代科学思维方法具有思辨与理性具体相结合的特征,表现为辨证性、系统性、综合性、复杂性和开放性等特点。人类科学思维方法的历史演进受到各个时代主客观条件限制及科学研究任务的影响,显示了人类思维方法先进性与科学性程度不断提高的过程。

(三)科学思维的原则

科学思维必须遵守 3 个基本原则。

1. 逻辑性原则

要有严密的逻辑性,达到归纳和演绎的统一。护理实践中既需要运用归纳逻辑从个别同类案例的护理中归纳出一般护理方案,也需要运用演绎逻辑按照定的护理规范,对具体患者的护理实践进行指导。

2. 方法论原则

要辩证地应用分析和综合这两种基本思维方式。人们认识客观事物的过程,是一个分析—综合—再分析—再综合的过程。临床护理实践中,护士需要反复运用分析、综合的基本思维方式,对患者的健康状态进行反复评估,为患者提供个体化护理。

3. 历史性原则

历史性原则,即在体系上实现逻辑与历史的一致,达到理论与实践的具体的历史的统一。护理学科的发展既需要在对临床实践经验的不断反思、推理中提炼理论,也需要在护理实践中,对现有护理知识体系、认识体系进行不断检验、修正,以此促进学科的发展与进步。

二、评判性思维的概念

评判性思维(critical thinking, CT)是科学思维的主要形式之一,又称为批判性思维,是指个体在复杂情景中,能灵活运用已有的知识经验,对问题及解决方法进行选择、识别假设,在反思的基础上进行分析、推理,作出合理判断和正确取舍的高级思维方法及形式。

早在 2400 年前,苏格拉底就曾经对评判性思维进行过解释和探究。在中国先秦时期，即开展了有关评判性思维的雏形研究。20世纪70年代初，评判性思维开始被运用到护理论文中，此后评判性思维作为一门新兴的学科，在护理领域的研究发展较快。研究范围逐步扩大到临床护理、护理管理、护理教育、护理科研、社区护理等各个方面，其效果已获初步认可。

护理评判性思维(critical thinking in nursing)是对护理现象或问题进行的有目的、有意义、自我调控性的判断、反思和推理过程，其目的是作出合理的决策，有效解决护理问题。

三、护理评判性思维的组成

护理评判性思维由专业知识基础、护理经验、认知技能和情感态度组成。

1.专业知识基础

专业知识基础是护理评判性思维的基础。包括基础学科知识、人文学科知识和护理学科知识。护士的知识基础越广泛，在护理实践中就越能用整体的观点去看待患者及其健康保健的需要。同时，对护理问题的评判性思维能力也受到知识深度和广度的影响。

2.护理经验

护理经验是护理评判性思维的重要条件。护士只有在具备护理患者的实践经验的基础上，才能发展其临床实践中的评判性思维能力。护士在临床实践中，通过与患者交流，观察和分析患者病情，并根据既往的经验进行积极反思，从而形成新的经验。这是构建新知识和产生创新性思维的基石。

3.认知技能

认知技能是评判性思维的核心。护士在作出临床实践决策时，他们要对解决问题的方法作出推理和推论，从不同观点中鉴别出真实信息并评价信息来源的可靠性，这些都要运用到多种不同的认知技能。

(1)评判性分析：评判性分析(critical analysis)是指用一系列问题去获得某一具体情况或思想的真实信息，并鉴别主要的信息和观点，弃去无效的信息和观点。主要的评判性分析问题有4个：①核心问题是什么？②潜在的假设是什么？③所得到的证据有效吗？④结论可接受吗？护士需熟悉这些问题，以便在需要的情况下灵活机动地选择适当的问题，并将其作为标准应用到临床问题的判断和解决方案的决策中。

(2)归纳推理和演绎推理：这是逻辑思维的基本方法，是护士在临床理实践中进行评判性思维时所用到的另外两种思维技能。

4.情感态度

情感态度是指在评判性思维过程中个体应具备的人格特征，包括具有进行评判性思维的心理准备状态、意愿、态度和倾向，是评判性思维的动力。具有良好评判性思维情感态度的人具备较强的批判精神，在解决问题、作出决策时能有意识地、积极主动地对思维过程进行科学批判。主要包括：好奇心、质疑与反思、独立思考与自信、诚实公正、思想开明与兼容并蓄、持之以恒、沟通与认同和成熟与审慎等。

四、评判性思维的特点

评判性思维是一种自主性思维，其特点包括主动性、独立性、反思性和全面审查性。

1. 主动性

主动性是指主动地运用知识和经验对外界的信息和刺激、他人的观点进行积极的、建设性地思考，积极参与到相应的活动中去，作出分析判断。

2. 独立性

评判性思维的过程也是一个求异思维的过程，当存在不同意见时，要求个体必须独立思考，有自己的独立见解。

3. 反思性

评判性思维以创新为宗旨，是对思维的再思维。通过不断反思进一步提出问题而产生新的认识、观点。在反思过程中，始终要注意反思自己或他人的思维过程是否合理，客观判断相关证据，坚持正确方案，纠正错误选择。

4. 全面审查性

在运用评判性思维思考和解决问题的过程中，应广泛收集资料，进行全方位、多视角的认真审视，甚至包括其他评判主体的评判，分析寻求问题发生的原因和证据，理性思考后得出正确、合理的结论。

五、护理评判性思维能力的培养

护理评判性思维是一种护理学专业所需的思维品质，它的培养应该贯穿在任何教学活动中。护理教育者应根据护理临床实践的特点，不断发展和完善护理评判性思维的培养方法，提高护理人员评判性思维能力。常用的培养方法有以下几种。

1. 反思日记法

反思日记法（reflective dairy）是指护理学专业学生在临床见习或实习期间，将自己的亲身经历、观察到的事物、临床实践中的体会和感受以日记方式记录下来，在总结他人的经验和理论知识的基础上对自己的思想进行新一轮的反思、归纳和总结的方法。通过反思日记的写作，既能使学生在临床实践中运用分析、综合、评价等评判性思维技巧适应各种复杂情况，也能通过自我反思的写作增强自我意识，展现自己的认知和思维活动过程，审视自己所采用的思维技巧和价值取向，能促进有意义学习和评判性思维能力的培养。

2. 以问题为基础的教学法

以问题为基础的教学法（problem-based learning，PBL）是指以患者的健康问题为基础，以患者症状或体征为中心，通过对这些问题的分析、讨论、研究得出准确判断的教学方法。它能够促进学生评判性思维和解决问题能力的发展以及沟通技巧等的培养。教师由"真理"的传授者转变为课前的设计者、课程实施中的指导者，课后的反馈者和反思者。教师由"幕前"转向"幕后"，而学生则由"被动"转变为"主动"，成为临床实践的主动者，为培养学生发展自主学习和评判性思维能力提供了很好的环境。

3. 归纳性思维的教育模式教学法

归纳性思维的教育模式教学法也称 Taba 教学法，是 Hilda Taba 在 20 世纪 60 年代创建的，它建立在"护理程序"的基础上，借助不同的临床情况，通过学生积极的思维活动，培养学生观察、比较、分析、综合、推理、假设、论证的能力。它可以指导学生有计划地全面观察，收集患者的主观客观资料，进行分析、核实筛选及临床推理；列出健康问题，制定护理措施，进行效果评价。

此外，还可以运用讨论法、访问交谈法、个案分析法等培养评判性思维。在护理教育中，应根据临床护理实践的特点出发，不断发展和完善护理评判性思维的培养方法，培养护理人员的评判性思维意识，提高其评判性思维能力，逐步把护理评判性思维内化为特定的专业思维品质。

六、评判性思维能力的测量

目前对护理评判性思维能力的测量主要通过量表进行评价，使用较多的有 Waston-Glaser 批判性思维测试量表、加利福尼亚的评判性思维技能测试量表、加利福尼亚的评判性思维特性量表、Cornell 评判性思维量表等。但由于这些量表都是建立在广义的评判性思维定义的基础上，没有和护理专业的实践情景相联系，在使用它们作为测量工具评价护理中的评判性思维能力时影响了工具的效度，因而在很多研究中都没有得出相关联的结论。我国学者夏素华等在复习大量文献的基础上，基于加利福尼亚的评判性思维技能测试量表和加利福尼亚的评判性思维特性量表的理论框架，编制了适合我国国情的测定护理专业学生的评判性思维能力的问卷，从评判性思维能力、评判性思维能力倾向和专业价值观 3 个方面去测定，该问卷更符合护理专业的特点，具有较高的信度和效度。

评判性思维的理论研究和如何有效地培养学生的评判性思维能力已经成为全球护理教育关注的焦点。评判性思维的培养是一项长期的、系统的工程，应注意把评判性思维的精神贯穿到所有课程中，逐步把护理评判性思维内化为特定的专业思维品质。

本章小结

系统化整体护理是以现代护理观为指导，以护理程序为核心，将临床护理服务与护理管理科学地结合起来的临床护理组织管理模式。它体现了护理工作的系统性和完整性，对改革护理业务，提高临床护理质量，培养高素质护理人才具有重要的作用。

临床护理路径是通过依据每日护理计划标准，为患者从入院到出院制定一整套医疗护理整体工作计划和健康教育的路线图或表格。它使护理工作更加标准化、规范化。当出现负性变异时，医务人员应科学全面地分析变异原因，结合客观实际，找出解决变异的最佳措施，不断修改、完善临床路径。

循证护理是慎重、准确、明智地应用当前所获得的最佳的研究依据，根据护理人员的个人技能和临床经验，考虑患者的价值、愿望与实际情况，将三者结合起来制订出完整的护理方案。其核心是运用现有最新最好的科学证据为服务对象提供服务。完整的循证护理程序包括明确问题、证据获取、证据评价、应用证据和效果评价五个基本步骤。

护理评判性思维是对护理现象或问题进行有目的、有意义、自我调控性的判断、反思和推理过程，其目的是作出合理的决策，有效解决护理问题。它由专业和知识基础、护理经验、认知技能和情感态度组成。包括主动性、独立性、反思性和全面审查性等特点。

客观题测验

主观题测验

第七章

护理人员在卫生服务体系中的角色功能

学习目标

识记
掌握全球卫生保健和我国卫生保健的战略目标。
理解
熟悉我国卫生保健体系以及我国医疗卫生方针。
应用
了解护士在卫生保健与健康促进中的作用。

随着医疗卫生事业的不断发展，护理人员的角色功能也在不断地丰富，他们不仅需要承担预防保健和防病治病的角色，也需要承担健康教育和健康咨询等角色。护理工作已经逐渐渗透到卫生服务体系的所有层面和阶段，护理人员和其他卫生保健人员密切合作，共同维护和促进人类健康。

第一节　医疗卫生保障体系

预习案例

小刘从某大学护理专业毕业以后，就职于一家社区卫生服务中心。

思考

（1）我国卫生服务体系包括哪些？

（2）小刘就职的单位属于哪一类的卫生服务机构？主要职责是什么？

在医疗卫生体系中，护士承担着重要的预防保健任务。1993年，世界银行在世界发展状况报告中曾明确指出：大部分初级卫生保健工作应该由护士及助产士承担，在未来一段时间内，此种趋势将逐渐扩大。因此，护士必须了解有关医疗卫生的战略目标和方针政策，明确护理专业在整个医疗保健体系中的作用。

一、全球卫生保健的战略目标

WHO是联合国中专门负责国际卫生工作的机构，其主要职责是作为权威指导和协调全世界的卫生工作，鼓励160多个成员国之间在卫生保健方面的科技合作，宗旨是使全世界人民获得最高水平的健康，战略目标是"2000年人人享有卫生保健"。

（一）目标提出的背景

"2000年人人享有卫生保健"这一目标是WHO根据当时世界卫生状况和有关社会经济问题、卫生系统发展状况以及社会发展趋势而制定的。

1.世界卫生状况

世界卫生发展很不平衡，发展中国家多数经济比较落后，近2/3的人口得不到安全供水，不能享有起码的卫生设施，因而平均寿命低，婴儿死亡率高，儿童的免疫接种仍不能普及，儿童的传染病很猖獗。

2.社会经济问题

世界各国的经济发展差距大，用于医疗卫生工作的投资也很不平衡。有些发展中国家医疗卫生工作方面的费用还不到其国民生产总值的1%，而发达国家医疗卫生工作的费用一般占国民生产总值的5%~6%，最高可达10%。

3.卫生保健服务体系发展状况

世界多数国家的卫生系统发展状况不佳，在发展中国家有近2/3的人口得不到任何长期的卫生保健，在多数国家卫生保健设施集中在某些大城市，仅服务于一小部分人群，而忽略了为大多数人服务的初级卫生保健。

课程思政

促进民生发展，为实现社会主义现代化强国而奋斗

2020中央部委将继续发力民生工作。在扶贫方面，重点支持深度扶贫地区，建立健全返贫检测预警和动态帮扶机制；在医疗方面，推进国家药品集中采购和使用试点，扎实做好"一老一小"照护服务和妇幼保健工作。

4.社会发展趋势

社会发展趋势包括世界人口的增长和人口的老龄化及心脑血管疾病、癌症、精神病和吸毒等非传染性疾病呈日益增长的趋势，这构成了对人类健康的主要威胁。

面对以上问题和趋势，WHO于1977年5月在瑞士日内瓦召开的第30届世界卫生大会上作出决定，世界各国政府及WHO在未来20年中的主要目标应该是"人人享有卫生保健"。

　　1978 年 9 月,WHO 与联合国儿童基金会(UNICEF)在苏联阿拉木图召开的国际初级卫生保健会议上发表了《阿拉木图宣言》,此宣言除指出了把发展初级卫生保健作为实现这一战略目标的关键性措施外,还确定了人人参与卫生保健,加强各国之间积极的技术合作,平等互利,成果共享的原则。WHO 不再以援助为主要手段去救济有困难的国家,而是以汲取合作中的经验教训,使之成为有用的信息向全世界传播以帮助各成员国。1979 年,WHO 又制定了实现这一目标的指导原则,其重点是面向发展中国家以及全球普遍存在的公共卫生问题。

　　"2000 年人人享有卫生保健"这一战略目标的提出,标志着全世界卫生工作进入了一个崭新的阶段。这一目标的设定可以促使各国政府和卫生部门积极动员和组织全社会的力量去实现这一目标,它将对国际社会经济发展和人类文明产生积极而深远的影响。我国已把这一全球性的战略目标在中国的实现纳入了国民经济发展的十年规划中,并作为各级政府和全社会的共同目标。虽然,2000 年已经过去,但从基本任务来说,目前世界范围内仍然没有达到这一目标,在今后要当长的一段历史时期内,此战略目标对于指导各国的卫生保健仍然具有重要的意义。

(二)主要战略目标

1.基本政策

　　确认健康是人的基本权利,人人应享有最高而又能享有的健康,不应因种族、宗教、政治信仰、社会与经济情况的不同而有差异。

　　(1)政府应对人民的健康负责。

　　(2)人们有权利,也有义务参加卫生保健计划的制定和实施。

　　(3)各国发展卫生事业,主要依靠自力更生,但也需要国际支持与合作,因为在卫生工作方面,没有一个国家能够完全自给自足。

　　(4)确认卫生是社会发展的组成部分,如果不能满足起码的卫生条件,就不可能有经济的发展和人类的进步。因此,实现这一目标,不能只靠卫生部门,而要依靠社会经济各部门的密切合作。

　　(5)必须充分利用世界资源来推动卫生工作及其发展,为此要促进卫生方面的国际合作,实现资源共享。

2.具体目标

　　(1)每个国家的所有人,至少都能获得基本的卫生保健和一级转诊设施。

　　(2)所有的人在其可能的范围内积极参加自我保健与家庭保健工作,并积极参加社区的卫生行动。

　　(3)全世界的居民团体都能与政府共同承担对其成员的卫生保健责任。

　　(4)所有政府对其人民的健康都担负起全部责任。

　　(5)全体人员都有安全的饮水和环境卫生设备。

　　(6)全体人员都得到足够的营养。

　　(7)所有儿童都接受主要传染病的免疫接种。

　　(8)发展中国家传染病在公共卫生学上的严重程度,到 2000 年不超过发达国家在

1980 年的水平。

（9）使用一切可能的方法，通过影响生活方式和控制自然与社会心理环境，来预防和控制非传染性疾病并促进精神卫生。

（10）人人都得到基本的药物。

> **课程思政**
>
> **健全服务体系，让中医药服务触手可及**
>
> 　　2019 年 11 月孙春兰副总理在全国中医药大会上强调"完善服务体系，鼓励社会力量办中医诊所等医疗机构"。《中共中央国务院关于促进中医药传承创新发展的意见》也将"健全中医药服务体系"作为第一项重要任务。"到 2022 年，基本实现县办中医医疗机构全覆盖，力争实现全部社区卫生服务中心和乡镇卫生院设置中医馆、配备中医医师。"这既是《意见》对服务体系建设提出的目标，更是对保障人民群众健康作出的郑重承诺。

二、初级卫生保健

　　1978 年，在阿拉木图召开的国际初级卫生保健会议上发表了《阿拉木图宣言》，把发展初级卫生保健作为实现 WHO 提出的"2000 年人人享有卫生保健"这一宏伟战略目标的关键措施。

全民健康覆盖

（一）概念及意义

1. 概念

初级卫生保健（Primary Health Care，PHC）是人们所能得到的最基本的保健照顾，包括疾病预防、健康维护、健康促进及康复服务。

2. 意义

　　初级卫生保健处于国家卫生保健体系服务于个人、家庭及社区的第一线，它尽可能地将防治与保健带入人们的生活与工作中，并形成了连续性的健康照顾，因此初级卫生保健是贯穿整个卫生保健体系的指导思想、基本策略及必不可少的具体措施。换言之，初级卫生保健既是达到健康的手段，也是卫生保健的策略，还是衡量一个国家卫生体制是否健全及全民健康素质优劣的重要指标。

（二）特点

1. 普及性

不论居住在何处，也不论社会经济状况如何，所有的人都能享有初级卫生保健。

2. 综合性

初级卫生保健的制定，必须以国家和社区的经济状况、社会文化和政治特性为基础，综合应用社会、生物、医学和卫生等方面的知识。

3.整体性

整体性体现在初级卫生保健计划的制定上，除了卫生部门外，还需要农业、畜牧业、事务、工业、教育、国民住宅、公共服务及交通部门等所有与国家发展社区发展有关部门的参与及共同努力，并通过个部门之间的协调和参与，建立共识。

4.参与性

从初级卫生保健工作的计划、组织、执行至管理，均应鼓励与促进社区和个人充分参与，充分地运用国家、社会、地方和其他可以利用的资源，并通过适当的教育途径，增进社区的参与能力。

5.持续性

初级卫生保健所强调的是对于社区中的主要健康问题，提供促进性、预防性、治疗性和康复性的服务，在预防性治疗和保健优于医疗的原则下，以预防保健为主导，并尽可能地早期发现、诊断和处理社区的健康问题，以减少国家和社会的负担及经济损失。

(三)初级卫生保健的原则

初级卫生保健的实施以公平、可获得性、充能、文化的感受性和自我决策性为基本原则。

1.公平(equity)

公平是指社会中的每一个人都有均等的机会达到健康的状态，全体国民都可以使用，而不是某些人的特权。然而，卫生保健的公平性至今仍很难真正达到。要达到卫生保健服务的公平性，所需的不仅仅是一个理念上的承诺，更重要的是必须能觉察到社区中所存在的所有不公平现象，并且能够对社区中的易感群体和个人，制定相应的保护措施及政策。

2.可获得性(accessibility)

可获得性是指社区中的人们对卫生保健体系和健康信息的知情度。卫生保健的可获得性常常受到阻碍，受阻的原因多是人们不知道进入卫生保健体系的途径，甚至也有地理性或文化性的隔离等。

3.充能(empowerment)

"充能"是一个社会过程，是当人们感受到可以控制自己的生活之后，为了满足自己的需要，动员必需的资源以加强自己的能力，解决自己的问题，最终使自己的需要得到满足的过程。充能包括增加个人及社区的控制、政策的效率、改善社区的生存质量及社会的公平性。

4.文化感受性(cultural sensitivity)

每个社会团体都可能存在相应的文化问题，如医药文化、多变的青春期文化和贫穷文化等。在评估社区中个人与家庭的需要时，对于文化感受性的评估，除了人种本身之外，也要考虑到那些与团体认同相关的因素。

5.自我决策(self-determinism)

在所有关于初级卫生保健的原则中，自我决策原则是最难贯彻的。实际上，自我决策本身是充能的过程，因为它可以增强社区成员的自信心。

(四) 主要政策

1. 任务

初级卫生保健服务的任务应切合民众日常生活上的基本需要, 包含以下八个方面:

(1) 教育社区民众如何面对和防治当前存在的主要健康问题;

(2) 改善食物供给和提供合理营养;

(3) 提供充足的饮水和基本的环境卫生;

(4) 提供妇幼保健和计划生育服务;

(5) 提倡预防接种, 防治传染病的散播, 做好传染病的防治工作;

(6) 预防和控制地方性流行病;

(7) 提供常见病和外伤的治疗和护理;

(8) 提供基本必需的药物。

2. 具体工作内容

为了完成上述初级卫生保健的任务, 具体的工作内容包括:

(1) 预防性服务: 包括计划生育、妇幼保健、计划免疫、青少年保健、中老年保健等。

(2) 保护健康的服务: 包括净化空气、保持食品卫生、保持饮水卫生、搞好劳动环境的卫生和安全等。

(3) 促进健康的服务: 包括减少吸烟、减少酒类及药品滥用、增加营养、运动与体型适度、控制心理压力等。

(五) 检查及评价指标

WHO 通过对全球为卫生策略的检查及评价, 提出了符合各国实际情况的最低标准, 具体包括以下内容。

(1) 人人享有健康的策略已经得到普遍认可, 每个国家必须以国家元首发表宣言的形式宣布承担政府责任, 为国家卫生发展简历适当的组织体系及管理程序, 平均分配足够的资源, 动员社区积极参与。

(2) 已建立相应的卫生政策实施机构, 让人们充分发表自己的意见并提出要求, 各政党或社团的代表能够积极参加相应的组织, 卫生事业的决策权应落实到各个行政级别。

(3) 至少 5% 的国民生产总值用于卫生事业, 应用于地方、卫生保健中心或诊疗所的卫生经费在整个卫生经费中所占比例恰当。

(4) 卫生资源分配公平, 不论人口组成、地域所在 (城市还是农村), 按人口所拥有的经费、从事初级卫生保健的人员及设施应基本相同。

(5) 人人健康的策略明确, 医院分配具体, 做到发达国家的卫生经费至少有 0.7% 转拨给发展中国家, 以支持这些国家实施相应的卫生策略。

(6) 全体公民都享有初级卫生保健, 并且至少达到以下标准: ①家庭内或者在步行 15 min 的距离内有安全饮水和适当的卫生设备; ②接受白喉、破伤风、百日咳、麻疹、脊髓灰质炎和结核病的免疫接种；③在步行或车行 1 h 内有当地的卫生保健机构；④有经过培训的助产人员协助分娩，至少未满一岁的儿童可以得到儿童保健。

（7）儿童的营养状况应该达到：①90%以上新生儿的出生体重超过 2500 g；②90%以上儿童体重符合 WHO 及联合国粮食及农业组织（FAO）1979 年公布的《营养影响的测定》所规定的年龄标准体重。

（8）活产婴儿死亡率在 5‰(千分之五)以下。

（9）平均期望寿命在 60 岁以上。

（10）成年男女受教育率超过 70%。

（11）人均国民生产总值超过 500 美元。

三、我国卫生保健体系

我国卫生事业发展规划中，将城市界定为直辖市和地级市辖区的区域，将农村界定为县及县级市的区域。卫生保健服多体系的建设就分为城市卫生保健服务体系和农村卫生保健服务体系。

（一）农村医疗卫生保健体系

根据 2006 年国家颁布的《农村卫生服务体系建设与发展规划》，我国农村卫生保健体系由政府、集体、社会和个人举办的县、乡、村三级医疗卫生机构组成(图 3-2)。其中县级医疗卫生机构是农村卫生服务体系的龙头，乡(镇)卫生院是中心，村卫生室是基础。

1. 县级卫生服务网

县级卫生服务网是我国农村地区医疗服务的技术指导中心，也是农村地区卫生专业人员培训的基地。包括县医院、县中(民族)医院、县疾病预防控制机构卫生、县卫生执法监督机构、县妇幼保健机构。

（1）县医院：县医院是全县的医疗和业务技术指导中心，负责基本医疗与急危重症患者的抢救，接受乡村两级卫生机构的转诊，承担乡村两级卫生技术人员的进修培训及业务技术指导任务，开展数学科研工作。

（2）县中医院：县中医院包括民族医院，承担中医药(民族医药)医疗卫生服务，其职能同县医院。

（3）县妇幼保健机构：承担妇幼保健、生殖保健、妇女儿童的信息监测等任务，负责对乡村两级的业务技术指导，承担全县降低孕产妇死亡率、婴儿和与 5 岁以下儿童死亡率、提高出生人口素质的综合协调与管理职责。

（4）县疾病预防控制机构：承担疾病预防和控制、计划免疫、卫生检验、公共卫生健康危害国家监测、卫生信息服务和相关业务技术指导咨询等，负责传染控和各类中毒等突发公共卫生事件的调查、报告和应急处理以及对乡村两级卫生人员的培训、监督指导等。

（5）县卫生执法监督机构：承担全县公共卫生、健康相关产面、医疗卫生机构和卫生服务人员的生监督执法任务，协助卫生行政部门对突发公共卫生事件进行成应急处理。

2. 乡(镇)卫生院

乡(镇)卫生院是农村三级卫生服务网的中心。按功能分为一般卫生院和中心卫生院。一般卫生院提供预防、康复、保健、健康教育、基本医疗、中医、计划生育技术指导等综合服务，承担辖区内公共卫生管理和突发公共生事件的报告任务，负责对村级卫生组织的技术指导和村医的培训等。中心卫生院除具有一般卫生院的功能外，还是一定区域范围内的医疗服务和技术指导中心。

3. 村卫生室

村卫生室是农村三级卫生服务网的最基层单位，承担传染病疫情报告、计划免疫、妇幼保健、健康教育、常见病和多发病的一般诊治和转诊服务以及一般康复等工作。

(二)城市医疗卫生保健体系

2006年全国城市卫生工作会议明确了城市卫生体制改革是发展以社区卫生服务为基础的新型城市卫生服务体系，即将原来的三级医疗服务体系转为区域医疗中心和社区卫生服务机构组成的两级城市卫生服务体系，最终形成医疗服务体系纵向一体化、横向联合、医院与基层医疗机构科学分工协作的医疗服务新体系。

1. 区域医疗中心

城市区域医疗中心主要为民众提供医疗服务，它以已有医院为主体，包括综合医院、专科医院及中医院、中西医结合医院、民族医院等特色医院，通过整合和完善而形成。并以城市功能组团为单位进行配置，使卫生资源分布均衡。区域医疗中心内各医院以联网运营模式进行合作，形成各级各类医疗机构的横向整合。其中综合性的大医院(三级医院)是该区域的龙头医院科技指导单位，以管理、人才、信息技术等为手段推动区域内各级各类医疗机构集团化运行。联网医疗机构实现差别化服务，医生可多点执业，卫生资源共享。区域内实施分片转诊。根据原卫生部《公立医院支援社区卫生服务工作的意见》，区域内各医院与社区基层卫生保健服务机构进行纵向一体化建设，并建立稳定的"双向转诊"机制。区域医疗中心分工能充分实现医疗机构分工合理、卫生资源利用充分和医疗卫生服务更加高效。

2. 社区卫生服务机构

城市社区卫生服务机构包括社区卫生服务中心(站)、社区民院或街道卫生院。它是建设城市新型卫生服务体系的重点和关键。社区卫生服务中心按街道办事处设置，或改制原来的街道院、区医院或企事业单位的医院，调整组建社区卫生服务中心。基本医疗服务主要指常见病的诊疗，遵循"双向转诊"的原则，对于难以在社区诊治的疾病应转诊到综合医院、专科医院；医院收治的住院患者在康复期也要适时转回社区卫生服务机构进行康复和护理。除与区域医疗中心内的医院进行纵向一体化建设外，社区卫生服务机构也与预防保健机构建立分工合作制度，承担适宜在社区开展的公共卫生服务，如慢性病患者的管理、儿童保健、孕产妇保健、健康教育、计划生育指导等。预防保健机构为社区卫生服务机构提供业务指导、技术支持、人员培训、业务评估等服务。

(三)我国卫生保健面临的主要问题

1. 防病治病形势严峻

虽然我国在公共卫生建设方面取得了不俗的成绩，但总的看来，形势依旧不容乐观，仍然有许多需要建设和改进的地方。由于很多农村患者受教育程度偏低，思想上封闭保守，并且在技术上比较落后，不能用现代的观点看病、治病。更为糟糕的是有些患者生病以后往往凭所谓的"经验"自行诊断、用药。条件的限制也加剧了这种情况。不但会给患者造成一定的经济损失，更为重要的是会延误最佳治疗时间，导致疾病的恶化和扩散，严重时甚至会引起并发症，危及生命。此外就医时费用也是一个棘手的问题。虽然城市情况强于农村，但也有许多地方有待加强。虽然我国每年对公共卫生医疗方面有一定的投入，但医药费用的上升，超过了人们收入增长的速度。

从国家层面来看，我国公共医疗卫生建设现状严峻，2012年我国医疗卫生投入占总财政收入的4.83%，总财政支出的4.18%，GDP的0.98%，而在英国、加拿大、日本、德国、法国、奥地利等发达国家，国家对医疗卫生的投入为GDP的8%~10%。

2. 地区发展不平衡

当前，我国医疗卫生资源多集中在城市，其中优质资源又多集中在大中型医院，城乡和区域之间差距不断加大。现有卫生资源结构不合理，宏观调控乏力，乡村和城市社区卫生资源少，质量不高，服务能力和水平低。卫生资源主要集中在医疗服务领域，公共卫生领域资源不足，不能满足人民群众对基本卫生保健工作的要求。

3. 卫生资源总量不足

卫生资金的分配需要建立公平的分配机制，对不同经济发展水平地区的卫生资金进行平衡，向经济欠发达地区和农村的基层卫生机构倾斜，要建立公平的卫生公共财政制度。从原则上讲，公共财政应当以基层卫生机构初级卫保健服务和弱势人群为主要投入方向，特别是应当重视制度性的投入，比如保证基层卫生机构的基本条件，保证基本医疗保险制度的建设和运行保证医疗救助制度资金等等。调整布局，充分合理利用卫生资源。应根据区域各乡(镇)的人口交通病员流向经济条件及医技力量等各种因素，调查、制定本地区区域卫生发展规划。要坚持突出发展中心卫生院，重点发展有一定规模的镇卫生院，压缩或撤并设置不合理、功能不健全的乡卫生院，对交通方便、住院患者少，以门诊工作和防保工作为主的卫生院可改建成不设住院床位的卫生所，转变功能，主要承担常见病的诊治和预防保健工作。

4. 卫生事业内部结构不合理

将近年来新成立的计划生育服务站与乡卫生院合办，充分发挥卫生资源和计划生育经费的使用效益，健全和发挥卫生院医疗、防保、社区行政管理、计生指导和社区康复的综合服务功能。再就是必须从产权结构体制上进行改革调整，对一些长期经营效益较差、难以生存的乡卫生院试行股份制改革试点，鼓励社会团体与个人对乡卫生院建设参股投资。同时可以试行以中心卫生院为管理主体的中心卫生院与周边卫生院联合经营的管理机制，实行医疗"联合体"，以强带弱，既可以促使一些长期面临困境的乡镇卫生院"走出困境"，也可以充分发挥中心卫生院的辐射指导作用。

四、我国卫生保健战略目标

为实现WHO提出的"人人享有卫生保健"的国际承诺，满足人民日益增长的物质文化需要，基于对我国基本国情及卫生工作面临挑战的分析，原卫生部在2008年全国卫生工作会议指出"人人享有基本医疗卫生服务"是我国卫生工作的重大战略目标。

1. "人人享有基本医疗卫生服务"的含义

"人人享有"的本质含义是"公平享有"，任何公民，无论年龄、性别、职业、地域和支付能力等，都享有同等权利。"基本医疗卫生服务"指的是与我国社会主义初级阶段经济社会发展水平相适应的，国家、社会、个人能够负担得起的，投入低、效果好的医疗卫生服务。基本医疗卫生服务既包括疾病预防控制、计划免疫、健康教育、卫生监督、妇幼保健、精神卫生、卫生应急、急救服务、采供血服务以及食品安全、职业病防治和安全饮用水等公共卫生服务，也包括采用基本药物、使用适宜技术、按照规范诊疗程序提供的急慢性疾病的诊断、治疗和康复等医疗服务。

2. "人人享有基本医疗卫生服务"的发展历程

2009 年，中共中央、国务院印发《关于深化医药卫生体制改革的意见》，全面启动医改工作。文件明确指出，医改应以保障人民健康为中心，以人人享有基本医疗卫生服务为根本出发点和落脚点，把基本医疗卫生制度作为公共产品向全民提供，着力解决人民群众反应强烈的突出问题，努力实现全体人民病有所医。医改工作有效地推动了"人人享有基本医疗卫生服务"战略目标的实施。

2016 年《中华人民共和国国民经济和社会发展第十三个五年规划》从全面深化医药卫生体制改革、健全全民医疗保障体系、加强重大疾病防治和基本公共卫生服务、加强妇幼卫生保健及生育服务、完善医疗服务体系、促进中医药传承与发展、广泛开展全民健身运动和保障食品药品安全等 8 个方面对推进"人人享有基本医疗卫生服务"战略目标的实现提出了具体要求，有利于其深度实施。

五、我国医疗卫生方针

随着我国经济的发展、科学技术的进步以及人民生活水平的提高，人们的健康观发生了很大的变化。人们开始追求更高更完善的卫生保健服务及高质量的生活。此外，随着工业化、城市化和人口老龄化进程的不断加快，与生态环境和人的生活方式密切相关的卫生问题日益加重，一些非传染性疾病，如心脑血管疾病、癌症、精神心理疾病等的患病率呈上升趋势。一些传染病、地方病仍然威胁着人们的健康，如性病发患者数逐年上升，成为新的公共卫生问题。

目前卫生事业的现状还有很多与经济建设和社会进步不相适应的地方。因此，卫生改革工作亟待深化。我国先后确立了两个卫生工作方针。第一个方针是 1952 年确立的"面向工农兵、预防为主、团结中西医、卫生工作与群众运动相结合"；第二个方针是于1997 年 1 月最后确立的我国医疗卫生保健的总目标和新时期医疗卫生保健的总方针，即"以农村为重点、预防为主、中西医并重、依靠科技与教育、动员全社会参与、为人民健康服务、为社会主义现代化建设服务"。

(一)中国医疗卫生保健的总目标

中国医疗卫生保健的总目标是，经过不断深化改革，到 2000 年，初步建立起具有中国特色的包括卫生服务、医疗保障、卫生执法监督的卫生体系，基本实现人人享有初级卫生保健，国民健康水平进一步提高。到 2010 年，在全国建立起适应社会主义市场经济体制和人民健康需求的、比较完善的卫生体系，国民健康的主要目标在经济较发达地区达到或接近世界中等发达国家的平均水平，在欠发达地区达到发展中国家的先进水平。

在中国中长期科学和技术发展战略有关人口与健康发展战略中指出，要实现以下几种战略转移：①前移战略，即观念前移、投入前移、研究前移；②下移战略，即将医疗卫生的重点转向城乡社区；③模式转变，需要意料外卫生模式转变为环境—社会—心理—工程—生物；④系统整合，学科内外、系统内外、全方位、立体化、多视角的整合，研究生命过程与疾病过程。

中国中长期科学和技术发展规划纲要(2006—2020 年)中提出了人口与健康要实现三个转变：①从注重城市医疗卫生研究到全面重视城乡社区医疗卫生保健研究。②从注重疾病诊治到对生命全过程的健康监测，重预防、治未病。③从注重机体本身研究到环境、社会、心理与机体交互作用综合研究。并提出今后的研究重点将为：城乡社区常见多发病防治；中医药传承与创新发展以及先进医疗设备与生物医用材料。2006 年初，中国政府又将发展以社区为中心的基层卫生建设作为建设及安全卫生保健体系的重要内容。

(二)新时期医疗卫生保健总方针

1. 以农村为重点
(1)落实初级卫生保健计划。
(2)积极稳妥地发展和完善合作医疗制度。
(3)加强农村卫生组织建设，完善县、乡、村三级卫生服务网，巩固与提高基层卫生队伍等。

2. 以预防为主
(1)各级政府对公共卫生和预防保健工作全面负责，加强机构的建设，保证必需的资金。
(2)认真做好食品、环境、职业、学校等方面的卫生工作。
(3)重视健康教育及依法保护重点人群(妇、幼、老年和残疾人)等。

3. 中西医并重
(1)加强领导，逐步增加投入，为中西药的发展创造条件。
(2)加强中西医的团结，互相学习，促进中西医结合。
(3)正确处理继承与创新的关系，坚持"双百"方针。
(4)积极发展中药产业，推进中药生产和质量的现代化、科学化管理等。

4. 依靠科技与教育
(1)突出重点，集中力量攻关，使我国卫生领域的主要学科和研究技术逐步接近或达到国际先进水平。
(2)办好医学教育，培养一支适应社会需求、结构合理、德才兼备的专业卫生队伍。
(3)加强职业道德教育，开展创建文明行业活动。
(4)动员全社会参与，包括早城乡开展爱国卫生运动，以实现为人民健康服务，为社会主义现代化服务。

第二节　护士在卫生保健中的作用

初级卫生保健是人们所能得到的最基本的保健照顾,包括疾病预防、健康维护、健康促进及健康服务它处于国家卫生保健体系服务于个人家庭及社区的第一线,尽可能地将防治与保健带入人们的生活工作中,并行成了连续性的健康照顾社区卫生服务是卫生工作的重要组成部分,是实现人人享有初级卫生保健目标的基础环节。在卫生服务体系中,护士承担着重要的预防保健及防病治病的责任 护士的角色不仅是服务者,更重要的是担负着人类健康教育者的重要角色。人民群众的健康需要护理专业人员更多帮助和支持护理工作渗透在健康保健服务的所有层面和阶段,发挥着越来越重要的作用。在健康保健活动中,护士需要与其他卫生保健人员密切合作,并与护理对象共同工作,才能完成其使命。

一、护士在健康促进中的作用

护理人员在健康促进中的作用是帮助护理对象自己去获得最佳的健康和适状态。护理程序是护士促进健康的基本工作模式,护士作为健康促进的倡导者、咨询者、教育者和健康促进服务的协调者与个体、家庭或群体共同工作,其作用主要表现在以下几方面。

(1)在健康生活方式、行为和态度方面,成为护理对象的角色榜样。

(2)促使护理对象参与护理活动,如护理评估、护理干预和目标评价等。

(3)教会护理对象有关增强适应性、改善营养、处理应激和密切人际关系的自护技能。

(4)帮助护理对象提高健康水平。

(5)教育护理对象成为有效率的卫生服务的利用者。

(6)帮助护理对角发展和选择健康促进活动项目或措施。

(7)指导护理对象有效处理健康问题和进行健康决策。

(8)强化护理对象的健康促进行为。

(9)倡导建立促进健康的社区环境。

二、护士在健康保护中的作用

健康保护不仅是社区护士的核心工作,也是医院护士重要的工作内容,护士作为健康保健的提供者、检查者、评价者、教育者和合作者等身份从事健康保护服务,其主要作用如下。

(1)控制传染病,包括预防传染病扩散,进行免疫接种,从而提高人们对传染病的抵抗力,如接种卡介苗等。

(2)健康普查以早期发现疾病,如为有乳腺癌家族史的妇女进行乳腺检查等。

(3)与其他人员合作执行环境安全措施,如指导家庭控制室内空气污染,帮助老年人布置安全的家庭环境等。

(4)维持患者正常的功能型态,如指导患者摄入营养膳食、维持良好的卫生和正常的排泄方式、充足的休息和睡眠,从而帮助患者保持正常的生活等。

(5)采取措施预防并发症,如预防感染、便秘、长期卧床所致的肌力丧失等。

课程思政

我国医护比倒置问题得到根本性扭转

"1949 年,我国卫生人才总量是 54.1 万。2018 年,这一数据达到 1230 万,年均增长 4.5%。"2019 年 9 月 26 日,国家卫生健康委员会卫生发展研究中心卫生人力研究部主任张光鹏介绍,我国卫生管理人员数量由新中国成立之初的两万余人增加到 50 余万人,增长了 24 倍。

人员数量激增的同时,人员质量也在稳步提升。张光鹏介绍,现今,整个卫生人才队伍中,本科及以上学历占 35%,中高级职称占 28%;人才结构不断优化,卫技人员占 77.5%,医护比倒置问题得到根本性扭转。同时,人才效能明显提升,2018 年总诊疗人次增加到 83.1 亿,入院人数为 2.5 亿。在人才培养方面,1952 年我国医学高校仅有 31 所,高校招生 6547 人,2018 年达到 768 所,高校招生 88.8 万人。在基层,1951 年大量培养卫生员、妇幼保健员和护士助理员,1985 年乡村医生和卫生员数量约有 125 万,2018 年基层卫生人员达 396.5 万人,每万人口拥有全科医生 2.22 人。

本章小结

WHO 提出的全球卫生保健的战略目标是"2000 年人人享有卫生保健"。初级卫生保健是人们所能得到的最基本的保健照顾,包括疾病预防、健康维护、健康促进及康复服务。

为实现 WHO 提出的"人人享有卫生保健"的国际承诺,满足人民日益增长的物质文化需要,基于对我国基本国情及卫生工作面临挑战的分析,原卫生部(现更名为卫健委)在 2008 年去全国卫生工作会议指出"人人享有基本医疗卫生服务"是我国卫生工作的重大战略目标。

客观题测验

主观题测验

第八章

护理工作中的人际关系与沟通

护理工作中的人际关系
与沟通PPT

学习目标

识记

1. 阐述人际关系的基本特征。

2. 阐述护患关系的基本模式。

3. 阐述沟通的基本要素。

4. 阐述护患沟通的特征。

理解

1. 理解人际关系、护患关系、人际沟通、护患沟通等名词。

2. 理解护患关系的建立过程。

3. 举例说明促进护患关系的方法。

4. 理解护患沟通的常用技巧。

5. 举例说明促进护患沟通的措施。

应用

1. 运用人际关系基本理论，处理护理工作中各种人际关系。

2. 正确运用人际沟通技巧开展有效护患沟通。

随着经济社会的不断发展、医疗护理水平的不断提高，人们的健康状况得到了很大的改善，人们的自我保护意识和维权意识也逐步增强，各种人际关系变得紧张而复杂，医疗纠纷及护理纠纷的发生呈现上升趋势。建立良好的人际关系，对于减少纠纷、提高护理质量显得尤为重要。

第一节　人际关系

预习案例

　　护士小李管理着一个艾滋病患者，患者对小李说："我从来没有想过我会患艾滋病，我不是同性恋、我不吸毒、我没有危险性行为，但我的生命却要结束了。"

思考

护士小王应该使用什么样的语言及非语言行为同患者进行沟通？

　　个体生活在社会中，必然要与他人接触，从而形成各种人际关系。人际关系是个体在社会中生存与发展的基本关系，反映个体或团体寻求社会需要满足的心理状态。明确人际关系的概念、特征、类型等，有助于建立和发展良好的人际关系。

一、人际关系的概念及特征

(一)人际关系的概念

　　人际关系(interpersonal relationship)有广义和狭义之分。广义的人际关系是指社会中所有人与人之间的关系以及人与人之间关系的一切方面，包括经济关系、政治关系、法律关系等；而狭义的人际关系是指在社会实践中，个体为了满足自身生存与发展的需要，通过一定的交往媒介与他人建立及发展起来、以心理关系为主的一种显在的社会关系。

(二)人际关系的特征

　　人际交往是个体的基本需要，其本质与特征密切相关，其特征性主要体现在以下几个方面。

1. 互动性(interaction)

　　互动性是指人们在精神及物质交往过程中，心理和行为方面的交往、交流，主要体现在如下3个方面。

　　(1)个人性(individuality)：是人际关系与社会关系的本质区别所在。社会关系是人们在共同的社会生活实践中形成的一切关系的总称，而人际关系则表现在具体个人的交往互动过程中。如在人际关系中，教师与学生、上司与下属的社会角色因素退居次要地位，而对方是否为自己所喜欢或自己是否乐意接受对方上升到主要地位。

　　(2)直接性(immediacy)：是指人际关系是人们在直接的，甚至是面对面的交往过程中形成的一种关系，关系中的人能切实感受到它的存在。

（3）情感性（emotional）：不同人际关系会产生不同情感体验，表现为相互接近、吸引的联合情感或相互对立、排斥的分离情感。

2. 心理性（psychological）

人际关系反映的是人与人之间的心理距离，而这种心理距离由个体社会需要的满足程度决定。如果双方在交往过程中都获得了各自社会需要的满足，相互之间就能产生人际间接近或友好的心理关系。反之，就会产生疏远或敌对的心理关系。

3. 明确性（clarity）

人在整个生命过程中要形成许多不同的人际关系。从纵向看，人一出生就自然构成母子、父子等血缘关系，上学后形成同学、师生关系，工作后形成同事关系，结婚后形成夫妻关系等；从横向看，每个人在同一时期，都同时扮演着多种角色。如一个人在工作岗位上是护士，在家里是妻子，在商店里是顾客，在公车上是乘客等。虽然人际关系多种多样，但每一种人际关系相互之间的关系明确。

4. 渐进性（progressive）

社会心理学家研究证明，人际关系会随着人们共同生活的历程按照一定的规律产生和发展，在人际交往中应遵循循序渐进的原则，不能急于求成。如个体与他人初次接触就询问对方隐私问题，就很可能引起对方的不安甚至反感。

5. 多面性（multi-faceted）

个体的社会生活受多方面因素影响，如文化背景、生活经历、知识结构、性格等，且各因素均具有一定差异，这就决定了在人际关系中个体的思维、情感、需要及行为的多面性与多层次性。此外，某些人际关系不单纯只与参与者两个人有关，还可能涉及第三者、第四者甚至更多的因素。

6. 动态性（dynamic）

一个人从出生到死亡的生命过程中不断发生着人际关系的变化，表现在性质、形态、交往模式等方面。例如一个人在家中是独生子，全家人都以他为中心，而在工作岗位上人际关系模式便发生了变化，不再以个人为中心，而变成了合作关系或领导关系，这就要求个体必须作出相应的调整来应对这种新的人际关系模式。

7. 复杂性（complexity）

人是自然及社会的统一体，复杂的生理、心理及社会因素决定了个体的复杂性，而由两个以上的人组成的人际关系更加复杂，表现为交往动机、交往心理、交往方式等多方面的复杂性。此外，人际关系的复杂性也体现在其社会性上，人际关系作为社会关系的一部分，必然要受生产关系及其他社会关系的影响，处于关系中的人会根据自身不同的社会背景来体验不同的人际关系。

二、人际关系的类型

按照不同的划分方式，可以将人际关系分为以下几种类型。

(一)根据交往发生的原因分类

根据形成人际关系的纽带，可以将人际关系分为血缘关系、地缘关系、业缘关系和泛缘关系。

1. 血缘关系

血缘关系是以血亲为联系纽带，以姻缘关系为基础所形成的人际关系，包括家庭关系、亲属关系、婚姻关系等。

2. 地缘关系

地缘关系是以人们生存的地理空间为背景而建立起来的人际关系，包括邻里关系、社区关系、城乡关系等。

3. 业缘关系

业缘关系是以人们所从事职业为基础而形成的人与人之间的关系，包括同事关系、干群关系、主客关系等。

4. 泛缘关系

泛缘关系是以特定的时间和空间为条件而形成的人际关系，具有偶然性和不确定性，如朋友关系、路人关系等。

(二)根据人际关系的控制程度分类

控制程度是指一个人在人际关系中，对引导及确定关系的愿望，包括以下3种关系。

1. 互补性

人际关系中一方处于支配地位，另一方处于顺从地位。

2. 对称性

人际关系的双方平均分享控制，双方差别不大。

3. 平行性

人际关系介于对称性和互补性之间，具有灵活性，双方控制地位可视情况而定。

(三)根据人际交往的需求分类

由于每个人都期望得到他人的支持、帮助和信赖，因此都具有人际关系的愿望和需求，这种需求分为3类。

1. 相容的需求

希望与他人来往、结交、建立并维持和谐关系的欲望，其行为特征为主动交往、容纳、归属、积极参加各种社会活动等。

2. 控制的需求

希望有权利与他人建立并维持人际关系的欲望，其行为特征为运用权力、权威来控制、支配和领导他人。

3. 感情的需求

在感情上希望与他人建立并维持良好关系的欲望，其行为特征为喜爱、友好、亲密、热情等。

三、人际关系的功能

人际关系是人们在社会生活中的交往关系，是人与社会相互作用的基本形态。因此，良好的人际关系不仅对个体的生存与发展有重要影响，而且对社会的发展有一定意义。

（一）人际关系的个体功能

人际关系的个体功能是指人际关系对个体的生理、心理、社会、文化、精神等各方面的作用与影响，主要体现在以下几个方面。

1. 发展自我意识

自我意识是个体对自身及自身与客观世界关系的意识，由知、情、意3种心理成分构成，即自我评价、自我体验和自我调节。人际关系对自我意识的作用主要表现在如下3个方面。

（1）形成客观的自我评价：自我评价是自我意识的认知部分，是个体对自身及自身与外部世界关系的判定。个体在与他人的交往过程中，通过了解他人对自身的态度及评价来正确认识自身，并加以完善。

（2）构成良好的自我体验：自我体验是自我意识的情感部分，是主体对自身的认识中引发的内心情感体验，如自信、自卑、自尊等。个体在人际交往中，可以从周围人对自身的喜欢与厌恶、接纳与排斥等态度中，体验到自尊与自卑、自爱与自贱等情感。

（3）作出正确的自我调节：自我调节是自我意识的意志部分，是个体对自身行为、活动和态度的调控。在各种人际关系中，个体会感受他人例如父母、领导、朋友等的期待，从而作出正确的自我调节来达到期待目标。

2. 促进社会化

社会化是个体在社会环境影响下，认识和掌握社会事物、社会标准的过程，通过这个过程，个体得以独立地参加社会生活。社会环境为个体提供了大量的社会性刺激，从而保证个体社会性意识的形成与发展。个体也通过人际关系，了解社会知识，增强自身的社会知识及能力，从而正确履行社会职责。

3. 增进身心健康

人际关系与个体的身心健康具有密切关系。人的许多需要都可以在人际交往中得到满足。良好的人际关系可以使人产生安全感、归属感和幸福感，获得精神上的愉悦与情感上的满足。不良的人际关系则会使人感到压抑与紧张、孤独与寂寞，使人的身心健康受到损害。

4. 促进行为改变

在人际交往过程中，一方面，个体会自觉调整自身的行为来推动人际关系的发展。另一方面，人际关系参与者之间会彼此作用，相互影响，产生行为改变。

（二）人际关系的社会功能

人际关系的社会功能是指人际关系对社会存在与发展产生的影响，主要体现在以下几个方面。

1. 社会发展的基础

个体间的人际关系构成了社会关系的基础。良好的人际关系不仅能促进社会各部门内部持续发展，还能保证社会各部门间的相互支持和协作，从而使社会整体协调发展。

2. 社会发展的保证

人际交往是个体心理、情感上的联系，是维系社会稳定发展的纽带。良好的人际关系可以净化社会氛围，创造良好的社会生活空间，避免人际冲突，化解人际矛盾，增强群体凝聚力，使社会处于和谐、稳定有序的状态之中。

3. 社会发展的动力

良好的人际关系有利于个体间传播健康的社会思想，规范个体行为，最大限度地发挥个体潜能，提高团队效率，从而推动社会稳定进步。

四、人际关系的形成和发展

人际交往双方相遇、相识、相知的发展过程可因个体差异有长有短。不同学者对人际关系的发展有不同理解。

(一)人际关系发展状态学说

莱文格和斯诺克(G. Levinger & G. Snoek)在 1972 年提出，人际关系从完全无关系到亲密关系要经过一系列的发展过程，并以人际关系状态图直观地描述了人际关系发展状态的一般规律。同时，社会心理学家奥尔特曼及泰勒(L. Altman & D. A. Taylor)于 1973 年对人际关系进行了系统研究后认为，良好人际关系的建立与发展要经历由浅入深四个逐渐深化的过程，这四个过程与人际发展状态相对应(表 8-1)。

表 8-1　人际关系的建立与发展过程

图解	人际关系状态	相互作用水平	人际发展过程
○　　○	零接触	零接触水平	
○→○	单向接触	开始注意水平	定向选择阶段
○←→○	双向注意		
○○	表面注意	表面接触水平	
○○	轻度卷入	情感卷入水平	情感探索阶段
○○	中度卷入		情感交流阶段
○○	深度卷入		稳定交往阶段

1. 零接触状态

此状态指双方尚未明确意识到对方的存在，双方完全无关，心理距离为零级，无任何感情联结。

2.开始注意状态

交往的真正开端，是人际建立的定向选择阶段，主要表现为对交往对象的注意、选择、认同等多种形式的心理及社会活动，分为两大类：

（1）单向注意状态：指一方开始注意到另一方的存在，试图了解对方，但尚无任何接触或联系。

（2）双向注意状态：指双方均注意到对方，但仍以旁观者的态度注意，没有直接接触。

3.表面接触状态

表面接触状态是指一方或双方受对方的吸引，主动接近对方，开始通过直接接触的方式形成表面接触的人际关系联结，但尚无任何感情卷入。此状态是双方的"第一印象"，对人际关系能否建立及发展具有重要意义。

4.情感卷入状态

情感卷入状态是指双方开始了情感交流及沟通，随着沟通的不断发展及深入，双方共同的心理领域被发现且彼此相互感知，表达并分享彼此的感觉、情感及愿望。按照情感融合的程度，可将人际关系状态分为三种。

（1）轻度卷入状态：指关系双方共同感受的心理领域范围较小，有一定的心理距离，情感联系处于较低水平，彼此间沟通仅局限于个人的情趣、爱好等较浅层次的内容，是人际发展的情感探索阶段。

（2）中度卷入状态：指关系双方感受到较多的共同心理领域，心理距离不断缩小，情感联系及融合范围逐渐扩大，开始将对方视为知己。随着沟通的深入，双方均愿意与对方分享自己的私人信息、意见及情感等深层次问题，是人际发展的情感交流阶段。

（3）深度卷入状态：指关系双方感受到许多的共同心理领域，心理距离不断接近，情感联系及融合达到相互依赖的程度，彼此间具有高度一致的感觉。双方无需任何语言就能完全理解对方的体验及感受，是人际发展中的稳定交往阶段。

值得注意的是，人际关系的发展虽然是一个渐进的过程，但在任何阶段都可能发生停滞。现实生活中，许多人际关系都停留在中度卷入阶段上往复循环，只有极少数能发展到深度卷入阶段。

（二）人际关系的平衡理论

1.含义

人际关系平衡理论又叫"A-B-X"理论（Newcomb's A-B-X Model），是一种关于认知过程中人际互动与认知系统的变化及态度变化之间的相互关系的假说，由美国社会学者纽科姆（T. M. Newcomb）于1953年提出。这一理论认为，人与人之间的关系，不仅由彼此的吸引力和交往所决定，还要牵涉到第三者（图8-1）。

A、B代表相关的两个人，X则表示沟通的客体（人、事、物或观念）。从图中可以看出：A与B和X之间构成了三角形的三个角。如果A、B存在友好关系，且对X的认识一致，那么A-B-X模型就形成一个稳固的等腰三角形。A与B之间的吸引力越小，A

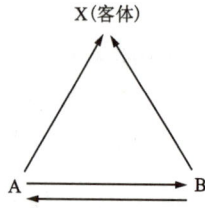

图8-1 纽科姆的"A-B-X"理论

与 B 之间的距离就越大，但是为了保证这个模型对称，必须维持 A-X 和 B-X 这两条边对等的关系。如果 A 和 B 对 X 产生了不同的认识，那么 A-X 和 B-X 就无法形成对等关系，A-B-X 模型就会失去对称和平衡，而 A-B 之间的失衡关系会加速 A 和 B 关于 X 的不一致观点。

（1）平衡关系的4种情况（图8-2）。

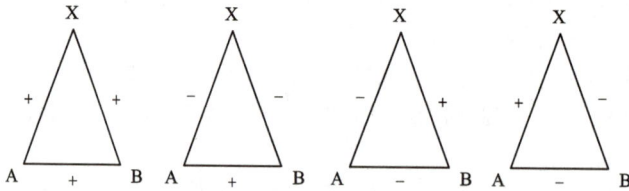

图8-2 平衡关系的四种情况

1）B 喜欢 A，A 喜欢 X，于是 B 也喜欢 X。

2）B 喜欢 A，A 不喜欢 X，于是 B 也不喜欢 X。

3）B 不喜欢 A，A 不喜欢 X，于是 B 喜欢 X。

4）B 不喜欢 A，A 喜欢 X，于是 B 不喜欢 X。

（2）不平衡关系的4种情况（图8-3）。

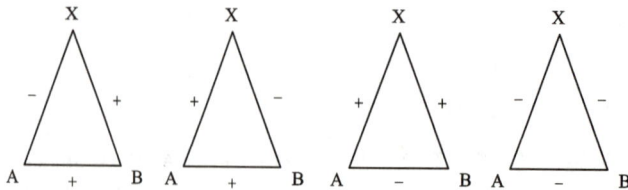

图8-3 不平衡关系的四种情况

1）B 喜欢 A，A 不喜欢 X，而 B 喜欢 X。

2）B 喜欢 A，A 喜欢 X，而 B 不喜欢 X。

3）B 不喜欢 A，A 喜欢 X，而 B 也喜欢 X。

4)B 不喜欢 A，A 不喜欢 X，B 也不喜欢 X(负相关)。

三者相乘为正，则三者关系协调，处于平衡状态，反之三者关系不平衡，甚至紧张、敌对，需要加强沟通，改变态度，恢复平衡。

2. 种类

了解人际关系在什么条件下失去平衡，以及如何创造条件来达到新的平衡，应首先应了解人际关系达到平衡的种类。具体包括以下几种平衡。

(1)自觉平衡：是指人际关系出现不平衡状态之后，关系双方能够依靠关系本身的基础，进行内部调节，使关系重新恢复平衡状态。这种平衡方式主要出现在人际吸引对于人际需要的补充和调节中，关系双方情感基础较好，能主观能动地实现人际关系的平衡。

(2)主动平衡：是指人际交往中，交往双方从明确的共同目标出发，调整自己的需要，以适应对方的平衡方式。这种平衡方式主要出现在社会群体和组织中，关系双方以共同目标进行自我约束，从而实现人际关系平衡。

(3)消极平衡：是指交往双方在人际交往所迫的情况下，通过不情愿地牺牲个人利益和需要来实现人际关系的平衡。这种平衡的特点是有人际需要，无人际吸引，关系的情感基础薄弱，在利益驱动下被迫、违心地实现人际关系的平衡。

五、人际关系的社会心理基础

人际关系发展过程中会受到许多心理因素的影响。人际关系心理学在搜集人际关系心理方面客观事实的基础上，运用现代心理学研究方法探讨人际关系心理方面的客观规律。因此，要处理好人际关系就必须学习和掌握相关的心理学知识。

(一)社会认知

社会认知(social cognition)的概念最初由美国心理学家布鲁纳(J. S. Bruner)于 1947 年提出，是指交往主体对自身、他人以及自身与他人关系的认知，是个体推测与判断他人心理状态、行为动机及意向的过程，包括感知、判断、评价和推测等一系列心理活动过程。在社会生活中，人们由于各自经历的不同，形成不同的社会认知结构。因此，即使同样的社会刺激，不同的人也会形成不同的社会认知。它具有以下特征：

1. 选择性

选择性是指在人际交往过程中，个体以固有的社会认知为基础，选择性地接受对方的信息进行加工，从而形成对他人的印象。在认知信息的选择过程中，容易被选择且对印象形成起关键作用的特质称为中心特质，不容易被选择的特质称为边缘特质。

2. 互动性

社会认知是认知者与被认知者之间的互动过程，认知者在获得对方知觉信息时，被认知者不是等待被感知，而是通过自身的言行举止、衣着修饰来改变认知者对自身的印象，这种有意识地控制他人对自身印象形成的过程，称为印象装饰。但如果一个人在人际交往中过分修饰，如过分利用服装、首饰等显示自己的身份与地位，会使人产生"做作"的感觉。

3. 一致性

一致性是指个体将认知对方作为一致性的认知对象来观察，即使认知对象的信息来自相互矛盾的两个方面时，个体为了消除这种矛盾的认知，会通过寻求更多信息做进一步认知或增减部分细节，从而形成一致的印象。

4. 主观性

在社会认知过程中，个体最初会根据自身以往的知识经验，在有限信息的基础上对他人作初步的判断、评价和推论。这种评价必然会受到自身原有认知结构的影响，带有一定的主观评估性。

社会认知偏差（social cognitive bias）是指在社会认知过程中，认知者会受到交往环境等复杂因素的影响，在所获取的零散信息或有限资料基础上，形成对认知对象的片面印象，造成偏差。这些偏差一般具有一定的社会心理规律：

1. 首因效应（primary effect）

首因效应又称第一印象（first impression），指交往双方第一次接触时根据对交往对象的直觉观察进行归因判断与评价后而形成的最初印象。第一印象的形成导致在总体印象形成上，最初获得的信息比后来获得的信息具有更重要的影响，且最初获得的信息对后来获得的信息的理解和组织有强烈的定向作用，这是因为个体在初次交往过程中总是集中注意力，所以印象特别深刻，而对于后继的信息，个体的注意力会下降。

2. 近因效应（recent effect）

近因效应是指在总体印象的形成上，新近获得的信息比原来获得的信息影响更大。首因效应与近因效应在社会认知过程中都起着重要的作用，但在不同条件下的作用有所不同，其主要规律为：①当两种信息连续出现时，首因效应明显，当两种信息断续出现时，近因效应较为突出。因此，在与陌生人交往时，首因效应起较大作用，而在与熟人交往时，近因效应有较大影响。②首因效应及近因效应与认知主体的个性特点有关。一个人心理上开放、灵活，则倾向于产生更多的近因效应。相反，如果一个人缺乏足够的适应性和应变能力，首因效应则会占优势。

3. 晕轮效应（halo effect）

晕轮效应又称光环效应，是指在人际交往中从对象的某种特征推及对象的总体特征，包括正晕轮及负晕轮。正晕轮是对个体好印象的推广；负晕轮是对个体坏印象的泛化。晕轮效应实际上是在人际交往中个体主观判断泛化、扩张和定型的结果，也是人际认知过程中普遍存在的一种心理现象。

（二）人际吸引

人际吸引（interpersonal attraction）又称人际魅力，是人与人之间产生的彼此注意、欣赏、倾慕等心理上的好感，从而促进人与人之间的接近以建立感情的过程，表现为心理距离的缩短，是人际交往的第一步。

人际吸引受多方面因素的影响，如价值观、空间、信念等。根据心理学家的大量研究和人际交往实验结果，可将其主要影响因素归纳为以下几类。

1. 接近吸引

人与人之间的空间距离以及个体特征是影响人际吸引的重要因素。一般来说，生活上空间距离较小，特征相似的人比较容易互相吸引。

(1)空间距离接近：在其他因素不变的情况下，空间距离上的邻近能够导致人们之间的吸引与喜欢，尤其在交往早期更是如此。现实生活中，同一寝室的室友，同一科室的同事容易成为好朋友。这是由于空间距离接近，接触机会与感情交流增多，彼此间容易了解。

(2)个体特征接近：在人际交往中，相似的个体特征如态度、信念、经历、兴趣、价值观念、生活态度等方面都能引起不同程度的人际吸引。原因在于，个体特征相似的双方对问题的看法具有相似性，能够产生心理上的共鸣，从而拉近心理距离。心理学家贝尔勒(D. Byrne)在1961年所做的研究中发现，在所有特征中，态度和观点具有特殊意义，高度决定了人际吸引的程度。

2. 相互性吸引

在人际关系中，个体需要及个性的互补、相互尊重、相互接纳等因素均影响人际吸引的深度及强度。

(1)相补吸引：需要是人际交往的原动力。交往双方的需要与满足成为互补关系时，就会产生强烈的吸引力，从而形成良好的人际关系并保持稳定。互补的范围不仅包括能力、情感等精神方面，也包括利益、金钱等物质方面。

(2)相悦吸引：一般来说，人们都喜欢同样喜欢自己的人。相悦吸引主要表现为人际交往双方在情感上的相互接纳、肯定与赞同，从而减少了人际间的摩擦事件与心理冲突，有利于建立良好的人际关系。

3. 个人特质吸引

个人特质如个体的仪表、才华、能力、个性等通过心理内化，对人际吸引产生影响。

(1)仪表吸引：个体对交往对象进行感知觉时，首先通过对仪表的观察来决定对其的好恶，特别是在第一次交往后对能否进行下次交往有决定作用。仪表包含先天及后天素质，如身材及容貌属于先天素质，而衣着、气质、风度、修养等属于后天素质。因此，仪表在一定程度上也反映了个体的内在素质，从而产生晕轮效应，影响人际关系的进一步发展。

(2)才能吸引：一般情况下，人们倾向于喜欢有能力、有才干、有水平或有某种专长的人，这是因为人人都有一种寻求补偿、追求自我完善的欲望。但在一个群体中最有能力的人往往不是最受欢迎的，这是由于个体过于优秀时会对他人造成一定的心理压力，让人产生"己不如人"的心理，使人敬而远之。心理学家阿郎逊(Aronson)等人在1978年的实验中表明，才能出众但犯有小错误的人被评为最有吸引力者。因此，才能与吸引力在一定范围内成正比关系，但超出这个范围，才能变成为造成压力的因素，使他人倾向于逃避或拒绝。

(3)品质吸引：个性品质对人际关系具有无与伦比的影响力，且这种影响作用持续而稳定。心理学家安德森(Anderson)在1968年的研究中表明，最受喜爱的六种个性品质分别为真诚、诚实、理解、忠诚、真实及可信。

(三)心理方位

心理方位(psychological position)是指人际交往的双方在互动过程中产生的心理上的主导性及权威性的程度,是评价和衡量人际关系的基本指标之一。人际关系中的心理方位包含两种状态,即心理差位关系和心理等位关系。心理差位关系是指人际交往中一方在心理上具有主导性和权威性,交往双方心理上具有上下之分的关系。心理等位关系是指交往双方心理上没有心理等级的差异。心理等位关系是指交往双方心理上没有心理等级的差异,心理差位关系可以根据其程度的不同划分为四个等级。

1.微弱差位

微弱差位是指下位者对上位者的意见较尊重,但可以根据自身的主观意愿决定是否照办,如有不同意见,可以向对方坦率提出甚至立刻做出反向行为。

2.中强差位

中强差位是指下位者对上位者的意见尊重,且能照办。如有不同意见,可以向对方委婉提出,当对方坚持自己的观点时,会按照要求行事,保留自己的看法。

3.显著差位

显著差位是指下位者对上位者的意见立即照办,即使有不同意见也不当面提出,仅在心里有一定的保留。

4.超强差位

超强差位是指下位者对上位者的意见绝对服从,完全不存在任何怀疑。

(四)心理距离

心理距离(psychological distance)是指人际交往双方因情感亲疏程度而表现出的人际间心理距离的变化。人际间的心理距离接近,称为正性人际关系,用心理相容性表达;反之,称为负性人际关系,用心理相斥性表达。人际关系的心理距离根据心理距离、行为指标及交往模式划分为正负等级共 9 级,可作为对人际关系进行心理决策的重要依据。

1.正性心理距离

按照心理距离尺度,可以将正性人际关系的心理距离由近到远分为四个等级。

(1)四级:心理距离最近,也称为亲密距离,关系如知心朋友。双方极度信任,交往亲密频繁,可向对方袒露所有个人隐私。行为表现为设身处地为对方着想,主动向对方提供忠诚帮助,不图回报,甚至牺牲自身的利益来维护对方。

(2)三级:心理距离很近,也称为私人距离,关系如好朋友。相互信任,交往多,向对方袒露一切不影响个人的隐私。行为表现为能主动向对方提供帮助,不图回报,甚至牺牲自身的部分利益来维护对方。

(3)二级:心理距离较近,也称为社交距离,关系如普通朋友。双方较信任,交往模式为礼尚往来。行为表现为能主动向对方提供帮助,但有回报的期望。

(4)一级:心理距离一般,也称为公共距离,关系如初次相识的人。双方交往模式为萍水相逢,不会向对方袒露心声。行为表现为双方心理上有一些好感,有再次交往的意图。

（5）零级：心理距离无所谓，关系如匆匆过客。交往模式互不相干。行为表现为双方心理上没有感觉，无再次交往的欲望。

课程思政

将积极心态带到护理工作中

面对工作、问题、阻碍、难题和责任时，应抱着可能成功的心态出发，积极地思考并采取行动措施，并且用尽全力做好。这些也就是可能性、积极性以及肯定性的相关思维。它主要是指做事时应抱着积极向上的心态，可以说这是一种生活态度，同时也是人生观、价值观的体现。

2.负性心理距离

按照心理距离尺度可以将负性人际关系的心理距离由近到远分为四个等级。

（1）一级：心理距离稍远，关系如"对手"。交往模式为双方互不来往，心理上有一定的隔膜。行为表现为双方尚能同处一室，但一方有较差的言行时，双方会发生矛盾。

（2）二级：心理距离较远，关系如"冤家对头"。交往模式为双方针锋相对，心理上有排斥及对抗情绪。行为表现为双方有内隐的冲突，矛盾较突出。

（3）三级：心理距离很远，关系如"劲敌"。交往模式为双方势不两立，心理上有强烈的排斥情绪。行为表现为双方冲突表面化，有报复之心，但一般不采取极端的行为。

（4）四级：心理距离最远，关系如"宿敌"。交往模式为双方剑拔弩张，心理上有恨之入骨的感觉。行为表现为随时想将对方置于死地，攻击等极端行为。

第二节　护患关系

护理服务过程中涉及多方面的人际关系，但其本质是以患者为中心延伸开来的，即护患关系。护患关系是护理人际关系的核心，也是影响护理人际关系平衡的最重要因素。因此，了解护患关系的内容、特征等，可以很好地认识其存在的问题，对建立和谐的护患关系具有重要意义。

一、护患关系的概念及特征

（一）护患关系的概念

护患关系（nurse-patient relationship）是一种人际关系，是护理工作过程中护士与服务对象在相互尊重并接受彼此文化

微课：护患关系与沟能

差异的基础上，形成和发展的一种工作性、专业性和帮助性的人际关系，是帮助者与被帮助者之间的关系。有时还是两个系统之间的关系，即帮助系统（包括与患者相互作用

的护士和其他工作人员）和被帮助系统（包括寻求帮助的患者和家属、重要成员等）之间的关系。

（二）护患关系的特征

护士与患者的双向关系在特定的背景下形成，以一定的目的为基础。因此，护患关系有其自身的特性，具体表现为如下几个方面。

1. 工作关系

护患关系是护士为了满足护理工作需要，与服务对象交往的一种职业行为。不管服务对象是何种身份、年龄、性别、职业，护士都要一视同仁，与之建立良好关系，并给予帮助，满足服务对象的需要。

2. 以服务对象为中心

护患关系以保证服务对象的身心健康为目的，因此，护患交往都必须以解决服务对象的护理问题为核心，已维护和促进服务对象的健康为宗旨，一对服务对象的影响为评价标准。

3. 多方位的人际关系

护患关系不仅局限于护士与服务对象之间，还涉及医生、亲属、后勤人员及行政人员等，这些关系会多角度、多方位地影响护患关系。

4. 短暂的人际关系

护患关系实在护理服务过程中存在的一种人际关系，护理服务结束，这种人际关系就会结束。

二、护患关系的基本内容

和谐的护患关系是良好护理人际关系的主体，并能影响其他人际关系，护患关系主要包括以下几个方面。

（一）技术性的关系

技术性的关系是指护患双方在一系列的护理技术活动中所建立起来的，以护士拥有相关护理知识及技术为前提的一种帮助性关系。护士一般是具有专业知识和技能的人，处于主动地位，在技术上帮助患者（输液、注射等），是护患关系的基础，如果你技术熟练，则很快可以博得患者的信任。相反，患者则很难信任你。

（二）非技术性关系

非技术性关系是指护患双方受社会、心理、教育、经济等多方面的影响，在护患交往过程中所形成的道德、利益、法律、价值等多方面的关系，是护患关系最本质、最重要的方面。主要包括如下几个方面的关系。

1. 道德关系

道德关系是非技术关系中最重要的内容。由于护患双方所处的地位、环境、利益、文化教育以及道德修养的不同，在护理活动中，对一些问题和行为的看法及要求也会有所不同，为了协调矛盾，必须按照一定的道德原则和规范来约束自己的行为。另外，建立良好的护患关系，护患双方一要尊重对方的人格、权利，二要注意适度，掌握好分寸，禁止与患者拉关系、谈恋爱，要自尊、自重、自爱。

> **课程思政**
>
> **互相尊重，获得双赢**
>
> 　　古人云"爱人者人恒爱之，重人者人恒重之"，尊重他人，本就是一件快乐的事。在人与人的交往中，尊重是非常重要的礼仪，尊重他人，不仅仅代表了我们内心的态度，同时也是可以获得他人的回报，使自己的心灵快乐的行为。新冠肺炎横行，奋战在抗疫一线的护士与患者友好相处，这可以激励护理专业学生热爱本职工作，让他们了解到护理工作也可以变成一门优雅的艺术，学会主动尊重、关心和体谅患者。

2.利益关系

利益关系是指在相互关心的基础上发生的物质和精神方面的利益关系，需要注意的是，利益关系的满足必须以维护服务对象的健康及利益为前提。患者的利益表现在支付了一定的费用之后，满足了解除病痛、求得生存、恢复健康等切身利益的需要。护理人员的利益表现在付出了身心劳动后所得到的工资、奖金等经济利益，以及由于患者的康复所得到的精神上的满足和欣慰，提高了自己工作上的满意度。

3.法律关系

患者接受护理和护理人员从事护理活动都受到法律保护，侵犯了患者和护理人员的正当权利都是法律所不容许的。

4.价值关系

护理人员运用护理知识和技能为患者提供优质服务，履行了对他人的道德责任和社会义务，实现了个人的社会价值，对社会做出了贡献。而患者恢复了健康，重返了工作岗位，又能为社会做出贡献，实现其社会价值。

5.文化关系

护理活动以文化背景为基础。护理人员要尊重服务对象的宗教信仰及风俗习惯，时刻注意自己的语言、举止及表情，对不同文化背景的服务对象采用不同的沟通方式，以建立良好的护患关系。

三、护患关系的基本模式

1976 年，美国学者萨斯和荷伦德提出了三种医患关系模式，这种模式同样也适用于护患关系。一般根据护患双方在共同建立及发展护患关系过程中所发挥的主导作用、各自所具有的心理方位、主动性及感受性等因素的不同，可以将护患关系分为三种基本模式。

（一）主动—被动型

这是一种最常见的单向性的，以生物医学模式及疾病的护理为主导思想的护患关系模式。这种护理模式的特征为"护士为服务对象做什么"，护士具有绝对的权威性，能够完全实施计划，这也是此模式的优点。但此模式的不足之处是忽视了患者在疾病中的能动性，患者无法参与意见，不能表达自己的愿望，患者的积极性调动不出来。所以，对于这类全依赖型的患者，护士要加强责任心，勤巡视。但目前一般来说，不提倡采用这种模式。

这种模式主要适用于对昏迷、休克、全麻、有严重创伤及精神病的服务对象进行护理时的护患关系。一般此类服务对象部分或完全失去正常思维能力，需要护士有良好的护理道德、高度的工作责任心及对服务对象的关心和同情，使服务对象在这种单向的护患关系中，能够很快战胜疾病，早日康复。

（二）指导—合作型

这是一种微弱单向，以生物医学—社会心理及疾病的护理为指导思想的护患关系模式，其特征是"护士教会服务对象做什么"。护患双方在护理活动中都应当是主动的，其中以执行护士的意志为基础，决定护理方案和指导措施，指导缓解症状、促进康复的方法，但患者可以向护士提供有关自己疾病的信息，同时也可提出要求和意见。

这种模式主要适用于清醒的、急性、较严重的患者。因为此类服务对象神志清楚，但病情重，病程短，对疾病的治疗和护理了解少，需要依靠护士的指导以便更好地配合治疗及护理。此模式的护患关系需要护士有良好的护理道德，高度的工作责任心，良好的护患沟通及健康教育技巧，使服务对象能在护士的指导下早日康复。

（三）共同参与型

这是一种双向性的，以生物医学-社会心理模式及健康为中心的护患关系模式。其特征为"护士帮助服务对象自我恢复"，这种模式的护患关系是一种新型的平等合作的护患关系。护患双方共同探讨护理疾病的途径和方法，在护理人员的指导下充分发挥患者的积极性，并主动配合，亲自参与护理活动，促进健康及社会功能的恢复。

这种模式主要适用于对慢性病服务对象的护理。服务对象不仅清醒，而且对疾病的治疗及护理比较了解。此类疾病的护理常会涉及帮助服务对象改变以往的生活习惯、生活方式、人际关系等。因此，需要护士不仅要了解疾病的护理，而且要了解疾病对服务对象的生理、社会、心理、精神等方面的影响，设身处地地为服务对象着想，以服务对象的整体健康为中心，尊重服务对象的自主权，给予服务对象充分的选择权，以恢复服务对象在长期慢性的疾病过程中丧失的信心及自理能力，使服务对象在功能受限的情况下有良好的生活质量。

以上3种护患关系模式在临床护理实践中不是固定不变的，护士应根据患者的具体情况、患病的不同阶段，选择适宜的护患关系模式，以达到满足患者需要、提高护理水平、确保护理服务质量的目的。

四、护患关系的建立过程

护患关系是一种以服务对象康复为目的的特殊人际关系，其建立与发展并非由于护患之间相互吸引，而是护士出于工作的需要，服务对象出于健康需要接受护理而建立起来的一种工作性的帮助关系。因此，护患关系的建立既要遵循一般的人际关系建立的规律，又与一般的人际关系的建立及发展过程有一定的区别。良好护患关系的建立与发展一般分为以下三个阶段：

（一）观察熟悉期

观察熟悉期指服务对象与护士初期的接触阶段，此期在护士与患者一见面就开始了。护患关系初期的主要任务是护士与服务对象之间相互了解、建立信任关系。护患双方在自我介绍的基础上从陌生到认识，从认识到熟悉。护士在此阶段需要向服务对象介绍病区的环境及设施、医院的各种规章制度、与治疗护理有关的人员等。护士也需要初步收集有关服务对象的身体、心理、社会文化及精神等方面的信息及资料。在此阶段，护士与服务对象接触时所展现的仪表、言行及态度，在工作中体现出的爱心、责任心、同情心等第一印象，都有利于护患间信任关系的建立。

（二）合作信任期

护士与服务对象在彼此信任的基础上开始了护患合作。此期的主要任务是运用护理程序解决服务对象的生理、心理、社会、精神、文化等多个层面的健康问题，满足服务对象的健康需要。因此，护士需要与服务对象共同协商制订护理计划，与服务对象及有关人员合作完成护理计划，并根据服务对象的具体情况修改及完善护理计划。在此阶段，护士的知识、能力及态度是保证良好护患关系的基础。护士应该对工作认真负责，对服务对象一视同仁，尊重服务对象的人格，维护服务对象的权利，并鼓励服务对象充分参与自己的康复及护理活动，使服务对象在接受护理的同时获得有关的健康知识，逐渐达到自理及康复。此期的主要影响因素为护士的专业知识、专业技能及专业态度。

> **课程思政**
>
> ### 信任是交往的基础
>
> 受人于信，被人取信，得言而有信，说得到，做得到，一言既出，驷马难追，受人之托，尽力而为，肝胆相照，义不容辞，做事务实，担起责任，责无旁贷，在所不辞。人与人之间，重在信任、诚信与理解。为人不被信任，难以被人托付重任。

（三）终止评价期

护患之间通过密切合作，达到了预期的护理目标，服务对象康复出院时，护患关系将进入终止阶段。通常情况下此期是最为融洽、和谐的阶段，经过精心的治疗和护理，患者病情好转或基本康复，护士应该在此阶段来临前为服务对象做好准备。护士需要进行有关的评价，如评价护理目标是否达到，服务对象对自己目前健康状况的接受程度及满意程度，对所接受的护理是否满意等。护士也需要对服务对象进行有关的健康教育并接受咨询，然后根据服务对象的具体情况制订出院计划或康复计划。此期的主要影响因素为服务对象的满意度以及健康教育的方法和技巧。

五、改善护患关系的方法

护患关系是一种专业性的帮助关系，良好的护患关系不仅可以帮助患者战胜疾病、恢复身体健康，而且对保障及恢复患者的心理健康十分重要，在促进护患关系向良性方向发展的过程中，护士起着主导作用，因此护士必须掌握改善护患关系的方法和技巧。

"杏林春暖"的由来

1. 提高业务水平，维护双方权益

精湛的业务水平不仅可以增加患者的信任感，有助于护患关系的建立，也是保障护患双方合法权益的重要条件。护士是维护患者权益的主导者，必须为患者提供安全的护理服务。

2. 注重人文关怀，尊重患者意愿

当今社会医疗护理技术飞速发展，但是总有一些情况会触及医疗护理边界，此时体现人文关怀，尊重患者意愿就显得尤为重要。

3. 主动沟通交流，鼓励共同决策

主动与患者沟通交流，提供疾病相关信息，鼓励患者参与决策，不仅可以帮助患者缓解焦虑、平复情绪，而且可以增强患者对护士角色功能及护理工作的认识，有助于消除角色定位模糊对护患沟通造成的影响，更好地满足患者的需求。

4. 强化安全文化，避免责任冲突

许多疾病的发生与人们的不健康行为有关，事实上这些不健康的行为可以通过医务人员的卫生宣教和健康指导而得以纠正。对于已经发生的健康问题，通常可以通过有效的护患沟通得到解决，因此护士应该注重护理文化安全理念对患者健康的影响。

5. 讲究职业修养，克服交往阻抗

护士应该不断提高自身职业道德修养，注意控制不良情绪，在与患者沟通过程中尊重对方，注意运用语言及非语言沟通技巧，不把个人观点强加给患者，解除其阻抗心理。

第三节 人际沟通

一、沟通的概念

沟通（communication）是人与人之间、人与群体之间思想与感情的传递和反馈的过程，以求思想达成一致和实现感情的通畅。护患沟通是护士与服务对象之间的信息交流

及相互作用的过程。所交流的内容是与服务对象的护理及康复直接或间接相关的信息，同时也包括双方的思想、感情、愿望及要求等方面的沟通。

二、沟通的意义

1. 信息沟通

人与人之间通过人际沟通交流信息，既可以将信息传递给他人，又可以获得自己需要的信息。

2. 心理保健

人们通过沟通可以诉说自己的喜怒哀乐，促进双方的情感交流，增加个人的安全感，消除孤独、空虚等情绪，使人心情愉悦、精神振奋，维持正常的精神心理健康。

3. 自我认识

人与人之间通过不断的交往与沟通，为个体提供大量的社会性刺激，不仅有利于个体社会性意识的形成与发展，而且在个体与他人的比较中可以更好地认识及完善自己。

4. 建立及协调人际关系

通过沟通人们明确了在社会中需要遵循的团体规范和社会行为准则，规范自身的社会行为，保证社会处于和谐、稳定、有序的状态之中。

5. 改变知识结构、态度及能力

在与他人交往和沟通过程中，可以获得对自己有意义的知识、信息和社会经验，从而改变自己的知识结构，提高综合能力。此外通过与他人交换意见，分享思想及感受，可以改变自己原有的态度，对人、事、物形成正确的认识。

三、沟通的基本要素

根据 Hein1973 年提出的理论，沟通的基本要素包括沟通当时的情景、信息的发出者、信息、信息的接收者、途径、反馈。完整的沟通过程一般由这六个基本要素构成：

1. 沟通当时的情景

沟通当时的情景是指互动发生的场所或环境，是每个互动过程中的重要因素。包括：物理的场所、环境，如公共汽车上、开会的时候等；沟通的时间和每个互动参与者的个人特征，如情绪、经历、知识水平等。

2. 信息的发出者

信息的发出者是指发出信息的人，也称作信息的来源。

3. 信息

信息是指信息发出者希望传达的思想、感情、意见和观点等。信息包括语言和非语言的行为，以及这些行为所传递的所有影响语言使用的音调、身体语言，如面部表情、姿势、手势、抚摸、眼神等，都是发出信息的组成部分。

4. 信息的接收者

信息的接收者是指信息传递的对象，即接收信息的人。

5. 途径

途径是指信息由一个人传递到另一个人所通过的渠道，是指信息传递的手段。如视觉、听觉和触觉等。这些途径可同时使用，亦可以单独使用。但同时使用效果好些。在与患者的沟通交流中，应尽最大努力，使用多种沟通途径，以便使患者有效地接收信息，促进交流。

6. 反馈

反馈是指信息由接收者返回到信息发出者的过程，即信息接收者对信息发出者的反应。有效的、及时的反馈是极为重要的。例如，当碰到患者打招呼时，要及时点头或回应"你好"，否则会让患者认为护士对其漠不关心，降低双方之间的信任程度。所以，我们在交流时，要及时反馈，并把患者的反馈加以归纳、整理，再及时地反馈回去。

四、沟通的层次

鲍威尔认为，根据人际交往中交往双方的信任程度、信息沟通过程中的参与程度及个人希望与别人分享感觉的程度的不同，可以将沟通分为以下几个层次：

1. 一般性交谈

一般性交谈是指一般肤浅的、社交应酬的开始语，如"你好""今天天气真好""你吃过饭了吗?"之类的口头语，这种话在短时间内使用会有助于打开局面和建立友好关系，但不能千篇一律地问候，而不进入深一层次的交谈。要尊重患者，讲礼貌是同患者谈话最基本的态度，这不仅反映了护士的职业素质，而且也是尊重患者的表现。

2. 陈述事实

陈述事实是指报告客观的事实，没有参与个人意见，或牵涉人与人之间的关系。在此层次，主要是让人们叙述，他人或护士不要用语言或非语言性行为影响他继续往下讲。注意观察患者交谈时的态度如何，是高兴、快乐、焦虑、抑郁等，及患者对环境的熟悉程度、个人爱好、饮食情况及患者的家庭经济情况，对这些细微的观察做出判断以"对症下药"，安抚患者的心理。

3. 交流各自的意见和判断

在此层次一般双方都已建立了信任，可以互相谈自己的看法，交流各自对问题或治疗的意见，作为帮助者的护士应注意不能流露不同或嘲笑的意思，以免影响患者对你的信任。要用友善的态度从理解患者的角度，说出使患者的心情舒畅或感到安慰的具体感受。

4. 交流感情

这种交流是很有帮助的，但只有在互相信任的基础上，有了安全感才比较容易做到，人们会自然愿意说出自己的想法和对各种事件的反应。为了给患者创造一个适合的感情环境，护士应做到坦率、热情和正确地理解患者来帮助他建立信任感和安全感。交谈应注意技巧，不同年龄、不同文化素养、不同性别、不同家庭、工作环境以及不同疾病的患者，应采用适当的语言文字内容及不同的表达方式以求恰到好处。如与了解医学知识、文化层次较高的患者交谈时，可使用医学术语，讲哲学道理；如与不懂医或农村患者交谈时，则应避免使用医学术语，语言要简单、通俗易懂；如与老年人交谈时，应和他们平等相处，视他们为长辈，对他们表示尊重；与患儿交谈时，应更多地给他们爱护、抚摸。

5. 共鸣性沟通

共鸣性沟通是沟通的最高层次，沟通的高峰是一种短暂的、完全一致的感觉，很少有人能达到这一层次，也不会维持多长时间，只有在第 4 层次时，偶尔自发地达到高峰。

五、沟通的方式

按照沟通方法不同分为语言沟通和非语言沟通。

(一)语言沟通

使用语言、文字或符号进行的沟通称为语言性沟通(verbal communication)。语言性的沟通一般根据语言及文化的不同而组成正式的语言结构系统。语言沟通可分为书面语言及口头语言。收集患者的健康资料，了解患者需求以及护理措施的实施都依赖于语言交流。语言交流是最常见的沟通形式，在所有的沟通形式中最有效、最有影响力。

1. 书面语言

书面语言是指以文字及符号为传递信息的工具的交流方法，如：报告、信件、文件、书本、报纸、电视等都是书面的沟通方式。书面沟通不受时空限制，具有标准性及权威性，并便于保存，以便查阅或核查。

2. 口头语言

口头语言是指以言语为传递信息的工具，包括交谈、演讲、汇报、电话、讨论等形式。

3. 类语言

类语言是指伴随沟通所产生的声音，包括音质、音域及音调的控制、嘴形的控制，发音的清浊、节奏、共鸣、语速、语调、语气等的使用。类语言可以影响沟通过程中人的兴趣及注意力，同时不同的类语言可以表达不同的情感和态度。

使用语言沟通时，要注意力求表达准确，注意选择准确的词汇、语气、标点符号、注意逻辑性及条理性，必要时加上强调性的说明，以突出重点。

(二)非语言沟通

非语言沟通(non-verbal communication)是借助非语言符号，如人的仪表、服饰、动作、表情、空间、时间等，以非自然语言为载体所进行的信息传递，是语言沟通的自然流露和重要补充，能使沟通信息的含义更明确、更圆满。社会心理学家认为，几乎一切非语言的声音和动作都可以用作交往的手段。他们认为：一个信息产生的影响，只有 7% 是语言的，38% 是嗓音的，55% 是非语言的。

非语言沟通是人际沟通的重要方式之一，并贯穿于人们生命的全过程。如胎儿在母体里就开始通过触觉和听觉器官了解母亲，在学习有声语言之前，就已经开始进行非语言沟通。由此可见，非语言沟通在人类发展史上的重要地位。主要类型包括人体语、环境语、有声的辅助语言和类语言。

1. 人体语

人体语是指由人体发送的非语言信息符号。主要包括面部表情、点头姿势、手势、眼神及抚摸、拥抱等。人体语与临床护理工作关系密切，是临床护理工作中护士观察病情的重要内容，如患者淡漠的表情、呆滞的目光和苍白的面色等。同时，护士也通过自己良好的体语向患者传递关心、理解和支持的信息，适当地给予患者安慰的触摸，如拍背等，可使其感受到一种支持、鼓励。因此，注重体语训练是提高护理质量的重要内容。

2. 环境语

环境语是指沟通者通过环境这个客体语言进行的沟通，是非语言沟通的一种重要形式，具有一定的持久性和不易移动的特点。非语言沟通中的环境语不是人们居住的地理环境，而是由文化本身所造成的生理和心理环境。主要包括时间、空间、颜色、符号和建筑等。

（1）时间语：时间语是指用时间表达的信息符号。与文化有关的时间语可分为技术时间、正式时间和非正式时间三种类型。技术时间是指人们常用的计时时间，即时、分、秒等。正式时间的概念是由历史积淀形成的，即人们看时间的习惯。非正式时间的概念常常是模糊的，如一个人说"等一会儿"时，只有对说话人十分熟悉并了解这句话的语境时，才可以理解。

（2）空间语：空间语是指人类利用空间表达某种信息的一门社会语言。主要通过领地观念、空间取向和座位排次等三个方面进行信息传递。人们通过领地范围来维护和体现个人在交往中完整、自由和安全的心理和社会需求；利用空间取向来显示地位的高低和权利的大小；通过座位排次来表示各人的地位和人际关系等。

（3）颜色语：颜色环境可以使人产生很多联想意义，并影响人的情感反应和交往方式。在临床护理工作中，医院管理者根据不同颜色对患者可能产生的心理影响来选择不同科室的工作服颜色和病房色彩，以达到满足各类患者需要的效果。如一些医院的儿科病房常将墙壁漆成粉红色，或张贴色彩鲜艳的卡通壁画，以安抚儿童紧张、不安的情绪。

（4）灯光语：灯光语是指通过灯光变化传递的信息。人们可以利用灯光创造的环境效果来影响交往过程。如夜间病房灯光调暗，人们都会自觉地将交谈、行动的声音降低。

（5）标志和符号：标志和符号是书写或印刷出来用以代表声音和书写语言的一种非语言图形标志，是一种约定俗成的非语言交际工具。如：病房中禁止吸烟标志、放射科注意放射性辐射警示等。

3. 有声的辅助语言和类语言

辅助语言包括声音的音调、音量、节奏、停顿、沉默等。而类语言是指那些有声而无固定意义的声音，如叹息、叫喊、呻吟等。辅助语言和类语言在人际沟通中对判断人们的看法、态度有着非常重要的作用。

六、促进有效沟通的技巧

(一)倾听

倾听(listing)是信息接收者集中注意力将信息发出者所传递的所有信息进行分类、整理、评价及证实,以使信息接收者能够较好地了解信息发出者传递信息的真正含义。倾听过程包括以下几个元素。

1. 听到(hearing)

听是声波传到耳膜引起振动后经听觉神经传送到大脑的过程,听到是一个生理过程,受到很多因素影响,包括倾听者的听觉水平及背景噪音等。

2. 专注(attending)

专注是集中注意力不受其他声音以及进入视野的其他事物的干扰,从而能够听清他人所说的话和看清他人所展示的非语言行为。

3. 理解(understanding)

理解是倾听者弄清说话者所传递信息的过程。

4. 回应(responding)

回应是倾听者对说话者所表达的语言和非语言信息的反馈。倾听者对于说话者给予清楚的反馈,有助于说话者重新评价自己的沟通。

5. 记忆(remembering)

记忆是倾听者记住所接收信息的一种能力,如果倾听者无法记住听到的信息,将枉费其对倾听者做出的努力,也会影响后续的沟通。

(二)同理

同理(empathy)是指侦察和确认他人的情绪状态,并给予适当的反应,也就是说同理就是设身处地以对方的立场去体会其心境的心理历程。同理可以分为以下过程:

1. 侦察和确认阶段

这是同理的第一阶段,是指识别和确认他人的感受,此阶段强调的是知觉技巧,要求能够根据对方的语言和非语言线索来确认其情绪状态。

2. 适当的反应阶段

这是同理的第二个阶段,适当的反应需要运用良好的沟通技巧让对方知道理解对方所发生的事情、了解对方的心理感受、愿意继续听对方诉说、能够给予对方安慰。

第四节　护患沟通

护患之间的沟通及相互作用是发展及维系护患关系的基础和必要手段,护士通过学习并运用恰当的沟通技巧,才能获得患者的信任,进而全面收集患者相关信息,为患者制定个性化的整体护理方案,以满足患者生理、社会心理、精神文化等多方面需求。

一、护患沟通

护患沟通(nurse-patient communication)是指护士与患者之间的信息交流及相互作用的过程。所交流的信息与患者的护理及康复直接或间接相关,同时包括双方的思想、感情、愿望及要求等多方面的沟通。

(一)护患沟通的目的

1. 有助于建立良好的护患关系

护患之间积极、有效的沟通有助于建立相互信任、理解、关怀的护患关系,为实施护理创造良好的社会心理氛围。

2. 有助于患者的康复

护患之间良好的沟通有助于护士全面收集与患者相关的信息,为患者的护理提供充分的依据,也有助于为患者提供相关的健康知识和信息,帮助患者预防并发症,提高自我护理能力。

3. 有助于实现护理目标

护士与患者商讨健康问题、护理目标及护理措施,鼓励患者参与、取得配合,与患者共同努力、实现护理目标。

4. 有助于提高护理质量

护患之间真诚的沟通,有助于护士向患者提供相关的咨询及心理支持,及时收集患者的反馈,促进患者的身心健康,提高护理质量。

(二)护患沟通的特征

1. 内容特定性

护患之间的沟通是专业性、目的性、工作性的沟通,有特定的内容需求,护患之间沟通的内容主要涉及患者在患病期间遇到的生理、心理、社会、精神、文化等方面的问题。

2. 患者中心性

护患之间沟通的一切信息均以患者的健康及生命的安危为中心,以满足患者的需要为出发点和归宿,同时尊重、信赖、坦诚、同情、理解及关怀患者。

3. 渠道多样性

护患之间的沟通不仅涉及护士与患者,也涉及护士与患者家属、医生及其他相关的工作人员的沟通。

4. 过程复杂性

在沟通时需要护士应用护理学、社会心理学、人文学、医学等基础知识,并根据患者的年龄、文化程度、社会角色等特点组织沟通的内容,并采用适当的沟通方式,与患者进行有效的沟通。

5. 信息隐私性

当护患之间沟通的信息涉及患者的隐私时,具有一定的法律及道德意义,需要护士自觉地保护患者的隐私，不能在患者未授权的情况下散播。

(三)护患沟通的常用技巧

1.合适的词语
护患沟通过程中，护士应该选择合适的、患者能理解的词语与其进行沟通，避免使用患者及家属不易理解的医学术语和医院常用的省略语。

2.合适的语速
护患沟通时，如果护士能够以适当的速度表达信息的内容，将更容易获得沟通的成功。快速的谈话、尴尬的停顿或者审慎的交谈可能会传递非故意的信息。

3.合适的语调和声调
说话者的语调和声调可以影响信息的涵义，从而影响沟通的效果。护患沟通时，护士应该注意语调和声调，避免发出一些本不想传递的信息。

4.语言的清晰和简洁
清晰及简洁的语言有助于信息接受者在短时间内准确的理解所传递的信息。护士可以在说话时适当放慢语速、发音清晰以及重复信息的重要部分来保证语言的清晰。

5.适当的幽默
护士恰当地使用幽默，可以帮助患者释放情绪上的紧张感，从而减轻由于疾病产生的压力。

6.时间的选择和话题的相关性
护士必须恰当地选择与患者交流的适宜时间，通常护士与患者相互作用的最佳时间是患者表现出对沟通感兴趣的时候。此外，如果信息与目前的情景具有相关性或重要性，沟通将会更有效。

二、提升护士沟通技巧的措施

良好的沟通交流技巧是护士的一种基本能力，需要得到管理阶层及护士自身的重视，时刻注意并加以培养。

(一)管理阶层加强对护士沟通能力的培训

1.培养护士的职业化态度
护士是否具备良好的职业化态度决定其为患者服务的行为质量以及能否切实执行以患者利益为重的宗旨。管理阶层注意培养护士良好的职业化态度，不仅是护患沟通任务完成的前提，而且是整个护患沟通的核心要素。

2.沟通知识及技巧的培训
扎实的沟通理论知识是培养沟通能力的前提，能够熟练地运用沟通技巧是沟通能力的必要条件。管理阶层可以通过定期举办护理沟通技巧学习班或进行相关训练，帮助护士掌握丰富的沟通理论知识以及锻炼沟通技巧。

3.将沟通能力纳入护理质量考核内容
为提高护士对自身沟通能力的重视程度，规范护患之间的沟通行为，管理阶层可以将沟通能力纳入护理质量考核内容，制定科学的、易于实施的考核标准，定期评估护士的沟通能力，帮助护士了解自身的不足，为进一步改进提供依据。

（二）护士自身注重沟通能力的培养

1.提高业务技术水平，增加患者的信任感

博专兼备的护理知识以及娴熟的护理技术是取得患者信任的基础，因此护士应该加强自身业务素质的培养，在满足患者护理需求的前提下，进一步满足患者的沟通需求。

2.提高沟通水平，满足患者的沟通需要

在积极参加医院组织的沟通能力培训班的同时，也应该主动自学沟通的相关知识和技能，并在护理实践中不断地对沟通能力加以磨炼，以满足不同疾病患者在任何情况下对沟通的需求。

本章小结

人际关系有广义和狭义之分。广义的人际关系是指社会中所有人与人之间的关系以及人与人之间关系的一切方面，包括经济关系、政治关系、法律关系等；而狭义的人际关系是指在社会实践中，个体为了满足自身生存与发展的需要，通过一定的交往媒介与他人建立及发展起来、以心理关系为主的一种显在的社会关系。

护患关系是一种人际关系，是护理工作过程中护士与服务对象在相互尊重并接受彼此文化差异的基础上，形成和发展的一种工作性、专业性和帮助性的人际关系，是帮助者与被帮助者之间的关系。

护患沟通是指护士与患者之间的信息交流及相互作用的过程。所交流的信息与患者的护理及康复直接或间接相关，同时包括双方的思想、感情、愿望及要求等多方面的沟通。

客观题测验

主观题测验

第九章

希望、失望与丧失、悲哀

希望、失望与丧失、悲哀PPT

现实生活中，每个人都可能会有希望与失望、丧失与悲哀等情感体验。而当个体出现身心健康问题，或丧失某种能力或器官功能，甚至生命时，这些体验更为深刻，有时甚至会使人丧失生活的信心。护士在专业护理工作中，可能会遇到各种遭遇失望、丧失与悲哀的患者或家属。因此，学习有关学说及理论，可以使护士以相应的理论为指导，有的放矢地对患者进行针对性的心身护理，帮助经历严重丧失和极度哀伤的患者及家属，使他们能积极有效地应对丧失、跨越悲哀、维系希望。帮助患者消除因疾病或丧失而产生的负性心理应激，在经历丧失性生活事件后能重新获得生活的信心与希望。从而有利于患者的心身康复，或保证患者在丧失的情况下维持良好的生活质量。

第一节　希望与失望

希望的正能量——威尔玛·鲁道夫

预习案例

> 王某，男，23岁，在读大学生，正在积极准备考研，因双眼球意外受伤导致双目失明。患者感到失去希望，有轻生的念头。
>
> **思考**
>
> 1. 希望、失望的概念是什么？
> 2. 如何帮助患者减轻或消除负性心理，重新获得生活的信心与希望。

人在现实与希望的统一体中，一般以现实为基础，以希望为动力，在人生的道路上行进。每个人的一生中总会伴随着这样那样的希望，同时也会品尝着大小不同的失望，生活就是在希望与失望的交替中向前行进着。希望是人们心中期待出现的结局或结果。人们一旦拥有了希望，其内心就有了行动的力量。希望的破灭往往给人以不同程度的打击，使人感到遗憾、失望甚至绝望。本节将就希望与失望的概念和有关学说及其护理应用进行阐述。

一、希望的概念、特征及分期

希望与失望是最古老的人类情感。当我们的祖先在莽莽荒原中为拾得一枚野果而欢呼雀跃、为一只野兔的逃脱而捶胸顿足之时，希望与失望就已经融入了人类的情感活动。在国际化趋势的今天，人类的思维方式、感情色彩比我们祖先更为复杂，但希望与失望的内涵与外延、情感的纠葛与牵缠却无显著的变化。

（一）希望的概念

希望一词来源于哲学、神学、心理学、社会学等不同学科，被广泛应用于护理和精神领域，护士可以应用相关的理论指导护理实践。希望（hope）一词来自拉丁文"speare"，意为期待或渴望某个事件发生。中国词典对希望的定义为期望、心中意望或仰望。《辞海》对希望的定义为"盼望、期待或指望、期望"。从词性上来说，希望具有名词和动词的双重含义，名词含义中的希望是指一种渴望某事件即将发生，或事情能朝某个预期的方向发展的感觉，或指某件事情发生的机会。动词含义中的希望是指信心、依赖会伴随着预期或坚信的事情完成，或者是个体想要做某件事情。在人类发展史上，不同学科对希望有不同的解释及理解。

1. 希望是一种信念

心理学家斯脱澜德(Stotland, 1984)认为，希望是"个体在心中对未来美好前景的憧憬和消除不幸的期盼。这种憧憬和期盼的基础源于自信、自己所拥有的人际关系、应对能力、人生目标及其可能性的认识。"由此概念分析，希望的基础为信念，是个人内心的一种愿望，没有希望，信念就无法维持。

2. 希望是一种合理化反应

麦基(Megee, 1984)对希望的定义为个人面对某个问题、某个考验或未满足的需求等外在刺激时，所产生的合理化反应。此反应并非随机发生，而是基于个人感知到的目标重要性、采取行动及解决问题的可能性。

3. 希望是一种内在资源

斯蒂芬森(Stephenson, 1991)认为希望是个人超越目前的状况，增加认知与舒适的感觉，是个人最有价值且独特的内在资源。

4. 希望是一种复杂多面性的生活动力

卡特克里夫(Cutciffe, 1998)认为希望是生命活动的内在本质，是人对未来的憧憬，是一种多角度的动态力量。它是满怀希望的人对实现美好未来充满信心的企盼。

5. 希望意味着某种成功的可能

尽管这种成功尚带有一定的不确定性，但它足以让人否认或暂不接受事态的最坏结果。

6. 希望是个人在自己人生道路上作出的某种选择

个人根据自己的人生目标与现实社会的情景，作出适合自己的选择过程也是一种希望的体现。

综上所述，希望是一种虽然对未来无法确定，但有实现目标的信心。它并非一种单纯的行为或想法，而是一系列复杂的思维、情感及行为的组合。希望是一种内在的能量及渴望的感觉，以未来为导向，是个人面对外界刺激时理性的积极期待，具有特定的目标。希望是人们生活的力量源泉，作为一种强大的精神动力，在个体遭遇失败或不幸时，可起到缓冲压力、激发斗志、战胜自我、超越自我以及促进心身调节修复的作用。

课程思政

习近平讲述的故事：战"疫"大考

习近平总书记在湖北省考察新冠肺炎疫情防控工作时强调，这次新冠肺炎疫情防控，是对治理体系和治理能力的一次大考，既有经验，也有教训。在这场大考中，从中央到地方全力调配。军队先后派出3批医护人员千里驰援，全国19个省份对口支援，全国29个省市自治区和新疆生产建设兵团、军队346支医疗队、共4万多名白衣战士，与当地的医务人员一起并肩作战，铸就守护生命的"白衣长城"。考场上，从来没有旁观者。无数平凡之人，用普通人的赤胆侠义，汇集起了疫情防控阻击战的磅礴力量，点亮战胜疫情的希望之光。

(二) 希望的特征

德佛特和马妥琦尔(Default & Martocchio)认为,希望作为一种精神动力,具有以下6方面的特征和属性。

1. 情感性

情感性又称情意性,它是指希望所包含的感觉和情绪方面的成分,如希望自己更加自信或在某方面更能吸引或取悦别人。

2. 认知性

认知性是指个体在内心憧憬希望时所涉及的感知、思维、想象、思考、学习、判断等认知过程。

3. 行为性

行为性是指个体为实现希望所付诸的行动,包括在生理、心理、精神、文化及个人成长发展方面的所有行为。如个体为了实现当一名作家的梦想,坚持勤学苦练,熬夜笔耕。

4. 依附性

依附性是指个体在生活中期望有一种集体或社会的融入感或归属感,如期望与他人交往、产生依恋感或亲密关系。希望的这种依附特性是与人的社会性密切相关的。

5. 时空性

时空性是指所希望的事件在时间和空间上的属性。如人们希望某件令人遗憾的事在过去没有发生,期盼个人在现在和将来的生活、学习和工作中都能一帆风顺等。

6. 情景性

情景性是指个人所感知、理解和表达的期望与自身生活背景或生活经历息息相关。日常生活中,希望常衍生于个人生活中曾经或正在经历的某些丧失。如当人们的某种需要没有或暂时还没有满足时,人们往往对此寄予了希望。

课程思政

以理想信念铸造挺拔灵魂

作为未来实现中华民族伟大复兴中国梦的主力军,青少年一代在理想信念教育中厚植道路自信、理论自信、制度自信、文化自信,立志肩负起民族复兴的时代重任,我们这个民族就有了永不枯竭的奋斗意志,就能形成昂扬向上的精神风貌。正如先贤所呐喊的,"让我们做了我们的事,更可以为中国唤起来更伟大的人"。

(三) 希望的分期

不同的研究者对希望有不同的分期标准,多数学者认为,个体的希望一般为三个水平。

1. 一级水平

一级水平是最低层次的愿望，指人们单纯的小小愿望，如人们希望能吃饱穿暖，希望能顺利度过生活中的每一天。若在此期希望未能实现，个体只会觉得有一种小小的遗憾，他不会为此而产生深深的绝望，因此个体也无需动用太多的能量或精力去适应它。

2. 二级水平

二级水平是较高层次的愿望，指个体期望建立有良好的人际关系，不断自我充实并达到自我实现。若此阶段希望破灭，个体可表现出一定程度的焦虑，且需要消耗一定的精力和能量去应对这种失败。

3. 三级水平

三级水平是最高层次的愿望，源于个体在遭遇某种特别不幸之后或是在个人经长期不懈努力追求后换来失败之时，个体希望消除不幸、迎来成功，即人们平时所说的"绝处逢生"。当个体遭遇不幸时，总是想方设法地寻求解决危机的办法，并对这些方法寄予希望，以期度过危机。正如常言所说："只有在绝望之时，你才能真正体会到希望的意义。"因此，此期希望的破灭会给个体带来深深的失望或强烈的绝望，需要个体付出全身心的力量去应对这种困境。

三个水平的希望与能量消耗水平可用图 9-1 来表示。

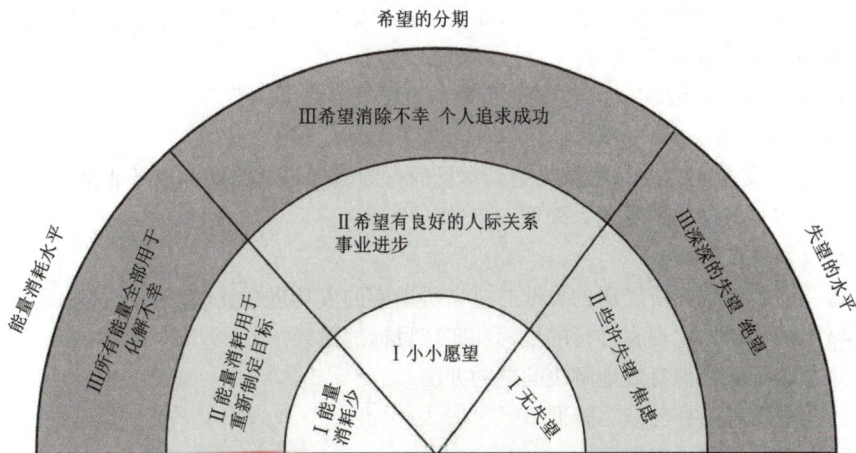

图 9-1　希望、失望与能量消耗守恒示意图

二、失望的概念及表现

(一)失望的概念

失望(hopelessness)是希望的负向极端，是指个体内心对想要达到的某种目的失去信心，感到没有希望或因为希望未实现而感到不愉快的一种心灵体验。研究认为，当个体经历精神痛苦、生活缺乏目标、没有应对资源和能力、没有找到对自身具有重要影响的

人时，就很容易陷入失望的境地。

（二）失望的表现

有关失望的表现，不同学者在不同时期给予了不同的论述。如里曼德和波义尔（Limandri and Boyle）在 1978 年提出："失望的人常常会表现为消极、沮丧和疏于照顾自己，他们不太愿意与人交谈，而且常常因为无所需求而被忽略。"福布斯（Forbes，1994）提出："失望反映了人的挫败及对自己的失控。"而霍尔（Hall）则认为："失望的人往往认为帮助是没有用的，而且拒绝别人的帮助，他们对生活完全不抱任何希望。这些有害的行为会进一步造成生理、心理的不平衡。"这些学者从不同角度阐述了失望的不同表现，下面将系统地介绍失望的相关表现。

1. 失望的生理表现

米勒（Miller）将失望个体的生理反应总结为：食欲减退、体重减轻、疲乏无力和睡眠紊乱。

2. 失望的情感表现

卡尔佩尼托（Carpenito）根据希望引起的情感反应不同，将其分为 3 类：

（1）无望感：虽然清楚地意识到自己应该去做事，但是却无法按计划实施，感到自己被羁绊，无能为力。

（2）挫败感：感觉所要完成的工作或任务过于繁重，相比之下，自己显得身单力薄，根本没有能力克服困难去应对。

（3）冷漠感：生活没有目标，缺乏进取的意愿及计划。

3. 失望的行为表现

美国学者艾撒妮（Isani）根据失望者常见的行为表现将其归纳为以下 8 个方面。

（1）个体对将来的预见能力降低。

（2）反复尝试失败。

（3）趋向于将现在所经历的失败与过去所期望的成功进行比较。

（4）不能重新建立现实可行的目标和实现目标的途径。

（5）很难寻求其他有效地解决问题的办法。

（6）争取实现目标的能力降低。

（7）对自己和他人失去信心。

（8）放弃努力，失望感油然而生。

三、希望与失望学说在护理实践中的应用

1905 年，心理学之父弗洛伊德提出希望在对精神患者的治疗中具有重要地位。Anderson（1993）等认为希望能正向地影响患者，使其适应疾病所带来的限制或死亡的威胁。研究证明，一个充满希望的患者，不仅能够承受病痛的折磨，而且能够适应各种诊断和治疗所带来的痛苦与不适。

希望是激发人们行动的动力，它作为影响有效应对的因素，可以为人们战胜悲哀和痛苦提供能量。因此，希望不仅会影响到人的生理、心理和精神健康，而且会影响到治

疗的效果。护士将希望与失望理论应用于临床实践中，加强对一些久治不愈的慢性患者及患绝症患者的失望护理，增强他们战胜疾病的信念，激起他们对生命的渴望和对生活的热爱，将会有效提高患者的生活质量，延长其生存时间。

(一)有关的护理评估

护士应用科学的测量工具，了解患者希望或失望的程度，并在此基础上评估影响患者希望或失望的因素。

1.评估希望的程度

希望是一种主观概念，但可以通过一些相关的指标进行量化。目前最常见的测量工具包括以下几种：

(1)米勒希望量表(Miller Hope Scale，MHS)：此量表共 40 个条目，采用 Likert5 分法，总分为 40~200 分，分数越高，说明希望的程度越高。

(2)诺维特馁量表(Nowotny Hope Scale，NHS)：此量表共 29 个条目，可分为 6 个方面的子条目。这 6 个方面分别是信心(8 个条目)，与他人关系(4 个条目)，未来的可能性(7 个条目)，内在信念(3 个条目)，主动参与(4 个条目)和生活有意义(3 个条目)。得分越高，说明希望的程度越高。

(3)赫氏希望量表(Herth Hope Scale，HHS)：此量表共 12 个条目，采用 Likert 4 分法。题目有正向及反向之分，总分为 12~48 分。分数越高，说明希望的程度越高。

2.评估影响希望的因素

包括：①个人因素：年龄、性别、经历、个性、能力、价值观等。②社会因素：家庭结构、人际关系、学习或工作现状、经济收入等。③医疗因素：病情情况、对治疗效果的认识、用药情况、其他患者对个体的影响。

一般情况下，影响患者希望和失望的因素包括两类：①一种是对患者内在资源构成影响的因素，如患者疾病的严重程度和患者以往的应对能力，内在资源包括自主感、自尊感、独立感和整体感。如果患者的内在资源受损，就会产生内在的失望感。②另一种是影响患者对诸如环境和其他人等外在资源感知的因素。因为希望与其他人的帮助直接相关，来自外界的社会支持是唤起患者希望的动力。

(二)有关的护理诊断

当患者对身体的康复失去希望，表现为失望。与失望有关的护理诊断主要有两个。

1.失望

与身体功能受限及感知到自己无法应对面临的困难有关。

2.无能为力

与患者感知到自己无法控制当前的疾病有关。

(三)相关的护理措施

大多数慢性病无法治愈，且随着病程的延长，患者会逐渐出现各种功能的丧失和无能为力感的增强，从而进一步导致沮丧和自尊心严重受挫，最终引起失望。针对这些患者，需要护士采用相关的策略支持患者，激发他们生活的信心和希望。现将这些护理策略介绍如下：

1. 强化依恋情结，重视建立支持性人际关系

个体所拥有的希望在一定程度上源于他所感知的自身与周围人关系的密切程度。这种关系包括与家人、朋友或同事彼此间所建立的亲密关系、依恋关系、互助关系以及分享关系。当个体感知到他还被他人深深地爱着、关心着，他的存在对他人依然会产生至关重要的影响，他的内心就会受到强烈鼓动和感染，从而产生为他人继续生活的愿望和信念。因此，重视帮助个体建立起对他人的依恋情感，充分调动社会支持系统对个体的情感支持是鼓舞个体产生某种希望的重要途径之一。

2. 帮助个体在逆境中成长

在护患交流中，护士应重视对患者内心世界的探索。当感知到患者因健康问题而流露出悲观失望的情绪时，应积极从思想上给予帮助。让其明白：人是独特的生命个体，有着强大的潜能和无比的内在驱动力。每个人都有一定的分析问题和解决问题能力。面对健康问题，应学会在逆境中生存，找寻新的人生突破口，让生命重新焕发出新的活力。

3. 增强患者及其家属的应对能力

在护理工作中，护士应注意随时教会患者必要的保健知识与自我护理技能，调动应对资源，增强应对能力，使其感到自身有足够的能力或资源应对所面临的困难或危机，从而避免无助或无望感产生。

4. 重新制订可行的生活目标

研究证明，当人们确信自己有能力完成某种目标或任务时，人们心中会燃起希望。在护理工作中，护士应根据患者的健康状况协助其制定现实可行的健康目标或生活目标，并随时向其反馈有关病情进展情况和目标实现情况，可使患者看到康复或实现生活目标的希望。

5. 努力充实自我，丰富精神生活

个体的精神生活往往是自身力量和希望的源泉。帮助患者树立正确的人生观、世界观，并积极探讨人生的价值和意义，可使患者在健康不佳时保持乐观的心态，树立战胜疾病的信心。此外，浩翰的文学海洋、优美的音乐世界都可以成为个体吸收精神食粮的发源地。让个体从中得以熏陶、得以陶醉，从而战胜自我、超越自我，面向未来。

希望作为一种内在动力，是患者最有价值、最强有力的资源，它可以为患者提供精神方面的治疗，将其从消极、被动中解救出来。护士应创造各种条件建立或加强失望患者与其家庭成员、朋友、专业照顾者之间的照护关系，通过提供优质的身心护理激发其对未来的希望。另外，因面对失望的患者需要付出极大的耐心和毅力，护士还应做好长期照护的心理准备。

> **课程思政**
>
> **因新型冠状病毒肺炎进 ICU，妻子用 23 封信救了他**
>
> 疫情期间，被确诊感染了新型冠状病毒肺炎的曾先生住进了 ICU，这犹如晴天霹雳。曾先生的妻子也因为是密切接触者而被隔离。刚入院时，曾先生的血氧饱和度一度只有 60%，双肺已经全白了，医生下了病危通知书，给他上了呼吸机。他连后事都交代了。但是自从收到妻子的第一封来信后，他的精神状态有了很大的改观。"很明显地感觉到他的精神状态、各方面的情况都有所改善。"将一切看在眼里的主治医生为他感到高兴。

第二节 丧失与悲哀

预习案例

> 李某，女，44 岁，下岗职工。一个月前因乳腺癌做了乳癌根治术，准备进一步化疗。近日，丈夫因车祸意外死亡。患者感到无望、痛苦、悲哀，不知所措，丧失生活的勇气。
>
> **思考**
>
> 1. 丧失、悲哀的概念是什么？
> 2. 如何帮助患者减轻伤痛，走出悲哀，重新获得生活的信心与希望。

当人在自己的生命历程中遇到丧失肢体的健全、丧失正常的生理功能、丧失家庭成员、丧失与自己关系密切的人等不幸时，会产生各种各样心理上的动荡、失衡、挫折及悲哀感，使人经历各种心身应激及不同形式的心理危机。其精神、心理的创伤远远超过器官功能的损伤。作为护士，应运用有关丧失与悲哀心理的理论，针对患者不同生命阶段的需要，对患者进行全面的整体护理，帮助患者消除由于疾病、伤残等丧失事件所带来的负性影响，战胜由于疾病、伤残所带来的丧失感等负性心理，最终达到心身两方面的康复，并能在功能受限的情况下有良好的生活质量。

一、丧失的概念及分类

每一个人都可能经历丧失，轻微的丧失可能会造成心理上的不适，重大的丧失则可能让人陷于情感创伤中而引发危机。患者及其家属常常会面临许多的重大的丧失，如功能的丧失、器官的摘除、亲人的死亡等。

(一)丧失的概念

丧失(loss)是指个体曾经所拥有的有价值的或重要的人、物或其他事物的被剥夺、丢失或改变。丧失事件对个体影响的大与小取决于：①所丧失的人或物与个体的亲密程度及对个体的重要性或意义；②丧失对个体的生活、工作、学习等所造成的影响；③丧失的可弥补性；④个体是否拥有强大的社会支持系统。由此看来，对大多数人来说，人生所面临的最大丧失可能是至亲的死亡。

(二)丧失的分类

人生的丧失可谓多种多样，用不同的分类方法，其具体的表现形式有所不同。如丧失可能是突发的，也可能是渐进的；可能是实质性的，也可能是象征意义的。

1.按照丧失的内容

丧失可分为以下几类。

(1)失去亲人朋友：人是社会的人。拥有和睦团圆的家庭，心心相印的朋友，能使个体产生极大的心理安全感和爱与归属感。所以当人们痛失至亲、爱子，经历分居、离婚时，丧失感便油然而生。对于多数人而言，人生最大的丧失是至亲的死亡。

(2)失去自我：自我是个体对自己外在形象、身体结构功能、自我特征、自身观点态度等总的内在认识和评价。当个体因某种原因导致身体结构改变、形象改变、角色改变或不得不放弃自身观点、态度、情感时，一种失去自我的感觉便可能产生。如截肢患者可能对自身身体结构感到丧失；器官功能障碍患者可能对自身身体功能感到丧失；截瘫患者可能会因自理能力降低、家庭社会角色改变而产生自尊、自我价值受损的心理丧失。

(3)失去某种物品：当个体曾经所拥有的钱、物、珠宝等因被盗、被抢或遭受天灾人祸而失去时，个体会自然流露出丧失、愤怒、无奈等情绪。这种情绪反应的强度取决于所失去物品本身的价值、用途和它对个体是否有特别的意义等。

(4)成长发展过程中的丧失：个体在成长发展过程中伴随着许许多多的丧失事件，如孩子从接受母乳喂养到要求自己进食，青少年离家独立生活，女性的停经，年龄的自然增长等。尽管对这些事件的体验和细心品味可使个体产生心理丧失感，但它们是个体成长发展中的正常事件，对这些事件的正确处理和应对可促进自身人格的完善。

2.按照丧失的心理类型

丧失可划分为以下几类。

(1)存在性丧失：存在性丧失是指能被他人看到，或能用其他感官觉察的丧失。如亲人的亡故。

(2)感知性丧失：一般为心理性丧失，自己能深切的感知，但别人无法理解，也无法看到。如患者住院后觉得自己失去以往的社会功能。

(3)预期性丧失：预期性丧失是指在真正失去前就感到的丧失。如患者罹患晚期癌症时，患者自身及其家属就会出现预期性丧失。

3.按照丧失的时限

丧失可划分为以下几类。

(1)暂时性丧失：暂时性丧失是指所拥有的人或事物暂时失去，以后可能重新拥有。

(2)永久性丧失：永久性丧失是指所拥有的人或事物不可逆的失去，以后永远不可能拥有。

丧失可能是突然的或逐渐地出现，可能是意料中的或意料外的，可能是创伤性的或能够承受的。一般而言，突然的、意料之外的丧失创伤更大。

二、悲哀的概念、分类及反应

丧失具有个体差异性。虽然每个人应对丧失的方式不同，但都会出现悲哀等情感反应。因此，认识悲哀的过程，可以使护士科学地帮助患者及其家属减轻由于丧失而产生的悲哀反应。

(一)悲哀的概念

悲哀(grief)是指个体面对丧失所产生的情感反应。这种反应通常表现为个体行为上难以抑制的哭泣、极度的焦虑、不安、不思饮食、失眠等。不同社会有不同的情感表达方式。个体在社会化过程中学会了以特定社会所接受方式表达自己的内心痛苦和悲哀情感。认识悲哀概念的同时，需要澄清两个相关概念，即丧亲之痛(bereavement)和哀悼(mourning)。丧亲之痛是指个体的至亲逝去后，其在思维、感觉、行为上表现出的悲哀状态，包含悲哀和哀悼两方面含义。哀悼是悲哀的社会表现形式，个体通过特定的仪式，表达自己的丧失、寄托对死者的哀思。

(二)悲哀的分类

悲哀主要分为两大类：习俗性悲哀和预感性悲哀。

1.习俗性悲哀

习俗性悲哀发生在个体遭遇某种丧失之后，如亲人死后家人的悲哀。

2.预感性悲哀

预感性悲哀是当个体预感到某种即将发生的丧失而产生的内心悲哀，如当获知自己罹患骨癌将要被截肢时，个体所体验的悲哀。通常预感性悲哀的体验可帮助个体在实际丧失发生时更好地调整和适应。

(三)悲哀的反应

每个人在面临悲哀所表现出的行为有所不同，然而这些表现可归纳为以下几个方面。

(1)情感方面：绝大多数人曾体验过内心极度的痛苦、愤怒、内疚、焦虑、孤独、疲惫、麻木等悲哀。

(2)生理方面：可能会出现头疼、失眠、饥肠辘辘、气促、肌肉乏力、口干等的生理表现。

（3）认知方面：可表现为神不守舍、心不在焉、健忘、思维不能集中等表现。

（4）行为方面：多表现出不时地哭泣、茶不思、饭不想、梦不断，以及睹物思人。

三、丧失与悲哀的相关理论研究

死亡或丧亲是一种人生经历，是一种个人的悲哀体验。每个人由于所处的社会文化背景、年龄、性别、信仰等方面的差异会表现出不同的悲哀心理体验。50 余年来，随着人们对临终关怀的逐渐重视，国内外许多学者对临终患者的研究及观察，对患者的临终悲哀心理体验进行了分期或分类。同时，研究者发现，人们面对丧失所经历的内心痛苦几乎都是相似的，然而对于这种痛苦的情感反应历程，不同学者却有不同看法。

（一）库伯勒·罗斯博士的个人死亡悲哀心理分期

心理学家罗斯博士（Dr. Elisabeth Kubler Ross）通过对 200 位临终患者深入、系统地谈话和观察，提出临终患者的心理活动有 5 个发展阶段。

1. 否认期（denial）

多数患者在得知自己面临死亡时，其最初的心理反应多为否认，最典型的反应可能是："不，不是我，那不是真的！""他们一定是搞错了。"否认、拒绝接受事实，希望出现奇迹。患者可能会采取复查、转院等方式试图证实诊断是错误的。这段时间的长短因人而异，大部分患者能很快停止否认，而有些人甚至会持续地否认直至死亡。对疾病和死亡的否认是一种心理防卫反应，它可减少不良信息对患者的刺激，以使患者躲避现实的压迫感，有较多的时间来调整自己，面对死亡。

2. 愤怒期（anger）

当病情和预后被证实时，否认常常无法再持续下去，患者表现出现怨恨、嫉妒、无助、痛苦、生气与易激怒。常会怨恨地认为："为什么？为什么是我？"且常对健康、充满生命活力的人心怀怨恨与嫉妒，并对他们极易谴责、挑剔及抱怨。往往将愤怒的情绪向照护人员、朋友、家属等接近他的人发泄，或对医院的制度、治疗等方面表示不满，以发泄内心的不平。对照护人员而言，此期患者难以沟通思想，所给予的照护很难得到患者的满意。将这一期的表现应该看成是正常的适应性反应，是一种求生无望的表现。

3. 磋商期（bargaining）

此期又称为讨价还价阶段，是患者与上帝、神佛、照护人员等进行讨价还价。他们常常去寺庙烧香许愿保佑自己康复；也会与照护人员讨价还价，请求照护人员给自己用好药从而延长自己的生命。此期持续时间较短，不如前两个阶段表现明显，患者愤怒的心理消失，接受临终的事实。磋商期的心理反应是人的生命本能和生存欲望的体现，是一种延缓死亡的企图，是患者经历"否认"和"愤怒"阶段之后的一种自然的心理发展过程。

4. 沮丧期（depression）

当患者自知磋商无效，认识到自己会永远失去自己所热爱的生活、家庭、工作、地位及宝贵的生命时，患者的气愤及暴怒会被一种巨大的失落感所代替。患者会表现出悲伤、抑郁、沮丧、退缩、情绪低落、沉默、寡言、压抑、哭泣等反应，对周围的任何事物和东西都不感兴趣。病情的恶化、身体功能的丧失、频繁的治疗、亲人的疏离、地位的丧失等都可能是造成失落感的缘由。这一阶段是患者进入接纳阶段、平静安详死去的必须阶段，只有经过内心的剧痛和抑郁，才能真正地"接纳"死亡。此期持续的时间相对较长。

5. 接受期（acceptance）

接纳死亡的现象或多或少地存在于一个人最后的生命过程中，在此阶段，患者不会心灰意冷，更不会抱怨命运，但会向他人表达曾经历过的生活感受，如回忆起许多失去的朋友及往事。在经历了上述的四个阶段后，患者的愤怒、讨价还价、沮丧等均不能扭转死亡的现实，他们失去了挣扎的力量，不得不接受死亡的到来。此阶段临终患者变得平静和坦然，产生"好吧，既然是我，那就去面对吧"的心理，已准备好接纳即将到来的死亡，对周围的人、事物兴趣下降，为后事作安排。

虽然罗斯提出的理论清楚地描述了临终患者的心理变化，但这 5 个阶段并无明显的分界线，且不是每个临终患者都会经历相同阶段的心理过程。这 5 个阶段的心理过程因每个患者情况的不同而有所差异，有时在极短的时间内，患者可能有两三种心理反应同时出现，也可能会重复发生。有些患者可能会停留在某一心理阶段，或个人所经历的各个阶段的时间有一定的差异。

（二）威斯曼的濒死心理阶段理论

威斯曼（Weisman）1972 年对晚期临终患者的心理过程进行了研究，将其归纳为以下 4 个阶段。

1. 可怕境况笼罩期（existential fight）

当患者一旦发现自己遭受某种疾病的侵袭，知道自己的生命即将结束时，顿觉难以逃避而感到震惊及害怕，生活的各个方面会被这种可怕的感觉所笼罩。此阶段一般从诊断确定开始，要经过一段时间，但各人所持续的时间不同。

2. 缓和顺应期（mitigation and accommodation）

疾病的反复或不断恶化，使患者体会到要生存就必须从自己身体及疾病的现实情况出发，尽量配合医护人员的治疗及护理，以减少自己的痛苦及身体不适。患者此期的心态是既关心自己的身体舒适，又关心自己的工作及家庭，并想适当参加一些社交活动，以维持自己生存的意义及价值。

3. 衰退及恶化期（decline and deterioration）

患者虽然在不断地适应，但疾病的发展及恶化仍然使患者的心身状况不断地恶化及衰退。患者的体质衰弱，心理压力很大。此期患者的意识尚清楚，还能根据自己的愿意及能力，作出适当的安排。

4. 濒死临终期（preterminality and terminality）

此期患者感到治愈无望，因而会出现绝望无助感。一部分患者可能仍然会有求生的欲望；另一部分患者可能由于病情的日益恶化，只希望能平静无痛苦地离开人世。

（三）恩格尔的悲哀过程学说

恩格尔（Engel 1964）是早期从事人类悲哀反应研究的学者，他在 1964 年通过对悲哀过程的研究，提出了悲哀三阶段学说。

1. 震惊与猜疑阶段(shock and disbelief)

个体对丧失事件如亲人的死亡感到震惊、无法接受。认为"这不可能""一定是弄错了"，于是内心感到忐忑不安，并四处打听求证。

2. 逐步认知阶段(developing awareness)

个体逐步恢复对丧失事件的认知，开始接受丧失事实，但内心感到十分痛苦、悲哀、气愤。情绪十分不稳，时而哭泣，时而愤怒。责怪上天不公，或对自己的某种行为自责，尽管自己已尽力而为，无可厚非。有时，少数人还可能将这种怒气发泄在医务人员身上。

3. 修复重建阶段(reorganization and restitution)

个体逐步以理智面对丧失，开始以社会所接受的方式表达内心的悲哀和感受，如通过参加葬礼、组织悼念等活动以追忆往事，寄托哀思。在这个过程中，个体的内心也渐渐恢复了平静。

丧失与悲哀学说对于帮助人们认识丧失者的情感经历、预测和理解丧失者的行为改变、指导丧失者疏导内心情感、修复内心伤痛起到了积极的促进作用。因此，它在临终关怀、精神卫生保健、护理等领域得到广泛运用。

(四)格拉泽及斯博斯的抛物曲线学说

格拉泽及斯博斯(Glaser & Stranss)观察、研究了临终患者家属的心理变化，于1965年提出了临终抛物曲线(Dying Trajectory)学说。临终抛物曲线与患者所经历的临终过程及持续的时间一致，换句话来说，临终抛物曲线的长短、快慢及形式反映了患者的临终过程及所伴随的家属的心理变化。因此，临终抛物曲线可能是很快急转直下，也可能是平缓拖延，或起伏波动。

临终患者临终时间的长短对医护人员及家属照护临终患者的心理影响很大。如果患者死亡的时间与家属预料的一致，患者及亲友可能有一定的心理准备。如果患者的死亡一再拖延，家属的悲哀过久，心理负担加大，反而会感到厌烦、出现心理挫折感，甚至内心气愤，好像患者或上苍有意拖延，造成麻烦；如果患者死亡的速度太快，或突然出现意外的死亡，使家属措手不及，心理完全没有任何准备，可能会感觉愧对死者，甚至会责难或怀疑医护人员出现疏忽。由此可见，患者家属的心理表现与患者的临终抛物曲线一致。

(五)凯文纳夫的临终患者家属的心理压力及适应过程

凯文纳夫(Kavanaugh)于1975年描述了临终患者家属7个阶段的心理变化。

1. 震惊(Shock)

突然知道自己的亲人患了绝症或离开人间，家属可能首先会有非常震惊的反应。震惊之下，家属可能出现反常的行为，举止及言谈可能出现怪异现象。有时，震惊之下，可能会否认亲人患绝症或死亡的事实。

2. 不知所措 (Disorganization)

震惊过后，家属可能会出现不知所措的反应，行为混乱，常无法作出理性的选择。

3. 情绪反复无常 (Unlatile emotion)

痛失自己的亲人或亲人将不久于人世，家属可能会有各种各样的心理表现，除了对患者或命运感到气愤、怨恨等情绪反应外，家属自己也可能会有痛苦、挫折及无助的感觉。

4. 内疚罪恶感 (Guilt)

家属可能会感到自己对患者患绝症或死亡负有责任，或责备自己以前没有好好地对待患者或死者。

5. 失落与孤独 (Loss and Loneliness)

患者临终或已逝，物在人亡，家属可能会见物思人，随时随刻出现伤感、难过、哀伤及痛苦等悲伤的情绪，并会有深深的孤独感。

6. 解脱 (Relief)

认清逝者已逝，痛苦折磨已成为过去，尤其在长期照顾一个临终患者以后，家属在患者逝世后最初的哀伤后，可能会有解脱的感觉。这种解脱感是指，家属会觉得死亡不仅对患者来说是一种解脱，而且对亲属来说也是一种解脱。

7. 重组生活 (Reorganization)

个人重新安排自己的生活，寻找自己的生活方向。重组生活的时间长短与家属与逝者的关系、死亡过程的情境及家属本身的性格、社会适应能力有关。

四、丧失与悲哀学说在护理实践中的应用

健康是指个体处于一种生理功能正常、心理健全、社会适应良好的状态。许多因素可以影响人们的健康，丧失与悲哀便可能是其中之一。由于人在一生中可能会遭遇到许多挫折，面临这样那样的丧失，悲哀反应在所难免。因此，帮助个体正确认识丧失、正视挫折，排遣忧伤，应对危机是护士不容忽视的问题。

(一) 评估及判断患者、家庭及社区的悲哀

在现实生活中，临终与死亡是丧失的最主要表现形式，也是带给人们悲哀的非常重要的原因。因此，对临终和死亡患者及其家属的丧失和悲哀的照顾也是护理工作的重要内容之一。

护士需要应用有关悲哀和悲哀过程的知识，以及丧失对患者的社会文化意义，评估丧失对患者及家属的意义，观察个人是否有悲哀的表现，同时也应评估患者及家庭的各项支持系统和应对资源。在此基础上，作出恰当的护理诊断。

(二) 协助临终患者应对丧失与悲哀

临终患者面临着人生巨大的丧失——健康与宝贵生命的即将失去。此刻，患者在生理上、心理上、精神上等都经历着难以承受的、十分痛苦的煎熬。因此，为患者提供精心照顾、解除身心痛苦、降低对死亡的恐惧、维护患者尊严、提高其生存质量是护士需

要密切关注的问题。

1. 满足生理需要，解除生理病痛

大多数濒死患者的丧失感和悲哀情结源于严重的生理疾病或病痛折磨。因此，护理工作应以尽量满足患者生理需要、解除生理病痛为首要目标。护士应根据患者情况，做好患者的饮食护理、皮肤护理、大小便护理以及各种管道护理，并积极地帮助患者进行疼痛管理和症状护理，使患者的症状得以缓解，不适感降到最低，内心得到安慰。

2. 关注心理社会需要，提供情感支持

由于疾病的折磨和对死亡的恐惧，临终患者心理社会情感等需要表现得复杂而多变，护士应给予充分的关注。

(1)运用治疗性沟通技巧，鼓励患者讲出内心的想法与感受，使其内心的恐惧、不安、痛楚、委屈等情感得以宣泄。

(2)真诚关心患者，积极帮助其解决所遭遇的实际困难，如经济、家庭、孩子上学等问题，使患者能解除后顾之忧，安心治疗和养病。

(3)积极动员其社会支持系统，如家属、亲朋好友、单位同事等提供尽可能的帮助和支持。许多研究表明，患者的社会支持系统特别是配偶和家人，是患者的精神支柱，是患者生活的力量源泉。强大的社会支持系统可帮助患者树立战胜疾病的信心，缓冲疾病所致的压力，抵御疾病所造成的损害。

(4)根据不同的悲哀阶段，实施不同的护理。

3. 尊重患者人格，注重多元文化护理

不管患者的疾病有多么严重，患者始终都是一个独特的生命个体，享有人格尊严和特定的权利。护士应真诚关爱患者，重视患者的生命价值，尊重患者的人格尊严，随时随地维护患者的权利。同时，由于患者所处的文化社会背景不同，其受不同语言、环境、政治、经济、文化教育和宗教的影响也有差异。患者文化的多样性和差异性要求护士提供多元文化护理。护士可通过理解患者所处文化背景下的社会结构、世界观以及他们的语言、环境、宗教、信仰、亲情关系、文化准则等评估患者不同的文化需要，并最大限度地满足这些需要。

(三) 协助临终和死亡患者的家属应对丧失与悲哀

至亲的逝世或离去，往往给家属带来无比的悲哀和伤痛。如何帮助家人超越痛苦、渡过危机是护士必须面临的又一项工作内容。

1. 教育家属有关悲痛过程和丧失心理反应的知识

让患者家属明白悲哀是正常的反应，每个人的悲哀反应及持续时间均有所不同。应容许他们因丧失至亲或即将丧失至亲而产生的悲哀，并给他们足够的时间去处理这份伤痛。

2. 尽量满足家属提出的对患者治疗、护理、生活等方面的合理要求

可适当放宽陪伴探视时间，使家属能尽可能多地与患者一起共度有限时光。对于家属的过激言行，应给予足够的包容和谅解，避免产生纠纷而加重患者和家属的心理负担。

3. 指导家属互帮互助

护士应指导家属间相互扶持、共同分担照顾责任，并教给家属一些保持健康、保存精力和进行自我心理疏导的方法，如合理安排作息时间、松弛术等。避免家属因长期精神压力和过度疲劳而导致心身疾病发生。

4. 指导家属合理面对丧亲之时

临终患者真正死亡之时便是家属悲痛的高峰，护士应以高度的同情心安慰理解家属，尽可能为家属提供良好的环境以便家属痛哭宣泄伤痛。同时，以认真严肃的态度做好尸体料理。

5. 教育家属正确面对哀伤

（1）尽量让哀伤情绪自然流露，不要强迫自己坚强。如伤心时让自己哭一会，感到不公平时说一些埋怨的话。并积极尝试向亲朋好友寻求支援，倾诉自己的感受和需要，使自己的情绪得以疏散。

（2）不要逃避现实，逃避无法淡化哀伤。面对丧亲的事实，有些人暂时无法接受，他们试图通过忙碌的生活或其他方式将自己包裹起来。这种企图逃避现实的否认在丧亲之时可作为机体的一种防御性反应。但是，哀伤是复原的必经之路，为了从哀伤中复原，必须正视现实，历经痛苦回忆，体验痛苦感觉，方能完成"悲哀工程"。

（3）不要强迫自己忘记死者以减轻内心的伤痛，因为压抑伤痛可能有损你的健康。当你惦念死者时，可以通过回忆从前与他相处的日子、观看他的照片、与从前一样和他谈话等方式来表达你的怀念之情。

（4）合理安排工作与休息，善待自己，不要过分责备自己。通常，生者总会对自己的某些过失或过错产生强烈的内疚感和自责感，这不仅会加深自己的精神痛苦，还会影响健康。

6. 适时寻求专业协助

每个人都会以特有的方式表现悲哀，悲哀持续的时间也有所不同。研究表明，经历丧亲之痛的个体，其伤痛修复时间需要 1~2 年。但若个体长时间活在悲哀中，或其悲哀反应太过强烈，则需要寻求专业人员（如心理治疗师）的协助。

护士同时也应该注意，其本身的丧失经历及反应会影响她对患者的丧失反应，护士应该随时注意不要过多将个人的丧失情感投射到患者的丧失中。而应该以专业的态度及方法帮助患者及家属应对悲哀。

丧失与悲哀也是人生常常经历的情感体验。每个人从生到死总要遇到这样或那样的丧失，这些丧失在个人生活中也许如过眼烟云，稍纵即逝，不值一提。但也许会带给个体强烈的情感冲击，需要付出一定的能量或精力去调整和适应。在护理工作中关注的即是生活中具有真正意义的丧失，即不伴有或至少在事件发展的起初不伴有收获的丧失，如失业、离婚、某个器官或功能丧失、亲人死亡等。悲哀是个体应对重大丧失必经的一个阶段，如果不能成功应对，个体就会出现焦虑、抑郁等负性情绪，进而影响身心健康。因此，护士应掌握丧失与悲哀的基本概念及理论，为悲哀者提供科学的护理。

课程思政

生命的守护，健康中国新青年

磨难压不垮、奋起正当时。在举国上下万众一心、众志成城做好新型冠状病毒肺炎疫情防控工作的特殊时刻，虽然我们不能亲临主战场，但是我们能坚持在大战中坚定信心、不负韶华。中央财经大学马克思主义学院冯秀军教授以"战疫里的最美青春——谈中国青年的责任与担当"为主题，聚焦"90后""00后"青年群体，鼓励青年人扎根中国大地，谱写胸有大志、心有大我、肩有大任、行有大德的大写青春。

——全国大学生同上一堂疫情思政课

本章小结

　　希望是人们生活的力量源泉，在个体遭遇失败或不幸时，可起到缓冲压力、激发斗志、战胜自我、超越自我以及促进心身调节修复的作用。

　　失望是希望的负向极端，当个体经历精神痛苦、生活缺乏目标、没有应对资源和能力、没有找到对自身具有重要影响的人时，就很容易陷入失望的境地。

　　丧失是指个体曾经拥有的有价值的或重要的人、物或其他事物的被剥夺、丢失或改变。遭遇丧失时每个人都会出现或重或轻的悲哀等情感反应。

　　护士在护理工作中，可能会遇到各种遭遇失望、丧失与悲哀的患者或家属。因此，护士应以相应的理论为指导，有的放矢地对患者进行针对性的心身护理，帮助经历严重丧失和极度哀伤的患者及家属，使他们能积极有效地应对丧失、悲哀，维系希望；帮助患者消除因疾病或丧失而产生的负性心理应激，在经历丧失性生活事件后能重新获得生活的信心与希望。以有利于患者的心身康复，保证患者在丧失的情况下维持良好的生活质量。

客观题测验

主观题测验

第十章

健康教育

健康教育PPT

学习目标

识记
1. 能描述健康教育与健康促进的基本概念。
2. 能简述健康教育的基本程序与原则。
理解
1. 能简述健康教育的目的与意义。
2. 能针不同的对象和场所，说明选择和运用不同健康教育模式或多种健康教育模式的理由和依据。
应用
1. 能举例说明健康信念模式、健康促进模式、保健教育过程模式在健康教育活动中的指导作用和局限性。
2. 能针对具体案例，运用健康教育模式实施健康教育。

  WHO 将实现"人人享有健康保健"作为长期的主要战略目标。为了实现这个战略目标，要求各国政府根据本国国情制定相应的健康政策。而健康教育是国家健康政策的重要内容之一。健康教育核心是教育人们树立健康意识、促使人们改变不健康的行为和生活方式，养成良好的行为和生活方式，以降低或消除影响健康的危险因素。护理工作者的重要职责之一是通过健康教育唤起民众的健康意识，向民众传授预防和控制常见疾病的相关知识和技能，帮助民众掌握一定的自我保健方法与技术，促使他们改变不良的行为生活习惯，实施有利于健康的行为，提高全民族的健康素质和生活质量。

> **课程思政**
>
> 　　党的十九大报告将"实施健康中国战略"作为国家发展基本方略中的重要内容，回应了人民的健康需要和对疾病医疗、食品安全、环境污染等方面后顾之忧的关切。将健康中国建设提升至国家战略地位是国家治理理念与国家发展目标的升华，有助于促使关注健康、促进健康成为国家、社会、个人及家庭的共同责任与行动。

第一节　概述

　　健康教育是一项以健康为中心的全民性教育活动，是健康促进的组成要素之一。它以提高全民健康水平为目的，通过传播健康知识和行为干预的手段，帮助个人、家庭和社会形成正确的健康认知，改变不良生活习惯，养成良好的行为生活方式，是一种有计划的健康教育活动。

一、健康教育的发展简史及相关概念

(一)健康教育的发展简史

1. 国外健康教育的发展

　　20世纪70年代以后，由于疾病谱发生了根本性变化，在许多国家慢性非传染性疾病已取代了传染性疾病及营养不良而位于疾病谱前列。这些疾病的发生主要是因为行为或生活方式不当造成的，如吸烟、酗酒、饮食不良习惯等。1971年美国设立健康教育总统委员会，提议在卫生、教育、福利部设立健康教育局，并建立全国健康教育中心。1974年，美国国会通过了《国家健康教育规划和资源发展法案》，明确规定健康教育为国家优先卫生项目之一。此外，欧洲许多国家也把健康教育作为卫生保健的重要组成部分。

　　WHO在建立伊始即设有健康教育组，并多次在世界卫生大会上通过有关健康教育工作的决议，倡导建立、健全健康教育组织机构。国际健康教育联盟(International Union of Health Education, IUHE)于1951年在法国巴黎成立。其宗旨是："通过教育来促进健康"。1994年该组织更名为国际健康促进与健康教育联盟(IUHPE)。其活动方式是每三年组织一届国际性大型专题研讨会，对促进各国健康教育的发展起到了很大的推动作用。健康教育与健康促进已被WHO列为当前预防与控制疾病的三大措施之一。

2. 中国健康教育的发展

　　中国古代医学家和一些有远见的思想家、政治家很早就注意向民众传授医药、防病和养生知识。据《尚书·说命上》中记载，"惟事乃有其备，有备无患。"，这是最早被提出的预防思想，1973年在长沙马王堆汉墓中出土的汉初摹绘的"熊经""猿呼""鹤背"等44种健身姿态《导引图》充分说明了中国古代很早就提倡养生之道。

中华人民共和国成立后，中国开展了大规模的爱国主义卫生运动，建立了"三级卫生保健网"，充实了农村医生，为初级卫生保健工作奠定了基础，积累了经验。1984年，中国开始正式引用"健康教育"一词。同年，中国健康教育协会成立。1988年中国出版了第一部《健康教育学》。1997年《中共中央、国务院关于卫生改革与发展的决定》明确指出："健康教育是公民素质教育的重要内容，要十分重视健康教育"。此后，在各级政府的重视下，健康教育得到了快速、持续的发展。

课程思政

党的十八大以来，医疗、医保、医药事业深入发展，医疗卫生体制改革不断深化，分级诊疗制度逐步建立，全民医保体系加快健全，为人民健康撑起牢固保障网，我国医疗卫生事业发展成效显著。

世界健康教育发展分为3个阶段：生物医学阶段、行为医学阶段、新公共卫生阶段（表10-1）。

表 10-1 世界健康教育发展三阶段

阶段	时间	特点
生物医学阶段	20世纪70年代以前	以疾病为中心的医学年代，强调疾病的治疗，强调以疾病为中心的生物医学模式，主要是以机体的功能机制为出发点，忽视了心理、社会及环境因素的影响；忽视了群众对自己生活和健康的作用
行为医学阶段	20世纪70年代至80年代	随着疾病谱发生根本性的改变，单纯的生物学手段已经不能起到完全预防疾病的目的。1977年美国医学教授恩格尔提出的生物—心理—社会医学模式，引入了不良生活方式即行为危险因素的观点，大大拓宽了健康教育的视野，超越了生物学预防的范畴
新公共卫生阶段	20世纪80年代以后	人们由单纯改变个体行为与生活方式扩大到重视生态环境以及社会文化因素对健康的影响，因而健康促进概念得到长足的发展。强调以健康为中心，以人类的发展为中心，将健康教育视为一种宣传手段，开展包含预防、保健、治疗、康复为一体的知识传播、心理健康以及行为干预等社会活动

（二）健康教育的相关概念

1. 健康教育的概念

1954年，WHO在《健康教育专家委员会报告》中指出："健康教育和一般教育一样，关系到人们知识、态度、行为的改变。一般来说，健康教育致力于引导人们养成有利于健康的行为，使之达到最佳状态。健康教育是连接健康知识与行为之间的教育过程"。

1969年，WHO文件认为："健康教育工作的着眼点在于诱导并鼓励人们形成并保持有益于健康的生活方式，合理而明智地利用已有的保健设施，自觉地实行改善个人和集体健康状况或环境的活动。"

1988年，第13届世界健康大会提出："健康教育是一门研究传播保健知识和技术，影响个体和群体行为，消除危险因素，预防疾病，促进健康的科学。"

1991年，第14届世界健康大会进一步提出："健康教育及其相关理论是一种崭新的科学文化，它的着眼点是如何促使人们建立和形成有益于健康的行为和生活方式，以消除危险因素，更好地促进和保护人民群众的健康。"

综上所述，健康教育借助多学科的理论与方法，通过有计划、有组织、有系统的社会教育活动，帮助个人和群体掌握卫生保健知识，使其了解自身的健康状况以及不利于健康的行为，促使人们自觉地选择有益于健康的行为与生活方式，减少或消除影响健康的危险因素。

2. 健康教育学的概念

健康教育学（science of health education）是一门以人类健康发展为中心，借助多学科的理论和方法，向人们揭示"人—自然界—社会"体系中健康本质的交叉科学。在我国，健康教育还是一门年轻的学科，它是健康学与教育学交叉综合而成的一门新兴学科，是研究健康教育与健康促进的理论、方法和实践的科学。它不仅仅涉及医学领域，还涉及行为学、教育学、心理学、社会学、传播学、人类学、经济学等相关的学科领域，对全民健康水平的提高有十分重要的意义。

3. 健康促进的概念

健康促进（health promotion）的概念比健康教育的概念更为广泛。1986年WHO在第一届国际健康促进大会上指出，"健康促进是促使人们提高、维护和改善他们自身健康的过程"。美国教育学家劳伦斯·格林（Lawrence. W. Green）指出："健康促进是包括健康教育及能促使行为与环境有益于健康改变的相关政策、法规及组织等的综合体"。

健康促进是指使用教育、组织、法律和经济等手段干预那些对健康有害的生活方式、行为和环境，以促进健康。其目的在于努力改变民众不利于健康的行为，改善预防性服务以及创造良好的社会与自然环境。这一定义明确了健康教育在健康促进中的主导作用，健康教育不仅在促进行为改变中起重要作用，而且对激发领导者拓展健康教育的政治意愿、促进民众积极参与、寻求社会的全面支持具有重要作用。也可以说，没有健康教育就没有健康促进，健康促进是健康教育事业发展的必然结果，是健康教育发展的最高阶段。

（1）健康促进的主要内容

1）制定健康的公共政策　健康促进的含义远超出卫生保健的范畴，它不仅是卫生部门的事情，也需要全社会各个部门、各级政府和各个组织的共同参与，目的是促使人们更容易作出健康的选择。

2）创建支持性环境　通过公共政策的建立，创造健康、安全、愉快的生活和工作环境。全面系统地评估环境变化对健康的影响，以保证社会和自然环境有利于健康的发展。

3）强化社区行动　社区成员有权决定他们需要什么及如何实现其目标。因此，他们自己才是提高社区成员的健康水平真正的力量。充分发挥社区的作用，调动一切可用的力量，积极有效地参与健康教育计划的制定、执行及评价。

4）发展个人技能　通过健康教育和提供的健康信息帮助人们提高作出健康选择的技能，使人们能够更好地控制自己的健康和环境，不断地从生活中学习提高健康水平的知识和技能。

5）调整卫生服务方向　在促进健康的过程中，卫生服务的责任应由个人、所在工作单位、社会团体、卫生专业人员、医疗保健机构、工商机构和政府共同承担，建立一个有利于健康促进的卫生保健体系。

（2）健康促进的组成部分。

健康促进由疾病预防（disease prevention）、健康教育（health education）和健康保护（health protection）三个部分组成。每一个组成部分在个体、群体及社区健康促进中起着至关重要的作用，三者相互联系又相互促进。

1）疾病预防在健康促进中起着重要作用，分为第一级预防、第二级预防和第三级预防。每一级预防对健康促进/健康教育者具有不同的意义，每一级要求不同的目标和干预策略。

第一级预防：强调在疾病、损伤或健康状况恶化发生前进行预防性干预。通畅采用医学、社会学和教育学与健康促进相结合的策略。

第二级预防：是早诊断、早治疗疾病以控制疾病的后果、严重性及其流行。

第三级预防：是进行特定的干预以帮助残疾或有病的个体减轻残疾或疾病对他们的影响，也包括防止疾病复发的活动。

2）健康教育是健康促进的核心组成部分，是一个过程而不是一个结果，它是一系列根据目的而设计出的连续的行为，包括设计、部署一些体验来影响人们关于健康实践的决定。

3）健康保护包括司法和财政控制、其他法规政策和自愿练习，目的在于增进健康和疾病预防。

> **课程思政**
>
> 　预防是最经济、最有效的健康策略。积极有效应对当前突出健康问题，必须关口前移，采取有效干预措施。实施健康中国行动，是加快推动从"以治病为中心"转变为"以人民健康为中心"，动员全社会落实预防为主方针，提高全民健康水平的重要举措，也是促进健康中国战略落地生根、普惠人民的具体举措。

二、健康教育的目的和意义

健康教育的目的是通过健康教育手段普及医药科学知识，教育和引导民众破除迷信，积极参加全民健康活动，促进合理营养，养成良好卫生习惯和健康的生活方式，培养健康的心理素质，从而改善人们的生活环境与健康状况。健康教育的目的归纳起来主要有以下 3 个方面。

(一)提高人们的自我保护意识，建立健康生活方式

在卫生保健领域，健康教育是以消除或减少不健康的行为因素来达到预防疾病、促进健康为特点的。健康教育的作用在于将健康知识转变成健康行为，使公众了解和掌握自我保健知识，促使其建立良好的生活方式，提高个人自我保健能力，从而作出有利于健康的选择。

(二)实现"人人享有健康保健"的目标

健康教育是实现"2000 年人人享有健康保健"目标的基本途径。联合国儿童基金会及世界银行在对发展中国家的卫生援助中也将健康教育作为一个重要的援助目标。

课程思政

中国政府一贯高度重视人民健康，提出到 2020 年实现"人人享有基本医疗卫生服务"，全面建成小康社会，并在第 66 届世界卫生大会上提出如下四点倡议：

第一，要确保卫生在全球发展议程中的地位，保留尚未如期实现的千年发展目标。

第二，应将实现全民健康覆盖作为重要实施策略。要突出提高健康公平，缩小人群健康差距，增强卫生服务提供体系等方面的指标。

第三，应注重加强卫生系统能力建设。

第四，应加强信息交流和经验分享等国际合作，加强对发展中国家特别是最不发达国家和地区的卫生援助、政策支持和技术支持，制定适合本地的实际、有效、可行的卫生政策，促进卫生体系的公平与效率。

(三)降低医疗费用和疾病的发病率

健康教育是预防和减少慢性疾病发生的有效手段。各国实践证明，通过健康教育使人们改变不良的行为及生活方式，采取有利于健康的生活方式能有效降低疾病的发病率与死亡率，从而减少医疗费用。

第二节 健康教育模式

授权教育模式

预习案例

> 刘某，男，68 岁，退休工人。患糖尿病 15 年，患脑梗死（曾因脑梗死 2 次住院）8 年。目前用预混胰岛素 30R 注射剂维持治疗，常自行决定胰岛素治疗的剂量，血糖波动于 13 ~ 26 mmol/L。不喜运动，未控制饮食，有宴席时则增加胰岛素用量 3~5 U。病情无明显好转，患者对患病的态度是：我这么大年纪了，这也不能吃，那也不能吃，活着有什么意思？
>
> **思考**
>
> 1. 患者对疾病认识有何问题？如何评估？
> 2. 请尝试运用健康信念模式、健康促进模式、保健教育过程模式为患者制订出适宜的健康教育计划。

　　健康教育模式是健康教育活动的指南，是评估健康需求、实施健康教育计划、评价健康教育结果的理论框架，以帮助理解和分析受教育者行为变化的过程。以下介绍几个已经或正在引进中国，被中国健康教育者广泛采用或认识的模式。

一、健康信念模式

微课：健康教育（一）

　　健康信念模式（Health Belief Model，HBM）是迄今用来解释个人信念如何影响健康行为改变的最常用的模式。此模式是 1958 年由霍克巴姆（Hochbaum）提出，1984 年又经过贝克（Becker）等社会心理学家修改完善。贝克认为，信念是产生行为的最重要的成分。

（一）模式的组成

　　健康信念模式主要由 3 部分组成：个体对疾病的认知、行为的影响及制约因素、提示因素（图 10-1）。

1. 健康信念

　　健康信念即个体对疾病威胁的认知，是运用社会心理方法解释健康相关行为的理论模式。健康信念模式认为，人们要采取某种促进健康的行为或戒除某种危害健康的行为，必须具备以下几个方面的认知。

　　（1）对疾病严重程度的认识：指个体对罹患某种疾病严重性的看法，包括人们对疾病引起的临床后果的判断，如死亡、伤残、疼痛等。

行为影响及制约因素　　　　　行动的可能性

- 人口因素（性别、年龄、种族、籍贯等）
- 社会心理因素（性格、社会阶层、同伴及其他人的影响）
- 结果因素（对疾病的认识及经验等）

- 对预防性措施产生的好处的认知
- 对预防性措施可能产生的坏处的认知

对疾病的认知

- 对疾病易感性的认知
- 对疾病严重程度的认知

感受到该疾病的威胁程度

采纳推荐的预防性健康行为的可能性

行动线索
- 大众传播媒体的宣传
- 他人的劝告
- 卫生保健人员的提醒
- 报刊杂志的介绍
- 家人或朋友患过该疾病
- 健康知识水平
- ……

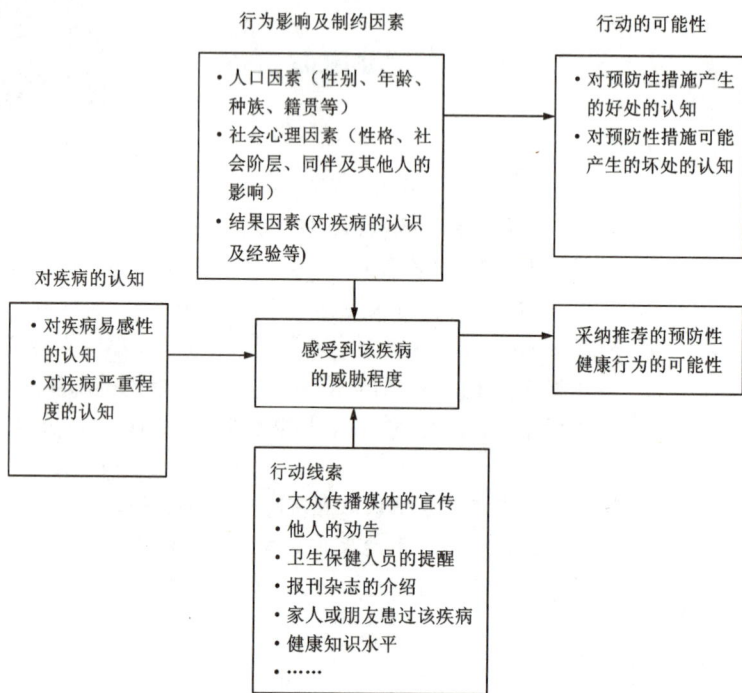

图 10-1　健康信念模式

（2）对疾病易感性的认识：指个体对罹患某种疾病可能性的认识，包括对医生判断的接受程度和对自身疾病发生、复发可能性的判断等。

（3）对行为有效性的认识：指人们对采取或放弃某种行为之后，能否有效降低患病危险性或减轻疾病后果的判断，包括减缓病痛、减少疾病产生的社会影响等。只有当人们认识到自己的行为有效时，人们才能自觉采取行为。

（4）对采取或放弃某种行为障碍的认识：指人们对采取或放弃某种行为所遇困难的认识，如费用的高低、方便与否等。只有当人们对这些困难有足够的认识之后，才能巩固和维持行为。

人们对某一疾病的易感性及严重性认识越深，对健康行为的益处信念越强，采纳健康行为的障碍越少，越容易采取医护人员所建议的预防性措施。

2. 行为的影响和制约因素

行为的影响和制约因素包括人口学特征（如年龄、性别、种族、籍贯等）、社会心理学因素（如个性、社会阶层、职业、教育程度等）及认知结果因素（如关于疾病的知识、以前患此病的经验等）。

3. 提示因素

提示因素即诱发健康行为发生的因素，包括自身躯体症状、他人的提醒、周围同事或朋友患病、医生的建议等。提示因素越多，人们采纳健康行为的可能性越大。

(二)健康信念模式在健康教育中的应用

健康信念模式最初用来解释为何有些人拒绝采取某些有利于健康的行为,如戒烟、参加肺结核早期筛查等。现被广泛应用于各种短、长期健康危险行为的预测和行为改变上。如指导护士从影响公众的健康信念入手,利用手册、电视、报刊等媒体宣传预防疾病的知识与方法,以帮助公众形成正确的健康认知、增强其健康信念,使其积极主动的采取预防性措施,从而达到预防疾病的目的。

二、健康促进模式

20世纪80年代美国护理学者娜勒·潘德(Nola. Pender)提出了健康促进模式(health promotion model,HPM)。此模式主要用于全面预测个体及家庭护理中的健康促进行为及相关研究,强调认知因素在调节健康行为中的作用。

(一)模式的组成

健康促进模式主要由3部分组成,包括认知因素、修正因素及提示因素(图10-2)。

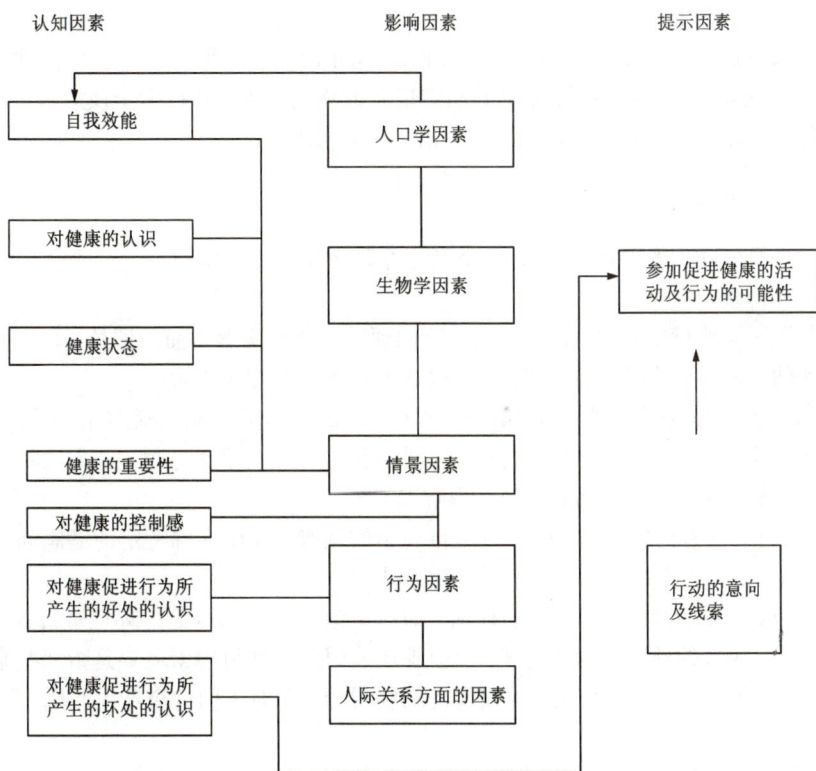

图10-2　健康促进模式

1. 认知因素

认知因素是指能否激励人们采取某种健康行为的因素，包括感知健康的重要性、感知对健康的控制、感知自我有效性、感知健康的定义、感知健康状态、感知健康促进行为的好处及感知健康促进行为的障碍等七个方面。

2. 修正因素

修正因素是指健康促进行为的矫正因素包括人口统计学因素、生物学因素、人际关系的影响、情景因素、行为因素等。

3. 提示因素

提示因素是指身体内在的征兆或环境信息，如自身躯体症状、报刊的宣传、卫生保健人员的提醒等。

（二）健康促进模式在健康教育中的作用

了解当地居民的认知因素、修正因素及提示因素，采取有针对性的措施是健康促进活动成功的关键。健康促进模式可以应用于测试不同人群的健康行为，以指导个体及家庭采取促进健康的活动。

三、保健教育过程模式

保健教育过程模式（PROCEDE-PROCEED MODEL）主要用于指导卫生保健人员鉴别影响人们决策和行为的因素，帮助其制定适宜的规划、计划和行为干预措施。由美国学者劳伦斯·格林（Lawrence W. Green）提出，也叫格林模式。

（一）模式的组成

保健教育模式主要由评估、执行、评价3个环节组成（图10-3）。

1. 评估阶段

评估阶段又称诊断阶段，包括社会方面的评估、流行病学方面的评估、行为及环境方面的评估、教育及组织方面的评估、行政管理及政策方面的评估。

（1）社会方面的评估：即了解和确定社区人群的健康需求和生活质量。通过调查、收集社区居民的经济水平、人口学特征、生活状况（如住房、供水、燃料、人均收入）等，了解个人、家庭或社区的生活质量及其影响因素。

（2）流行病学方面的评估：即通过流行病学的调查，找出人群特定的健康问题的过程，如发病率、死亡率、伤残率等流行病学资料。

（3）健康相关行为及环境方面的评估：即对于健康相关的行为与环境进行评估，包括生活方式、疾病的预防行为及物理、社会等环境因素。环境因素主要是指那些来自外部，超出个人能力之外，但是能影响或促进某些行为，并对人们健康产生影响的社会和自然因素。

（4）教育及组织方面的评估：保健教育模式将其分为三类，包括倾向、促成、强化因素。倾向因素指有助于或阻碍动机改变的因素，包括知识、态度、信仰、对健康行为或生活习惯的看法等；促成因素指支持或阻碍行为改变的因素，如技能、资源等；强化因

第一阶段　　　　　第二阶段　　　　　第三阶段　　　　　第四阶段

社会方面的诊断　　流行病方面的诊断　行为环境方面的诊断　教育组织方面诊断

```
                    ┌──────────┐     ┌──────────┐     ┌──────────┐
    ┌──────────┐    │ 人口学因素 │     │ 行为及生活方式│    │基本因素包 │
    │ 生活质量  │◄───│          │     │          │◄───│括知识、态 │
    └──────────┘    └──────────┘     └──────────┘     │度、价值观 │
                                                        │等        │
社区对生活质量及                                         └──────────┘
影响因素的看法
                    ┌──────────┐     ┌──────────┐
                    │ 健康方面  │◄───│ 环境因素  │
                    └──────────┘     └──────────┘
```

社区对生活质量及
影响因素的看法

社会指标

非婚生育数　　　　统计指标　　　　　行为指标

犯罪率　　　　　　生育率　　　　　　预防措施

失业率　　　　　　死亡率　　　　　　消费形态

福利待遇　　　　　发病率　　　　　　自护行为

暴力倾向　　　　　残疾率

拥挤程度　　　　　强度、范围、时间

相关因素包括相关的技能、资源及转介系统等

增强因素如父母、朋友及卫生报检员等

```
┌──────────┐     ┌──────────┐     ┌────────────────┐
│ 近期评价  │     │ 制定相关的 │     │相关的卫生领域政策, 行政法 │
│ 中期评价  │────►│ 政策改变生 │────►│规,资源的可利用性等。采用  │
│ 远期评价  │     │ 活方式    │     │哪种组织方法,在哪些范围内  │
└──────────┘     └──────────┘     │实施,应该包括哪些人员      │
                                   └────────────────┘
```

　　评价　　　　　　　　实施　　　　　　　　判断

第七阶段　　　　　　　第六阶段　　　　　　　第五阶段

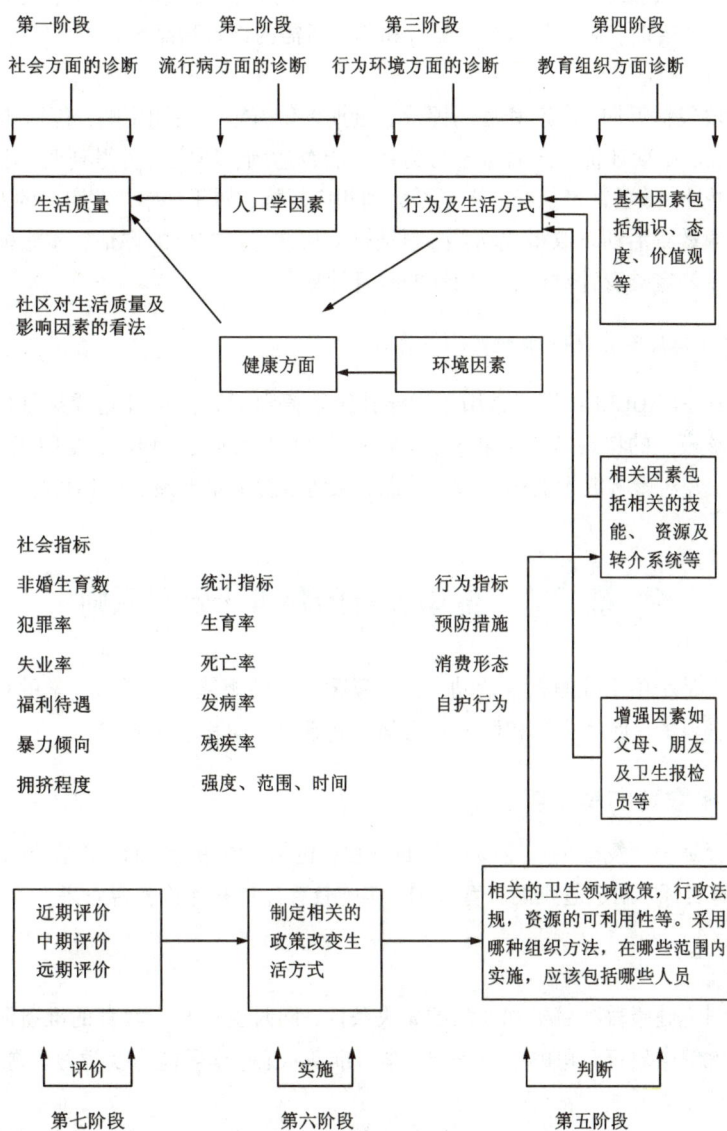

图 10-3　保健教育模式

素指对于健康行为改变后各方面正性和负性的反馈，如朋友、同事的鼓励等。

　　(5)行政管理及政策方面的评估：即判断、分析实施健康教育或保健计划过程中行政管理方面的能力、相关资源、政策方面的优势与劣势等。

2. 执行阶段

　　执行阶段又称实施阶段，指执行教育/环境干预中应用政策、法规和组织的手段，并及时评价实施后的效果(过程评价)。强调在项目计划实施中要充分发挥政策、法规和组

织的作用。具体实施工作包括 5 个环节，即制定时间表、控制实施质量、建立实施的组织机构、配备和培训实施工作人员、配备和购置所需的设备物品。

3. 评价阶段

评价阶段包括近期、中期和远期评价。近期评价着重于近期影响，包括知识、态度、资源等的评价；中期评价主要着重于行为目标能否达到，环境是否得到改善；远期评价主要注重于成本-效益评价，着重于能否大到相应指标，如死亡率、发病率的变化等。

一项健康教育活动要取得成功，必须经过多层次、多方位的评估，才能根据服务对象的实际需要制定具有针对性、实用性的教育计划。

(二)保健教育模式在健康教育中的作用

PRECEDE-PROCEED 模式常用于指导健康教育和健康促进计划或规划的制定、实施及评估。该模式的特点是从结果入手。因此在制定计划或规划前，要明确"为什么要制定该计划，并对影响健康的因素做出诊断，从而帮助确立干预手段和目标"。

第三节　健康教育的基本步骤与原则

健康教育是一项系统的教育活动，必须遵循一定的规律、原则和科学的程序，才能达到健康教育目的，促使个体和群体改变其不健康的行为和生活方式。

一、健康教育的基本步骤

健康教育是一项复杂的、连续不断的过程，包括五个步骤即评估学习者的学习需要、设立教育目标、制定适宜的教育计划、实施教育计划和评价教育效果。

(一) 评估

评估是制定健康教育目标和计划的先决条件，同时也是健康教育的准备阶段，其目的是为了了解健康教育对象的学习需要、学习准备状态、学习能力及学习资源。

1. 评估学习者的需要及能力

在健康教育前，应了解学习者的基本情况，如学习者的年龄、性别、教育程度、学习能力及健康知识和健康技能的缺乏程度等，然后根据不同的学习需要及特点来安排健康教育活动。

2. 评估学习资源

健康教育前需要评估达到健康教育所需的时间、参与的人员，有关教学资料及设备(如健康教育小册子、幻灯)等。

3. 评估准备情况

进行健康教育前，教育者应对自己的准备情况进行评估，为自己做好充分的准备。包括计划是否周全、教具是否齐全、备课是否充分等。

（二）设立目标

教育目标的设立是健康教育中的一项重要内容，明确教育的具体目标有助于教育计划的实施，也是评价教育效果的依据。健康教育目标也是评价健康教育效果的标准。

1. 目标必须有针对性和可行性

制定目标时应了解学习者对学习的兴趣与态度、学习者的能力及相关的支持系统等等，以便制定切实可行的目标。

2. 目标必须具体、可测、可观察

目标越是具体、可测、可观察，则越具有指导意义。设立的目标应具体表明需要改变的行为，以及要达到的目标的程度等，可写成如每周减少 2 支烟。

3. 目标必须以学习者为中心

健康教育目标的制定必须尊重学习者的意愿，学习者和家属必须参与目标的制定。

（三）制订计划

完善的计划是实现目标的行动纲领。一个好的计划可以使工作变得有序，减少不必要的重复性工作。

1. 明确实施计划的前提条件

根据设立的目标制订计划，列出实现计划所需的各种资源，可能遇到的问题和障碍，找出相应的解决方法，从而确定计划完成的日期。

2. 将计划书面化、具体化

健康教育计划应有具体、详细的安排。实施教育活动前，应对教育所需的设备和教育资料等都有详细的计划，包括教育活动的时间、地点、方法，教育活动的内容及参与人员等。

3. 完善和修订计划

计划初步完成后，应进一步调查研究。提出各种可供选择的方案，使计划更加切实可行。

（四）实施计划

实施健康教育计划是整个教育活动中最重要的一个环节。在实施计划前，应对实施健康教育的人员做相应的培训，使之详细了解目标、计划和具体的任务。实施计划过程中，教育者要及时了解教育效果，定期进行阶段性的小结和评价，以保证计划的顺利实施。计划完成后，应及时进行总结。

（五）效果评价

教育活动中进行效果评价的目的是为了了解教育效果，完善和改善教育计划以满足公众的健康需要，它贯穿于教育活动的全过程，是整个活动中不可或缺的一个环节。

健康教育的评价方法主要有阶段性评价、过程性评价和结果性评价。其评价内容包括：教学目标是否切合实际、是否能到教学目标、计划执行的效率和效果、教育计划是

否需要修订等。

二、健康教育的基本原则

健康教育是一种特殊的教育，教育者通过有目的、有组织、有计划的系统活动，把健康知识传播给民众，唤起民众的健康意识，从而使人们树立对自己及社会的责任感，投入到卫生保健活动中来。在实施健康教育时应遵循以下原则：

1. 科学性原则

健康教育本身就是普及科学知识，因此健康教育的内容必须是科学、正确、翔实的，并且注意应用新的研究结果。

2. 优先满足学习者需要的原则

认真评估学习者的需求，例如对急诊、病情危重或急性发作期的患者，教育的原则是首先考虑满足患者生存、休息、睡眠等基本的生理需要，待病情允许施教时，再考虑其他的学习需要。但即使危重患者也有接受健康教育的需要，这些需要直接与治疗护理效果有关。因此，必要时可做简短的、必要的解释说明。

3. 针对性原则

由于受年龄、职业、文化、疾病特征等因素的影响，学习者对教育内容的接受能力不尽相同。如果用文字资料进行宣传，对老人、小儿、文盲和有视觉、听觉缺陷的聋哑人、盲人就不适宜。因此，应根据学习者的不同特点，因人施教。

4. 可行性原则

在学习过程中，应充分考虑当地的经济、社会文化以及风俗习惯等因素的影响，持实用主义的态度，确定教学目标，选择教育内容及方法。

5. 启发性原则

在教育的过程中，不能采用强制性的措施，应运用启发式教育，充分调动受教育者的学习积极性，发挥其主观能动性，以达到教育目标。

6. 循序渐进原则

健康教育内容比较多，也比较复杂，要使学习者能有效地掌握这些内容，教育者应按照教学内容的逻辑顺序和人的认知能力的发展顺序，由浅入深、由易到难、由简到繁、由感性到理性、由具体到抽象，循序渐进地开展教学。不能将教育的内容一次性和盘托出，使学习者未能对所学知识进行理解、消化吸收和巩固，从而影响学习效果。

7. 直观性原则

许多医学知识对普通人来说都是陌生、抽象的。为加强学习者对医学知识的理解，教育者在教学过程中，应利用直观的教学手段，使学习的内容在受教育者的头脑中形成鲜明的表象和观念，使理性知识具体化、形象化。直观手段包括演示、图表、图解、录像、图文并茂的教育手册、现身说法和现场观摩等。运用直观手段可以克服理解抽象概念的困难，提高学习兴趣。

8. 科普化原则

健康教育的对象大多不具备医学基础知识。因此，要将那些深奥难懂的医学知识转变成通俗易懂的卫生常识，就必须遵循科普化、通俗化原则。用学习者看得懂、听得懂的文字语言编写教育资料，表达教育内容，深入浅出，把深奥的医学、深刻的科学道理与日常生活用语、俗语、地方话等联系起来，用学习者能理解的口语进行表达和交流，防止使用难以理解的医学术语。

9. 激励原则

学习者由于受兴趣、动机、求知欲的影响，学习态度和学习效果不尽相同。对健康教育有浓厚的兴趣、有明确的动机和良好求知欲的人，其学习行为一定是积极的、主动的、自觉自愿的。健康教育的一个重要任务就是要利用影响学习者学习的积极因素，激发其学习兴趣，促进其主动参与学习。要实现这一目标，就必须坚持激励原则，利用激励手段激发受教育者的学习动机，提高其学习兴趣和求知欲；利用反馈机制对学习效果做出及时评价，充分肯定学习效果；利用以往学习经历和现实学习过程中的每一点进步，激发学习者的学习动机，形成良好的学习机制。

10. 合作性原则

健康教育活动不仅需要受教育者、教育者以及其他健康服务者的共同参与，也需要社会和家庭等的支持，如父母、子女、同事、朋友的支持和参与，以帮助学习者达到健康的目的。

第四节 健康教育的方法

健康教育的方法有很多种，根据教育的目的，可选择适当的教育方法。不同的教育方法具有不同的效果，教育者可通过应用讨论、讲授、个别会谈、提供试听教材和阅读资料等方式来增加学习者的知识；为改变学习者的态度，教育者可应用小组讨论、角色扮演等方式；如要帮助学习者获得某种技能则可采取实践练习等方式。

微课：健康教育（二）

一、讲授法

讲授法（lecture）是最常用的健康教育方法。这种方法主要是通过课堂讲授的形式向学习者传授知识，为改变学习者的观念、态度及行为打下基础。

（一）特点与适用范围

讲授法是一种正式、传统，最为常用的健康教育方法 。此法容易组织，能在有限的时间内，较系统、完整地传授知识，从而有利于健康教育活动的开展，适用于各种大小团体需要了解某种知识时。但此法不利于学习者主动学习，且学习者的个人语言素养等对教学效果有较大的影响。

(二)实施方法与注意事项

1. 做好充分准备

在讲座开始前应了解学习者的人数、教育程度、执业等基本资料,以便有针对性地进行备课。

2. 完善讲授环境

进行讲座时应提供安静、光线充足、温度适宜和教学音响设备良好的学习环境,尽量避免噪音等。

3. 讲究语言艺术

讲授者必须具备良好的专业知识及讲授能力,讲授时注意调动学习者的兴趣,讲授内容要简明扼要、易于理解。讲授时间不宜过长,一般以 30~60 min 为宜。

4. 注重双向沟通

讲授时应注意以提问等方式及时了解学习者对知识的掌握情况,讲授结束后鼓励学习者提问,形成双向沟通。

二、小组讨论法

小组讨论法(group discussion)是一种比较重要的集体教学方法,是由三个以上的人员组成的小组,所有成员根据自己的经验及判断对某一健康问题或主题提出自己的意见或看法的讨论。

(一)特点与适用范围

小组讨论可使学习由被动变为主动,有利于提高学习兴趣,加深对问题的认识及了解。同时由于组员之间可以相互影响,因此有利于小组成员态度或行为的改变。此法适用于 5 人以上 20 人以下的多种内容的讨论。其不足是小组的组织及讨论比较花费时间,且讨论时有人过于主动,有人较为被动,可能出现不均衡现象,或有时可能出现讨论离题的现象。

(二)实施方法与注意事项

1. 选择适当的人数

参加小组讨论的人员以 8~15 人为宜,最多不要超过 20 人。

2. 选择背景相似的人员

尽量选择年龄、健康状况、教育程度等背景相似的人作为小组成员。

3. 事先确定讨论的主题

讨论前必须确定讨论的主题与基本内容,并制定相关的讨论规则以保证讨论的顺利进行。

4. 选择适当的场地

讨论场地应成圆形或半圆形就座,便于沟通交流;环境宜安静,以免过于嘈杂影响讨论效果。

5. 适时归纳总结

小组成员中最好有医护人员参加,以便在讨论过程中适时给予引导,调节气氛,讨论结束时应对讨论结果进行简短的归纳与总结。

三、角色扮演法

角色扮演法(role play)是一种模拟的方法,指通过模拟或制造一定的现实生活短片,使学习内容剧情化,有学习者扮演其中的角色,通过行为替代的方式使其在观察、体验、分析及讨论中理解知识,从而受到教育。

(一)特点与适用范围

角色扮演法为学习者提供了具体而有趣的学习环境,较多成员都有兴趣参与学习过程。此法可以用两种方式来进行,一种是预先准备角色扮演,另一种是自发式的角色扮演,主要适用于儿童和年轻人。但是由于此法往往需要较多的时间进行组织安排,而且由于是一种当众表演的形式,有些性格内向、害羞的成员进行角色扮演时可能显得困难,导致预期结果不易显示出来。

(二)实施方法与注意事项

1. 扮演前

进行角色扮演前,应注意整个扮演主题的选择与编排、角色的分配与排练等。

2. 扮演时

进行角色扮演时,主持者应首先报告此次教育活动的意义,并对剧情及角色扮演者进行简单的介绍。

3. 扮演后

角色扮演后应进行讨论,可先由角色扮演者谈自己的感受,然后再让其他参与人员积极参加讨论。讨论时主持人可以适当给予引导,以使其了解相关知识及原理。

四、实地参观法

参观法(field observation)是配合教学内容,组织学习者参观某一场景或技能,以获得感性知识或验证已经学习过的知识的教学方法,是健康教育方法中较为有说服力的教学法。

(一)特点与适用范围

参观法可以刺激学习者寻找更多的学习经验,有利于提高学习者的观察技巧。例如实地参观结核病防治所,以帮助学习者了解结核病的防治情况。但此法容易受条件限制,常由于所需时间较多,不易找到合适的参观场所等无法实施。参观法可分为三种:①准备性参观:在学习某种知识或技能前进行参观;②并行性参观:在学习某种知识或技能的过程中进行参观;③总结性参观:在学习某种知识或技能后进行参观。

(二)实施方法与注意事项

1. 选择参观地点

参观前应选择合适的参观地点,并到参观地进行实地考察,全面了解各种需要注意的问题,并据此做好参观计划。

2. 进行参观指导

参观前告知学习者参观的目的、重点及注意事项;注意参观时间要充分,以便于学习者有时间提问;参观后应进行相关讨论,以减少学习者的疑惑。

五、个别会谈法

个别会谈法(individual interview)是一种有针对性的教学方法,指健康教育者根据自己已有的经验,通过口头谈话的方式,引导学习者获取知识。

(一)特点及适用范围

个别会谈法常用于家庭访视、卫生所诊治的前后,是一种简单易行的教育方法。在会谈时应注意与学习对象建立良好的关系,及时了解其存在的困难及问题,以便实施正确的健康教育。

(二)实施方法与注意事项

1. 了解学习者

教育者事先应了解学习者的基本背景资料,如姓名、年龄、受教育程度、职业、家庭状态等,以便会谈时相互信任。

2. 熟悉教育内容

教育者谈话时要熟悉教育内容,事先做好准备,并鼓励学习者积极参与会谈。

3. 会谈时勿偏离主题

注意谈话内容必须紧扣主题,及时了解学习者对教育内容的反应,一次教育内容不可过多,以免学习者产生思维混乱或疲劳。

4. 适时归纳总结

会谈结束时,应总结本次的教育内容,并了解学习者对教育内容的掌握情况,如有必要可预约下次会谈时间。

六、示教法

示教法(demonstration)是一种使学习者有机会将理论知识应用于实际,指教学者通过具体动作范例,使学习者直接感知到学习的动作的结果、顺序、要领和结果的一种教学方法,是健康教育方法中学习技能的教学法。

(一)特点与适用范围

示教法主要用于教授某项技术或技巧时使用,通过具体的动作范例,学习者能够直接感知并获得某项技巧及能力。此法有时候易受教学条件的限制，如场地受限或教具不足等。

（二）实施方法与注意事项

1. 清晰示教

示教时应选择适宜的位置和方向，因示教的位置和方向会影响示教的效果。示教时动作不宜过快，可将动作分解，同时应配合口头说明。

2. 正确使用教具

示教的内容较复杂时，可先利用视听教具，如录像带等，说明操作的步骤和原理。

3. 适当练习

适时安排一定的时间让参与者有机会练习，并要有示范者在旁边指导，同时鼓励所有参与者参加练习。

七、展示与视听教学法

视听教材的应用可以使学习者在最短的时间内了解某一教学内容，经常采用的视听教材方法包括：文字资料、挂图、模型、幻灯、VCD 及电影等。

（一）特点与适用范围

视听教学法直观、生动，能激发学习者的学习兴趣，使学习者在没有压力、轻松的气氛中获得知识。此法既可针对个体，亦可针对群体，但是成本较高，需要一定的设备和经费保障。

（二）实施方法与至于事项

1. 保证资料的质量

保证播放视听教学片（如光碟、录像带等）的质量，选择安静、场地大小适宜的播放环境，教学内容一次以 20~30 min 为宜。

2. 教学内容清晰、生动

展示的内容应配有通俗易懂，简明扼要，内容尽可能生动醒目，有利于吸引学习者的注意力，且便于记忆。

八、其他健康教育方式

健康教育除了上述教育方式外，还可以采用其他多种方式。如计算机辅助教学（CAI），不仅可以进行知识讲解，还可以做题、解答，实现人机互动；利用广播、电视、报纸、图书、小册子等各种传播媒体介绍预防保健的知识；还可利用各种社会团体及民间组织活动的机会进行健康教育和健康促进活动；还有游戏法、头脑风暴法、研讨法等。

健康教育对于提高人们身体素质、预防疾病、促进康复等有着重要的意义，也是初级卫生保健的重要措施之一。护

回授法

理人员可以在医院、社区、学校等不同的场所开展不同形式的健康教育，以提高人们的健康水平。

九、健康教育临床路径

临床路径（Clinical pathway）是指针对某一疾病建立一套标准化治疗模式与治疗程序，是一种有关临床治疗的综合模式，以循证医学证据和指南为指导来促进治疗和疾病管理的方法，最终起到规范医疗行为、减少变异、降低成本、提高质量的作用。相对于指南来说，其内容更简洁、易读、适用于多学科多部门具体操作。临床路径是针对特定疾病的诊疗流程、注重治疗过程中各专科间的协同性、注重治疗的结果、注重时间性。近年来，护理健康教育根据病种的不同也制定了相应的健康教育临床路径，规范了教育内容、减少了误区、节约了时间、提高了受教育者的依从性，提升了患者及家属的满意度，降低了疾病的复发率。

本章小结

> 健康教育是通过传播健康知识和行为干预的手段，帮助个人、家庭和社会形成正确的健康认知，改变不良行为和生活方式，养成良好的行为和生活方式，以降低或消除影响健康的危险因素的有计划的健康教育活动。
>
> 护士通过全面的评估，分析个人、家庭或社区存在的不健康的认知、行为和生活方式，实施针对性的健康知识宣讲和行为干预手段，持续评价教育后的效果，帮助民众掌握一定的自我保健方法与技术，促使他们改变不良的生活习惯和行为，实施有利于健康的行为，以提高全民族的健康素质和生活质量。

客观题测验

主观题测验

第十一章

多元文化与护理

学习目标

识记

文化、亚文化、反文化、护理文化、多元文化、文化关怀的定义。

理解

1. 引起文化休克的原因和影响文化休克的因素,以及如何预防文化休克。

2. 莱宁格跨文化护理理论的内容和概念。

应用

如何对患者实施多元文化护理。

第一节　文化概述

思考

1. 文化的特征性有哪些?

2. 引起文化休克的原因有哪些?

一、文化

(一)文化的概念

文化(culture)有广义和狭义之分。广义的文化是指人类社会历史实践过程中所创造的物质财富和精神财富的总和；狭义的文化特指语言、文学、艺术及一切意识形态在内的精神产品。

不同学科对文化有不同的定义，目前公认的文化定义是指在某一特定群体或社会的生活中形成的，并为其成员所共有的生存方式的总和，包括价值观、语言、知识、信仰、艺术、法律、风俗习惯、风尚、生活态度及行为准则，以及相应的物质表现形式。

文化现象一般包含三个方面：①物质文化：又称物质财富，是一个社会普遍存在的物质形态，如机器、工具、书籍、衣服、计算机等；②精神文化：也称精神产品，指理论、观念、心理以及与之相联系的科学、宗教、符号、文学、艺术、法律、道德等；③方式文化：是文化现象的核心和最基本的内容，包括生产方式、组织方式、生存方式、生活方式、行为方式、思维方式、社会遗传方式等。

(二)文化模式

文化模式是各种文化在功能上相互依存、相互关联而构成的文化整体，包括特殊的文化模式和普遍的文化模式。

特殊的文化模式是各民族、国家所具有的独特文化体系，是由各种文化特质、文化集丛有机结合构成，往往表现出一种社会文化的特殊性。普遍的文化模式是指一切文化都是由各个不同的部分组成的，这种文化构成具有普适性，通常包括以下九个方面：

1. 符号

符号是人类行为的起源和基础，包含语言、文字、色彩等。

2. 物质特质

物质特质是人类创造的各种物质生产活动及其产品，如饮食、住所等。

3. 艺术

艺术是指经过系统加工、归纳整理的社会意识，如绘画、音乐。

4. 神话与科学知识

神话反映远古时代人们对自然现象、世界起源、社会生活的原始理解的一种文艺形式。科学知识是指在科学试验和生产生活实践中反复被证明了的、能够反映客观事实和规律的，包括自然科学和社会科学。

5. 习俗

人类在社会实践，特别是在人际交往中约定俗成的习惯性定势，如各种礼仪、民俗。

6. 家庭社会制度

家庭社会制度是指由人类在社会实践中建立的各种社会规范构成，如社会经济制度、政治法律制度、婚姻形式、家族制度等。

7. 财产

财产占有方式与交易方式。

8. 政府

如政体、司法。

9. 战争

(三) 文化的特征

1. 超自然性

文化的第一要素在于它是对人的描述。它只与人以及人的活动有关，它包括人类所创造的一切物质的和非物质的财富。自然界本无文化，自从有了人类，凡是经过人类"耕耘"的一切均属于文化的范畴。

2. 超个人性

个人虽然有接受文化及创造文化的能力，但形成文化的力量却不在个人。文化是对一个群体或一类人的描述，他所要体现的是人的群体本质、群体现象，或类的本质与类的现象。文化不是对个人的描述，仅仅体现个人特征的现象不属于文化现象。

3. 地域性与超地域性

(1)地域性：文化是人类的历史产物，它伴随着人类的出现和发展而产生与发展。而人类的出现首先是分地域的，并且互相隔绝。因此，每个人群便按照自己不同的方式来创造自己的文化。所以，文化一出现就带有鲜明的地域特征，使得地域间的文化互相区别。

(2)超地域性：超地域性有两层含义。①有些文化既发生和存在于这个地域，也发生和存在于其他地域，它不是某一特定地域的特定文化，而是诸多地域的共同性文化或全人类性文化，即文化的人类性，如语言、文字、音乐；②有些文化首先只在某一特定的地域发生、发展和成熟，但这种文化又可以为其他地域所接受、吸收和同化。这种文化在被其他地域接受之前属于地域文化，而在后来便成为超地域文化或人类性文化。自然科学、技术、发明物等首先是地域文化，而后又由于具有超地域性的特征转而成为人类性文化。例如，我国文化遗产中的造纸、印刷术、火药、指南针等及美国的电子计算机等首先是地域性的，然后成为全人类所共有的一种超地域性文化。

4. 时代性与超时代性

(1)时代性：文化具有鲜明的时代特征。一个时代的文化与另一个时代的文化会有明显的差别。划分的依据是生产方式，生产方式的时代差别也就是一种文化的时代差别，文化便由此留下了鲜明的"时代痕迹"。所以，文化有原始文化、中世纪文化、现代文化，或是传统文化与现代文化等文化时代性差异。

(2)超时代性：同一民族文化中，各时代文化共同的东西可以看作是超时代特征的文化，是这个民族的永恒性文化，这种文化与这个民族相随不离。例如，孔子创立的儒家学派经过了汉唐经学、宋明理学等发展阶段，其儒家思想的精神实质并未发生根本性变化，成为中华民族的道德意识、精神生活和传统习惯的准则。文化的超时代性还表现在有些具有鲜明时代痕迹的文化能够超越其产生的时代，而在新的时代和新时代文化中共存并构成新旧文化的冲突。新旧文化冲突时，如果人们掌握了新文化中某种制度或实践主体的意义，就会接受新文化。

5. 文化的象征性

文化的象征性是指文化现象总是具有广泛的意义，其意义一般会超出文化现象所直接指向的狭小的范围。例如，白颜色本来只是一种颜色，但当人们把白颜色作为一种文化因素时，它便有了广泛的象征性，如白旗意味着投降，白衣天使专指护士等。文化的象征性遍及于社会生活的各个方面，人的社会化过程中的很大部分就是学习文化象征性的过程。

6. 文化的传递性

文化的传递性是指文化一经产生就会被世人模仿和利用。传递有两个方面：纵向传递和横向传递。纵向传递是将文化一代一代传递下去；横向传递是指在不同的地域、民族之间的传播。例如，中国饮食文化进行了纵向和横向传递。

(四) 文化的分类

根据不同角度，文化可分为多种，具体分类如下。

1. 物质文化与非物质文化

根据文化的内涵特点，可将文化分为物质文化和非物质文化。物质文化(material culture)是指人类在社会实践中创造的财富，是人类适应自然的产物，同样也指人们创造物资财富所凭据的技术体系及其从精神到物质转化过程中的技术化形态。非物质文化(nonmaterial culture)也称精神文化，是指为人类创造但是触摸不到的一切文化特质，包括文化里用来指导人们互动与解决困难的知识、信仰、价值和规则，以及如何使用物质文化的知识、观念、态度的整体。

物质文化与非物质文化在使用上存在差异。物质文化因自然规律的作用，在使用过程中不断被损耗，而非物质文化却可以被反复使用而不损耗。

2. 硬文化与软文化

根据文化的结构层次，可将文化划为硬文化和软文化。硬文化是指文化中看得见、摸得着的部分，如物质财富。硬文化是文化的物质外壳，即文化的表层结构。在文化的冲突中，相对来说，文化的表层结构较易随着冲突而改变自身。软文化是指活动方式与精神产品，是文化的深层结构。在文化的冲突中，相对来说，文化的深层结构则不易在冲突中改变，而最难改变的是深层结构中的"心理沉淀"部分。"心理沉淀"部分之所以不易改变主要是因为如下原因：首先，心理沉淀是文化结构中最深层的文化层面，它不仅仅是个人长期形成的心理习惯，更主要的是一个民族数代人积淀而成的心理习惯，由于这种积淀在人们心理上形成了一定的观念定势、思维定式、价值标准定势，故积重而难返；其次，对于外来文化，人们最易理解和接受的也是外来文化的表层结构，即硬文化部分，而对于其深层结构，即软文化部分，则不易理解和接受。例如，西方人较易接受中国人发明的火药和火药制造出来的鞭炮，但对于中国人用鞭炮驱鬼避邪的行为，即文化的心理内涵则难以理解和接受。

3.主文化、亚文化及反文化

根据文化的存在形式，又可将文化分为主文化、亚文化和反文化。主文化，又称主流文化，是统治阶层和主流社会所倡导的文化，代表了社会的主要发展方向。主文化是在社会上占主导地位的、为社会上多数人所接受的文化，对社会上大多数成员的价值观、行为方式、思维方式影响极大。亚文化（subculture），又称次文化、副文化、支流文化，则为社会的某一群体所形成的一种既包括主流文化的某些特征，又包括某一区域或某个集体所特有的观念和生活方式。亚文化是仅为社会上一部分成员所接受的或为某一社会群体所特有的文化。亚文化一般不与主流文化相抵触或对抗。亚文化可以围绕着职业种类发展而成，如医学或军事部门的亚文化；也可能是基于种族或民族的差异，例如中华民族文化是汉族、满族、蒙古族、回族、维吾尔族、藏族等多种民族亚文化交融的结果；亚文化还可以是源于地区的差异，如中国的南北地区的文化差异。当亚文化处于与主文化相对立的地位时，它就成了反文化（counter culture）。反文化是指一种否定和排斥一定社会形态中主流文化的文化，如美国社会中的嬉皮士文化等。

（五）文化的功能

1.文化是社会或民族相互区分的标志

在不同国家、民族或群体之间，文化表现出来的本质区别要比肤色、地域、疆界等深刻得多。例如，中国和美国在价值观方面表现出来的文化差异为中国人强调集体主义、集体成就，而美国人强调个人主义和个人成就。

2.文化使社会有了系统的行为规范

文化使一个社会的行为规范、观念更为系统化，文化集合解释着一个社会的全部价值观和规范体系，如风俗、道德、法律、价值观念等。

3.文化使社会团结有了重要的基础

文化使社会形成一个整体，这也称为文化的整合功能。社会上的各种文化机构都从不同的侧面维持着社会的团结和安定。例如，政治机构实现着社会控制，协调着群体利益；教育机构培养着社会成员，使之更符合社会需要；军队保证着社会的安定等。

4.文化塑造了社会的人

没有人出生时就带有特定的文化特色，但人具有学习文化、接受文化的能力，从而促进了个性的形成与发展，个体掌握生活技能，培养完美的自我观念和社会角色，并传递社会文化。

二、护理文化

（一）护理文化的概念

护理文化是护理组织在特定的护理环境下，逐渐形成的共同价值观、基本信念、行为准则、自身形象以及与之相对应的制度载体的总和。

（二）护理文化的内涵

护理文化是医院文化的重要组成部分，包括表层的形象文化、中层的制度文化和深

层的精神文化 表层的形象文化：护理人员的外在形象和表现，如护理人员的着装、仪表、职务标识、工作作风、服务态度、精神面貌等；中层制度文化：护理人员的职业规范，如各项护理工作制度和操作规程、职业纪律、奖惩办法等；深层的精神文化：护理人员的专业理念和职业道德，如以患者为中心的服务理念、整体护理理念、护理质量观念等。如"以患者为中心""以质量为核心""给予患者同等的尊重和护理"等。

课程思政

护生思政教育融入中医文化元素是时代发展的必然

伴随改革开放后中国的快速崛起，国际影响力的日益提升，加上一带一路畅议的实施，中医药文化走出国门、走向世界已经成为不争的事实。在护理专业学生的思想政治教育中融入中医药文化元素，这是时代发展的需要，也是中医药文化走出去的必然结果。从思政教育在文化传承、与国际对接、促进文化交流、促进中医药事业发展以及学生个人成长等角度考虑，我们应顺势而为，主动融入。

三、文化休克

（一）文化休克的概念

文化休克（culture shock）又称"文化震惊"或"文化震撼"，最早在 1958 年由美国人类学家奥博格（Kalvero Oberg）提出的，指的是一个人在进入不熟悉的文化环境时，因失去自己熟悉的所有社会交流的符号与手段而产生的一种迷失、疑惑、排斥恐惧感觉。

随着全球化，文化休克常见于跨文化的交流中。在广泛而深入的跨文化交际中，文化休克可能会在每一个身处异乡环境的人身上体现。文化休克的实质就是不同文化的碰撞显现出差异时，由于个人不能很好地适应差异而导致的不适症状。

（二）引起文化休克的原因

引起文化休克的主要因素是突然从一个熟悉的环境到了另一个陌生的环境，从而在以下几个方面产生问题。

1. 沟通

沟通（communication）是一个遵循一系列共同规则而互通信息的过程，包括语言沟通和非语言沟通。沟通的发生通常会受到文化背景或某种情景的影响。不同的文化背景下，同样的内容可能会有不同的含义，脱离了文化背景来理解沟通的内容往往会产生误解。

（1）语言沟通：语言沟通是人类用来交流信息的最常见、最重要的工具，但文化背景和文化观念的差异可能导致语言不通，如语种不同或应用方言土语，即使采用同一种语言，语言的各种形式因文化背景的影响而产生不同的含义。在中国，朋友之间互相询问年龄、工资都是常见的事情，很少有人会拒绝回答，但如果对西方国家的人也询问同样的问题,对方可能非常生气,认为年龄和工资纯属个人的隐私问题,所以可能导致沟通的中断。当一个人从熟悉的环境到陌生环境时,就会遇到语言沟通交流问题。

课程思政

武汉方言实用手册助力援鄂医疗队

抗击新冠肺炎疫情期间,一份由83个词语和短句组成的《援鄂医疗队武汉方言实用手册》(以下简称《手册》)在网络被赞"扎实"。

《手册》由山东齐鲁医院援助武汉医疗队在进鄂48小时内组织编写,内容包含称谓常用语、生活常用语、医学常用语、温馨常用语四个部分。负责编写《手册》的郭海鹏说,医疗队负责武汉大学人民医院东院区两个危重症病房,约40%的患者是老年人,他们不能熟练使用普通话,于是编了这本手册。

"你蛮杠"(你非常棒),"莫和不过"(不要害怕),"蒽自尬加油"(给自己加油)……郭海鹏说,因危重症患者均处于隔离期,有紧张、恐惧心理,他们希望以这样的温馨用语来鼓励患者,"家属既然不能陪在身边,那我们就要把这一块尽量做好。"

(2)非语言沟通交流:指运用非语言方式进行的沟通交流,身体通过身体运动、声音、触觉及运用空间等进行信息的传递。非语言性沟通的形式有身体语言、反应时间、空间效应、类语言等因素。不同的文化背景下的非语言沟通模式不完全相同,所代表的信息含义也不同。如摇头一般表示不赞同的意思,而在印度摇头则是肯定的表示,如不了解这点就可能在交流中产生误会。

2. 日常生活活动差异(mechanical difference)

每一个人都有自己规律的日常生活活动,当一个人改变了文化环境时,其日常生活活动、生活习惯将会发生变化,需要去适应新环境下的文化模式,往往会使人产生挫折感。新环境下的住宿、交通工具、作息制度、工作环境等都需要人们花费时间和精力去适应,有时会给人们增加烦恼,从而引起文化休克。

3. 孤独

孤独(isolation)往往伴随着沟通交流而来。主要是对新环境感到生疏,又与亲人或熟悉的朋友分离或语言不通,因而倍感孤单、无助,产生焦虑和对新环境的恐惧。

4. 风俗习惯

不同文化背景的人都有不同的风俗习惯(customs),一旦改变了文化环境,必须去适应新环境中的风俗习惯、风土人情。新环境中的饮食、服饰、待客、居住、消费等习俗可能与自身原有的文化环境不同,但又必须去了解和接受。例如,许多中国人对把蚯蚓等昆虫当饭吃感到恶心,但有些民族却把它视之美味。这些文化的差异会使人短时间内难以接受,从而出现文化休克。

5. 态度和信仰

态度(attitudes)是人们在长期的生活中通过与他人的相互作用,通过社会文化环境的不断影响而逐步形成的对事物的评价和倾向。信仰(beliefs)是对某种主张或主义的极度信任，并以此作为自己行动的指南。信仰主要表现在宗教信仰上。态度、信仰、人生的价值观和人的行为在每一个文化群体之间都是不同的，受自身环境的文化模式的影响。

> **课程思政**
>
> **文化自信，是更基础、更广泛、更深厚的自信**
>
> 文化自信，是更基础、更广泛、更深厚的自信。在5000多年文明发展中孕育的中华优秀传统文化，在党和人民伟大斗争中孕育的革命文化和社会主义先进文化，积淀着中华民族最深层的精神追求，代表着中华民族独特的精神标识。
>
> ——2016年7月1日，习近平在庆祝中国共产党成立95周年大会上的讲话

以上造成个体文化休克的五个因素使个体对变化必须作出适应和调整。当同时出现的因素越多、越强烈时，个体产生文化休克的强度越明显。

(三)文化休克的适应过程

文化休克一般会经历4个不同的阶段：蜜月期、挫折期、恢复期和适应期。

1.蜜月阶段

蜜月阶段(honeymoon phase)，人们会觉得不一样的文化很新奇，一切都具有新鲜感，非常兴奋，蜜月阶段对于来到异文化圈的人来说非常短暂。

2.沮丧阶段

沮丧阶段(anxiety or rejection phase)又称意识期，是文化休克综合征中最严重也是最难度过的一期。在此阶段，个体的好奇、兴奋感已经消失，开始意识到自己要在新的环境中作长时间的停留，必须改变自己以往的生活习惯、思维方式去适应新环境中的生活方式及新环境中的风俗习惯。此时，个体原有的文化价值观念与其所处新环境的文化价值观念标准产生文化冲突，个人的信仰、角色、行为、自我形象和自我概念等会受到挫伤。尤其当原定计划无法正常实施、遭遇挫折时，个人会感到孤独，思念熟悉环境中的亲人、朋友，会感觉新环境中的一切都不如自己熟悉的旧环境，会有退缩、发怒和沮丧等表现。这是非常关键的一个时期，需要做出相应的改变来应对这一时期。

3.恢复调整阶段(regression and adjustment phase)

一段时间后(通常6~12个月)，个体开始习惯新文化，也养成了固定习惯。在大多数情况下知道该做什么，开始能够解决文化冲突中遇到的问题，也尝试着积极地接受新文化中的处事方法。

4.适应阶段(acceptance and adaptation phase)

文化冲击的最后一个阶段，个体开始转变行为模式适应新环境但并不意味着完全转换，往往会保留原有文化的特点。

(四) 文化休克的表现

随着个体所处的文化休克的时期不同而有不同的表现，一般具有以下表现。

1. 焦虑

焦虑是指个体处于一种模糊的不适感中，是自主神经系统对非特异性或未知的威胁的一种反应。焦虑有以下表现：

(1)生理表现：坐立不安、失眠、疲乏、声音发颤、手颤抖、出汗、面部紧张、瞳孔散大、缺乏目光的接触、尿频、恶心呕吐、特别动作增加(如反复洗手、喝水、进食、抽烟等)，心率增快、呼吸频率增加、血压升高。

(2)情感表现：自诉不安，缺乏自信、警惕性增强、忧虑、持续增加的无助感、悔恨、过度兴奋、容易激动、爱发脾气、哭泣、自责和谴责他人，常注意过去而不关心现在和未来，害怕出现意料不到的结果。

(3)认知表现：心神不定，思想不能集中，对周围环境缺乏注意，健忘或思维中断。

2. 恐惧

恐惧是指个体处于一种被证实的有明确来源的恐惧感中，表现为躲避、注意力和控制缺陷。个体自诉心神不安、恐慌，有哭泣、警惕、逃避的行为，冲动型行为和提问次数增加，疲乏、失眠、出汗、晕厥、夜间噩梦，尿频、尿急、腹泻、口腔或咽喉部干燥，面部发红或苍白，呼吸短促、血压升高等。

3. 沮丧

沮丧是指个体由于对陌生环境的不适应而产生的失望、悲伤等情感。

(1)生理表现：胃肠功能衰退，出现食欲减退、体重下降、便秘等问题。

(2)情感表现：忧愁、懊丧、哭泣、退缩、偏见或敌对。

4. 绝望

绝望是指个体主观认为个人没有选择或选择有限，以致不能发挥自己的能力。面临文化休克时，个人认为走投无路，表现为凡事处于被动状态，说话减少，情绪低落，对刺激的反应减少，感情淡漠，不愿理睬别人，被动参加活动或根本不参与活动，对以往的价值观失去信念，生理功能低下。

(五) 影响文化休克的因素

1. 个人的健康情况

在应对文化冲突造成的压力时，身心健康的人应对能力强于身心衰弱的个体。

2. 性格特征

如性格开朗的人善于与人沟通，乐于与人交流，对文化环境改变的适应能力就强。而性格内向的人，善于保守思想，表现沉静，反应缓慢，适应变化的能力就弱。

3. 年龄

处于学习阶段，生活方式、习惯尚未成型的儿童对生活形式改变适应较快，应对文化休克的困难较少，异常表现也较轻。相反，年龄越大，已习惯的文化模式越难改变，不会轻易放弃熟悉的文化模式而去学习新的文化模式。

4. 以往应对生活改变的经历

一个以往生活变化较多，并能够对各种变化适应得很好的人，在应对文化休克时较生活上缺乏变化的人困难要少，文化休克的症状也较轻。

5. 个人社会支持系统

文化环境的改变，亲属、朋友所能提供的帮助越大，给予的心理支持越大，适应环境改变的能力就越强，文化休克的程度就越轻。反之，得不到亲属及朋友的支持，仅靠自己克服和适应，个体文化休克的程度就严重。

(六) 文化休克的预防

1. 提前熟悉新环境中的文化模式

在进入新环境之前，应提前了解、熟悉新环境中的各种文化模式，预防文化冲突时突然产生的文化休克。

2. 针对新文化环境进行模拟训练

进入新环境之前，对其生活方式及生存技能进行有的放矢模拟训练。

3. 主动接触新文化环境中的文化模式

进入新环境之后，应尽快接触、理解新的文化模式。在两种不同的文化发生冲突时，如果人们理解新环境中文化现象的主体，就会较快接受这一文化模式。

4. 寻找有力的支持系统

在文化冲突中产生文化休克时，个人应积极寻求可靠、有力的支持系统，包括正规的支持系统如有关的政府组织或团体和非正式的支持系统如亲属、朋友和宗教团体。

(七) 文化休克的调节方法

(1) 调整心态，积极地正确认识并重视出现的问题。学会自我调整，克服因文化差异产生的焦虑。转换心态，适时地融入新的工作状态中，尝试主动与人交流，积极体验当地文化，不断催生新鲜感。

(2) 尝试理解和接收文化的不一样，针对价值观和社会认知度不同产生的反感或冲突，尽可能地相互理解，实现正常的交际交流。

(3) 通过熟悉生活工作环境，克服衣食住行等各方面的困难，恢复原有生活模式。

(4) 增加与人的沟通交流，加强交际能力，努力培养跨文化交际能力。从认知和经验层面启发跨文化交际的意识。

第二节 跨文化理论

思考

> 1. 如何理解莱宁格的跨文护理理论的"日出模式"？
> 2. 根据莱宁格的跨文化护理理论如何实施护理程序？

一、莱宁格的跨文化护理理论

(一)理论家及理论发展背景

20世纪50年代中期，从事人类文化护理研究的美国护理专家莱宁格(Madeleine Leininger)在"儿童指导之家"工作时，与那里的儿童和双亲接触，通过对这些儿童的行为观察发现，儿童中反复出现的行为差异是由于不同的文化背景所造成的，莱宁格试图探讨文化因素对护理的影响以及将护理与人类学整合在一起的可能性。20世纪60年代在华盛顿攻读博士学位期间，莱宁格开始对世界文化进行比较，并在人类学中提取出"文化"一次，从护理学中提取"照护"一词组成"文化照护"来发展她的文化照护多样性和广泛性理论。在此期间，她成为获得人类学博士学位的第一位专业护士，并创立了"跨文化护理理论"(transcultural nursing theory)。

在莱宁格的努力下，美国人类学学会于1968年批准成立了护理人类学分会，1974年成立了美国国家跨文化护理协会，并由美国护士协会召开了多次跨文化护理与护理关怀专题研讨会，为人类护理关怀的发展及研究作出重要贡献。1989年，美国国家跨文化护理协会首次发行了其官方出版物——莱宁格任主编的《跨文化护理杂志》，扩大了跨文化理论的影响。

莱宁格编辑出版了多部专著，代表作包括《护理与人类学：两个交织的世界》《跨文化护理：概念，理论与实践》《照顾：人类的基本需要》《关怀：护理与健康的本质》《文化照顾的多样性与普遍性》。她通过演讲、著书、咨询、教学等方式，使全球护理界广泛认识并开始应用跨文化护理理论和人类护理关怀理论，她本人因此而获得国际护理界及相关领域同行的广泛认可，成为著名的跨文化护理理论家。

(二)跨文化护理理论的基本内容和主要概念

1.跨文化护理理论的基本内容

莱宁格的跨文化护理理论的重点是文化，文化关怀是护理的本质和中心思想，是护理活动的原动力。该理论主要包括3个方面的内容。

(1)文化关怀是人类生存的必需条件。文化关怀是人的一种天性，是人类文明社会形成、生存、发展壮大的基础及必需条件。

(2)世界上不同文化的民族具有文化关怀的共性和特性。不同的文化背景的人有不同的关怀体验，因而就会形成这种文化所特有的一种关怀模式。一种文化中的关怀的表达方式可能与另外一种文化有着天壤之别。因此，为服务对象提供适合其文化环境的关怀是护理人员的职责之一。

1)文化关怀的多样性(diversity in cultural caring)　文化关怀的多样性是由人们在对待健康、处境和生活方式的改善或面对死亡的文化中所衍生的一些对关怀的各种不同意义、价值、形态和标志，使关怀与文化相适应，表现为多样性。

2)文化关怀的共性(universality in cultural caring)　文化关怀的共性是由人们在对待健康、处境和生活方式的改善或面对死亡的文化中所衍生的一些对关怀的共同的、相似的或一致的意义、价值、型态和标志。

（3）文化关怀分为一般关怀和专业关怀。专业关怀与一般关怀在意义及表达方式上有很大的区别。

1）一般关怀　一般关怀是指在文化中通过模仿、学习并传播的传统的、民间的、固有的文化关怀知识与技能。一般关怀是人类天性的具体体现，它传承于文化内部，可以由非专业人员操作，存在于日常生活中。

2）专业关怀　专业关怀是通过大学、学院或临床机构传授和规范学习获得的专业关怀知识与技能。专业关怀是一种有目的、有意义的专业活动，源于特定文化之外的专业人员或机构，由专业人员操作，是通过正规培训和训练获得的帮助性、支持性、关心性的专业行为，用以满足服务对象的需要，从而改善人类的生存条件或生活条件，以利于人类社会的生存及发展。

2.跨文化护理理论的主要概念

莱宁格就护理文化关怀提出了文化、关怀、文化关怀、跨文化护理等主要概念。

（1）文化（culture）：文化是指不同个体、群体或机构通过学习、共享和传播等方式所形成的生活方式、价值观、信仰、行为标准、个体特征和实践活动的总称。它可以形成一种定势，以一定的方式传承，以指导人的思维方式、生活决策和行为活动。

（2）关怀（care）：关怀是指对已经丧失某种能力或有某种需要的人提供支持性、有效性和方便的帮助，从而满足需要，促进健康，改善机体状况或生活方式，更好地面对伤残或平静地面对死亡的一种行为相关的现象。Leininger认为关怀在护理学中是占统治地位的。没有关怀，治疗就不能有效地进行；而没有治疗，关怀却可以有效地进行。关怀分一般关怀和专业关怀。

（3）文化关怀（cultural caring）：文化关怀是指为满足自己或他人维护健康、改善生活方式或应对死亡、残疾或其他状况的需要，用一些符合文化、能被接受和认可的价值观、信念和定型的表达方式，为自己或他人提供的综合性、符合相应文化背景的帮助、支持和促进性的行为。

（4）跨文化护理（transcultural caring）：跨文化护理是指通过文化环境和文化来影响服务对象的心理，使其能处于一种良好的心理状态，以利于疾病康复或达到最适宜状态。

（三）跨文化护理模式

莱宁格指出，以文化为基础的护理关怀是有效地促进和维持健康和从疾病和残疾中康复的关键因素。过去护士们在给不同文化的人提供关怀时，没有从跨文化的角度来赋予价值和实践。要使护理对世界上各种文化背景的人有效、合理和切合实际，就必须具有跨文化关怀的知识和技能。

莱宁格用"日出模式"（sunrise model）（图11-1）框架形象地描述她的跨文化护理理论以及各概念之间的联系，以帮助研究和理解该理论的组成部分在不同文化中如何影响个体、家庭和群体的健康状况，以及如何运用跨文化护理理论开展护理关怀。

"日出模式"犹如太阳升起并普照大地，其上半部分描述了文化关怀、文化社会结构

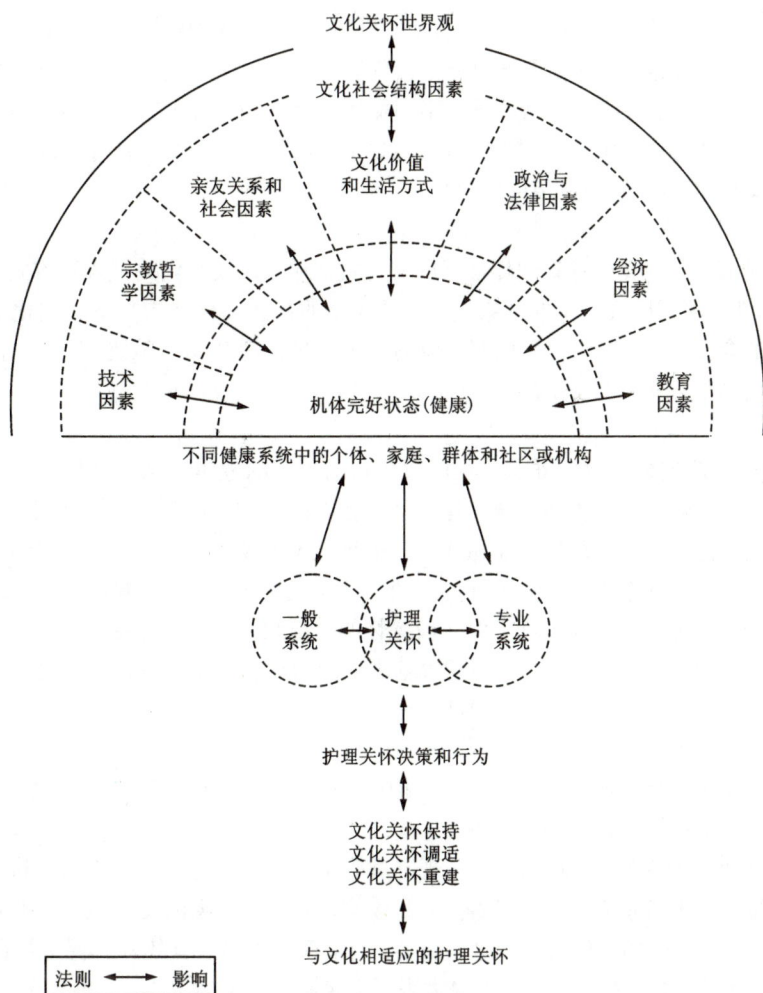

图中文字：

文化关怀世界观

文化社会结构因素

文化价值和生活方式

亲友关系和社会因素

政治与法律因素

宗教哲学因素

经济因素

技术因素

教育因素

机体完好状态(健康)

不同健康系统中的个体、家庭、群体和社区或机构

一般系统　护理关怀　专业系统

护理关怀决策和行为

文化关怀保持
文化关怀调适
文化关怀重建

与文化相适应的护理关怀

法则 ◄──► 影响

图 11-1　日出模式

与世界观的构成，这些因素影响着人们的关怀与健康。下半部分是对个体、家庭、群体和机构的健康产生影响的一般关怀系统和专业关怀系统，两者相互关联和相互影响，并可能相互转化。通过分析以上影响服务对象健康的各组成因素，了解服务对象的文化背景和健康状况，作出护理关怀决策和行为，即针对服务对象的不同文化影响和健康状况通过文化关怀保持、文化关怀调适或文化关怀重建进行护理关怀，帮助特定文化中的服务对象维持其有利于健康的价值观和生活方式，或帮助适应其他文化，或者在不同文化环境中与他人协作，从而有效地影响健康，或帮助改变其不利于健康的生活方式，或塑造一种全新的有利于健康的生活方式。

莱宁格的"日出模式"，包含以下4级(即4个层次)。

1. Ⅰ级(最外一层),世界观和文化社会结构层

Ⅰ级描述了文化关怀、世界观与文化社会结构及其组成因素。深入、全面地了解其组成因素,可以指导护士评估服务对象的世界观、所处文化环境、文化社会结构及其文化背景和种族史等,这些组成因素影响不同文化环境下的关怀形态的产生,影响服务对象对关怀的表达方式和关怀实践的接受程度,是不同服务对象文化产生的基础,也是护士提供与文化相适应的护理关怀的基础。

2. Ⅱ级(第二层),文化关怀与健康层

Ⅱ级显示了不同文化背景和环境下的文化关怀形态以及文化关怀表达方式,解释个人、家庭、群体、社区或机构的健康、疾病及死亡的社会文化结构。不同文化对健康赋予了不同的含义,只有提供与文化相适应的护理关怀,建立、促进或维持与文化相适应的健康才是真正意义上的、完整的健康。

3. Ⅲ级(第三层),健康系统层

Ⅲ级阐述了个体、家庭、群体、社区或机构的不同的健康系统及其相互影响。健康系统包括一般关怀和专业关怀系统,两者用以提供帮助性、支持性和促进性关怀,帮助人们保持完好健康,积极面对伤残和死亡。护理理论和实践大多数源于专业关怀系统,少部分源于一般关怀系统。专业关怀与一般关怀相互关联、相互影响。专业关怀很大程度上来源于在相关科学研究基础上对一般关怀的总结和发展;专业关怀又对一般关怀起指导和修正作用,是一般关怀在客观理论基础上的扬弃。一般关怀和专业关怀通过护理的理论和实践表现出来,并落实于护理关怀。

4. Ⅳ级(第四层),护理关怀决策和行为层

Ⅳ级揭示了护理关怀的决策和行为。护理关怀的决策和行为通过维持文化、调适文化和重建文化的护理关怀三个方面进行。对于与健康状况不相冲突、有利于健康的文化实施维持文化的护理关怀;对于部分与现有健康不协调的文化部分,取其有利方面而调整不协调部分,使其适应健康的需要;对于与现有健康相冲突的文化成分,则要从健康角度出发,改变既往的文化习惯,建立新的、有利于健康的、有效的和促进性的文化生活,即进行重建文化的护理关怀,以最大限度满足服务对象的需要,提供与文化一致的、有利于健康和积极面对病残或死亡的护理关怀。

"日出模式"阐述了莱宁格理论的核心思想——人类无法与其所处的文化背景和社会结构相分离。莱宁格认为,护理的本质是文化关怀,关怀是护理的中心思想。关怀是护理活动的原动力,是护士为服务对象提供合乎其文化背景的护理基础。该理论的目标是为个体、家庭和群体的健康提供与文化相应的护理关怀。

(四)护理学基本概念

莱宁格在跨文化护理理论中明确给出了健康的定义,并间接地提示了人、环境和护理的含义。

1. 人

人是护理的对象。关照和帮助他人,同时也接受他人的关怀、关怀和帮助。提供一般关怀的方式因文化背景而异。

2. 健康

健康是个体或群体按特定文化方式进行日常活动并处于动态稳定的一种状态。最终能放映各文化的信念、价值观和实践方式。

3. 环境

环境属于宏观概念，世界观、文化社会结构和文化状况背景都属于环境。

4. 护理

护理是一门需培训，以人道主义为宗旨，研究人类关怀现象和活动的专业或学科，目的是以具有文化意义的有效方式，帮助、支持或促使个体或群体维持或保持完好健康，或帮助个体应对伤残或死亡。

（五）实践应用

莱宁格跨文化护理理论的日出模式与护理程序基本一致，只是日出模式强调要理解服务对象的文化，并具备有关文化的知识和技能。临床实践中，可根据莱宁格的日出模式的相关联系来执行护理程序，实施护理关怀。

1. 评估

评估分两步进行。首先评估"日出模式"的最外层，评估和收集有关服务对象所处文化的社会结构和世界观方面的知识和信息，包括价值观、宗教信仰、亲缘社会关系、政治法律制度、经济、教育、科技、哲学、历史和语言等因素；而后将以上资料应用于对象的具体情境，评估服务对象的一般关怀、专业关怀及护理关怀的价值观、信仰和行为。

如电影《刮痧》中反映的华人在国外由于文化的冲突而陷入的种种困境就是因为中西医文化不同而引起。刮痧是中国传统的自然疗法之一，它是以中医皮部理论为基础，用器具（牛角、玉石、火罐）等在皮肤相关部位刮拭，以达到疏通经络、活血化瘀之目的。刮痧可以扩张毛细血管，增加汗腺分泌，促进血液循环，对于高血压、中暑、肌肉酸疼等所致的风寒痹症都有立竿见影之效。五岁孩子腹泻发烧，爷爷因为看不懂药品上的英文说明，便用中国民间流传的刮痧疗法给孩子治病，而这成了美国人认为主人翁虐待孩子的证据。

上述案例涉及中西文化在价值观、亲缘社会关系、政治法律制度、科技和语言等因素及对一般关怀的价值观、信仰不同，当地人没有很好评估和尊重华人文化，从而导致冲突，影响华人在国外的适应。

2. 护理诊断

通过评估鉴别和明确跨文化护理中的共性及文化差异，作出护理诊断。每个个体由于其民族传统、社会地位、从事的职业、文化修养等的不同，导致对疾病的自我认识、对症状的陈述会有一定的差异，表现出不同的身心反应。应根据服务对象的文化背景，动态了解服务对象的健康问题。

3. 护理计划及实施

这是在护理关怀决策和行为层开展护理关怀。除对共性问题进行护理关怀外，应考虑采用与其文化相适应、文化能接受的方式进行护理。护理措施包括文化关怀维持、文化关怀调适和文化关怀重建。如刮痧有利于健康，可鼓励保持该文化；伊斯兰教者禁食猪肉等,其营养补充可用其他允许食用食物代替;对于少数近亲结婚习俗,则要从后代的健康着想,大力宣传近亲结婚的不良后果,并着力改变该习俗。

4. 评价

对护理关怀进行系统性评价,明确何种关怀行为符合服务对象的生活方式和文化习俗,提供有利于服务对象保持完好健康、积极面对伤残和死亡的行为模式

二、其他文化护理理论

(一)文化关怀理论

美国的简·怀森(Jean Watson)博士提出了文化关怀理论(Culture caring theory)。

1. 理论简介

怀森认为,关怀是一种道德法则,是两个个体之间的一种人际关系的体验,这种体验表现为关怀活动的双方都能进入对方的内心世界,从而使关怀者和被关怀者双方彼此在人格上得到升华、认知上得到认同、文化上得到同化,形成超越语言的超越式文化关系,并通过精神的体验、心灵的感悟、非语言的交流、超越文化间的关怀行为等特有的方式表达出来,即超越式文化关怀理论。

2. 主要内容

在上述假设和观点的基础上,怀森对其超越式文化关怀模式进行了进一步探讨,使其与护理实践有机的结合,在跨文化护理工作中,怀森提出要以 10 个因素为基础,展开超越文化的思维和认识,才可能实施超越文化的护理关怀。这 10 个因素为:

(1)赋予和延伸个人的意义,形成利他为乐的人生价值体系。

(2)在护理人员与患者之间灌输忠诚与希望的理念对促进健康有积极意义。

(3)加强通过接纳和认可他人达到自我实现。

(4)在超越式人际关怀的积极与消极的护患关系中,帮助与信任式关怀关系是基础。

(5)促进和接受积极与消极的情感体验与表达,对护理人员与服务对象双方都是一种挑战性的经历,双方都必须做好获得积极和消极反馈的两手准备。

(6)将决策理论中系统的和科学的解决问题方法应用于护理关怀过程中。

(7)将关怀与治疗区分开来。

(8)护理人员必须识别和评价与患者的疾病和健康相关的环境状况,包括内在环境,如精神心理情况;和外在的环境,如舒适和安全等问题,从而保证为患者提供支持性和准确性的护理,建立适合患者精神、心理和身体的社会文化环境。

(9)科学地应用人类的需要理论,护理人员在满足较高层次需求前,应先认识和满足患者的较低层的需求。

(10)人类的思维和对现实的理解推动自我认识水平,从而有助于理解现实生活中存在的与自我文化不同的令人困惑的现象或状况。

(二)歌格及戴维赫兹的跨文化护理评估模型

歌格及戴维赫兹(Giger and Davidhizar)的跨文化护理评估模型(1995)包含了在各个

群体中的文化现象：沟通、空间、社会组织、实践、环境控制及生物多样性(图11-2)。

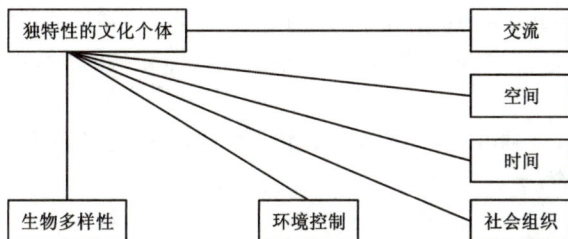

```
┌──────────────┐                    ┌──────┐
│  独特性的文化个体  │────────────────────│  交流  │
└──────────────┘                    └──────┘
        │  ╲                        ┌──────┐
        │   ╲                       │  空间  │
        │    ╲                      └──────┘
        │     ╲                     ┌──────┐
        │      ╲                    │  时间  │
        │       ╲                   └──────┘
┌──────────┐  ┌──────────┐  ┌──────────┐
│  生物多样性  │  │  环境控制  │  │  社会组织  │
└──────────┘  └──────────┘  └──────────┘
```

图11-2 歌格及戴维赫兹的跨文化护理评估模型

1. 交流

交流(communication)是文化的载体。对于来自不同文化背景之间的人，交流显得尤为重要。

2. 空间

空间(space)是人与人交往的距离。所有的交流发生在一定的空间。根据空间的距离，可判断人与人之间的亲密程度，可划分为四个等次：亲密的、私人的、社会的以及公共的。人与人交往的距离与文化有关，当人与人之间的交往超过了应有的空间时，会使人产生侵犯感而不适。

3. 社会组织

社会组织(social organization)是指文化群体以何种形式组织在家庭群体的周围。家庭结构、宗教信仰、角色分工等都与民族、文化有关。

4. 时间

时间(time)是指人与人之间交流的重要因素。文化群体可以是过去、现在、或将来趋向的。例如，预防性的健康服务是以将来为导向的，目的是将来能有更好的健康状态。

5. 环境控制

环境控制(environmental control)是指人控制自然因素的能力，试图改变自然环境中影响人的因素。例如有人相信人对自然因素的控制就会积极地就医。反之，如果认为自然因素是不可战胜的，就不会积极地就医。

6. 生物多样性

生物学差异(biological variation)，尤其是基因多样性存在于不同种族，不同个体之间。认识种群之间文化差异性是认识种群之间生物差异性的开始。

(三)坎目平赫及博卡图的健康服务的文化能力

坎目平赫及博卡图(Campinha and Bacoto)定义了健康服务中文化能力的形成。文化能力包括文化认知、文化技能、文化邂逅、文化知识、文化意愿等。

1. 文化认知

文化认知(cultural awareness)是自我反省对某一文化的偏见，深刻反思自己的文化和专业背景。

2.文化知识

文化知识(cultural knowledge)是指对关于跨文化等有关知识的了解程度。应关注三个方面的整合：与健康有关的观念、实践；文化价值观；疾病的发病率、患病率。

3.文化技能

文化技能(cultural skills)是指收集与文化相关的资料，进行文化评估以及进行与文化相适应的体格检查。

4.文化邂逅

文化邂逅(cultural encounters)指医务人员与来自不同文化背景的患者面对面进行与文化有关的交流，旨在发现改变自己对这一文化群体形成的刻板印象，避免歧视。

随着护理理论的发展，护理的概念已不单纯表现在对护理对象身心的照顾和关怀，而是更广义地也体现为具有文化特色照顾和关怀，这种跨越文化所表现出来的护理更具人性特点，更有利于服务对象的康复。这就要求护理人员在护理活动过程中，面对不同民族与国度，不同语言与风格和不同宗教信仰等具有多文化因素的服务对象，既要为其提供适合他们需要的共性护理服务，又要保证适应个体文化背景需要的特殊性护理服务；既要提供与其文化和健康相适应的关怀，又要提供有利于健康水平提高的有效关怀。

第三节　多元文化护理

预习案例

护士小张是一位尼日利亚留学生的责任护士，该患者信仰伊斯兰教。

思考

1.小张为该患者实施护理时应遵循怎样的原则?

2.小张如何为该患者提供合适的护理服务?

一、文化背景对护理的影响

1.文化背景影响疾病发生的原因

文化中的价值观念、态度或生活方式，可以直接或间接地影响某些疾病的发生、发展及转归。例如我国西北地区的人以豪饮为荣，该地发生乙醇成瘾和慢性乙醇中毒性精神障

微课：多元文化与护理（二）

碍的发病率高于其他地区；有些少数民族地区近亲婚配，发育迟滞和精神分裂症等遗传病发病率较高。

2. 文化背景影响疾病的临床表现

文化背景不同，患病的临床表现可能不同。如：中国人隐忍的民族性格使得患者对疼痛等不适耐受性增高，在临床护理中往往会导致护士不易察觉患者的疼痛。导致长期受压抑的个体出现心理问题时心理症状往往表现不明显，而以为主，常以"头痛、头晕、失眠、精神不振"等躯体不适求医，并否认自己的心理或情绪问题。

3. 文化背景影响服务对象对疾病的反应

不同文化背景的服务对象对同一种疾病、病程发展的不同阶段反应不同。性别、教育程度、家庭支持等文化背景会影响服务对象对疾病的反应。

课程思政

不同文化背景下的护理理念差异

文化本身，是含有对自身认可的度量衡的。比如中国文化，就更看重感性方面的人的自身的修身养性；西方文化，则更偏重于理性方面的效率最大化。中国传统文化与西方文化核心价值观不同，在不同的文化背景下，护理理念也有所差异，进而影响与病患的沟通等问题。

（1）性别的影响：不同性别的服务对象对疾病的反应不同。确诊癌症后，女性患者比男性患者的反应更加积极。因为中国文化要求女性贤惠、宽容，而只有心理稳定、能够容忍委屈和打击才能做到贤惠和宽容，所以当女性遭受癌症的打击时，能够承受由此产生的痛苦和压力，表现出情绪稳定和积极态度。而社会要求男性挑起家庭和社会的重担，而面临癌症时，男性认为自己没有能力为家庭和社会工作，从而产生内疚和无用感，感到悲观和失望。另外，我国文化社会更多地容忍女性表达各种各样的情绪，如当众哭泣得到怜悯和安慰；而男性不能转移自己的痛苦，转而把自己和他人、社会隔绝起来，出现程度不同的社交障碍。

（2）教育程度：教育程度也会影响服务对象对疾病的反应。一般情况下，教育程度高的人患病后能够积极主动地寻求相关信息，了解疾病的原因、治疗和护理效果。教育程度低的人认为治疗和护理是医务人员的事情，与己无关。病情恶化时，抱怨医务人员，更换求医途径，开始寻求民间的偏方。有时还会由于认知错误导致情绪障碍。例如，子宫切除后妇女，认为自己失去了女性的特征和价值，担心发胖，担心失去吸引力被丈夫抛弃，或认为再不能够进行性生活，导致性欲降低和性冷淡。有时不仅服务对象出现错误的认识，服务对象的丈夫、周围的亲戚、朋友也出现同样的认知错误。

4. 文化背景影响服务对象的就医方式

文化背景和就医方式有密切关系。个人遭遇生理上、心理上或精神上的问题，如何就医、寻找何种医疗系统、以何种方式诉说困难和问题、如何依靠家人或他人来获取支持、关心、帮助等一系列就医行为，常常受社会与文化的影响。

（1）宗教观念：宗教观念影响着人们的就医行为。例如，我国某些少数民族信奉的宗教认为疾病是鬼神附体或被人诅咒，所以对服务对象的治疗首先请宗教领袖或巫医"念经"或"驱鬼"，祈求真主保佑使服务对象免除灾祸。当上述措施无效，病情严重时才送到医院救治。

（2）经济条件：服务对象的经济条件会影响服务对象的就医方式。经济条件好的人出现健康问题后会立即就医，而经济条件较差的人则会忍受疾病的痛苦而不去就医。

二、文化护理的原则

1. 综合性原则

在住院患者的护理过程中可以采取多方面的护理措施，如饮食护理、心理护理、支持护理等综合方法，使患者尽快适应医院的文化环境。

2. 教育原则

患者在住院期间往往有获得有关疾病信息知识的需求，护士应根据患者的文化背景（接受能力、知识水平），有目的、有计划、有步骤地对患者进行健康教育。

3. 调动原则

文化护理的目的之一就是调动患者的主观能动性和潜在能力，配合患者的文化需求，调动患者的参与意识，使患者积极配合疾病治疗和护理，做一些力所能及的自护，对疾病预后充满信心。

4. 疏导原则

在文化护理中，出现文化冲突时，应对患者进行疏导，使其领悟并接受新文化护理。

5. 整体原则

实施护理时，不仅要考虑到患者本人的因素，还应评估其家庭、社会因素，争取得到各方面的合作、支持和帮助，帮助患者适应医院的文化环境。

三、满足患者文化需求的护理策略

患者因为疾病离开了原来熟悉的生活及工作环境而进入陌生的医院环境，可能会出现不同程度的文化休克。同时，我国是多民族国家，由于人们所处的社会环境和文化背景不同，生活方式、信仰、道德、价值观取向也不同。护理人员有责任和义务帮助患者减轻、解除文化休克，尽快适应医院环境。具体来说可通过以下措施来达到目的。

1. 帮助患者尽快熟悉医院环境

通过入院介绍使患者尽快熟悉和了解医院、病区、病室的环境、设备、工作人员、医院的规章制度等医院的文化环境。

2. 建立良好的护患关系

护理人员应了解沟通交流中文化的差异，使用语言和非语言的沟通技巧建立良好的护患关系，帮助患者预防和减轻住院引起的文化休克。

（1）及早建立良好的护患关系：在人际关系中，患者把接触的人分成"自己人"和"外人"，并区别对待。对"自己人"较信任，畅谈心事，期待关心；对"外人"则保持距离，不够信赖。护理人员护理的关键在于能够与患者建立起有治疗性的护患关系，尽早成为患者的"自己人"，取得患者的信赖与合作。

（2）理解服务对象的行为：不少服务对象由于受到文化观念的影响，对护理人员持有双重态度，即想依赖和不愿意依赖的复杂心理。服务对象一方面对护理人员的权威性如经验要求过多，依赖性很强，期望护理人员替自己解除困难；另一方面不一定听从护理人员的意见和安排，同一问题会同时要求医生或其他医务人员解决。护理人员应理解服务对象对待护理人员的态度和行为，满足服务对象的文化需求。

（3）重视患者的心理体验和感：不同文化背景的人对同一问题有不同的解释模式，护理人员不能因为患者使用了与护理人员不同的文化模式来解释事情的发生及健康问题就认为患者荒唐、可笑，甚至认为患者不可理喻而不理睬患者。（例如，某个人身体不适，他认为这是死亡亲人灵魂附身造成的，此时，护理人员要根据患者的年龄、知识结构等文化背景与患者沟通，了解患者的心理与行为。）

（4）减少医学术语的使用：在医院的环境中，医护人员使用的医学术语，如医学诊断的名称、化验检查报告、治疗和护理过程的简称等，可以造成患者与医护人员之间沟通交流的障碍。护士应注意专业医学术语的合理使用。

（5）掌握沟通技巧：护理人员应了解沟通交流中文化的差异，使用语言和非语言的沟通技巧建立良好的护患关系，帮助服务对象预防和减轻住院引起的文化休克。

3. 尊重患者的风俗习惯

（1）饮食方面：要注意不同名族、宗教等的饮食禁忌，如：我国满族、锡伯族禁食狗肉；蒙古族禁食牛肉；回族、塔吉克族、维吾尔族等民族信仰伊斯兰教，禁食猪肉，每年九月斋戒期间从黎明到日落禁止进食和饮水。

（2）特殊忌讳：要注意患者有无特殊的忌讳，例如有部分人忌讳数字"4"，认为是"死"的谐音，不吉利，所以在安排床位时应尽量避开患者所忌讳的数字。

（3）民族习俗：有的民族术前不宜剃阴毛；有的民族手术前要进行祈祷等。

除此以外，还在要在病情观察、疼痛护理、临终护理、尸体料理和悲伤表达方式等方面尊重患者的风俗习惯。

4. 寻找支持系统

家庭是患者的一个重要支持系统，因此护理人员应了解患者的家庭结构、家庭功能，亲子关系、教育方式等情况，利用家庭的力量预防文化休克。例如，住院儿童的护理中，可充分利用父母的爱心和责任心，依靠他们帮助住院儿童克服孤独感，表达感情和困难，应对及解决问题。

5. 注意价值观念的差异

不同民族和文化背景下，产生不同的生活方式、信仰、价值观念，护士应注意不同文化背景的患者的价值观念差异例如，在道德观念上，中国人主张"孝道"，对住院的老年人往往照顾得无微不至，为了尽孝，包揽了所有的生活护理，却使得老年人丧失了自我、自立，作为护士应顺应老年患者、患者家属的价值观念，满足他们的自尊心和愿望。

6. 遵循文化护理的原则

综合性原则、教育原则、调动原则、疏导原则、整体原则。

本章小结

> 护理文化是医院文化的重要组成部分，是护理组织在特定的护理环境下，逐渐形成的共同价值观、基本信念、行为准则、自身形象以及与之相对应的制度载体的总和。
>
> 了解莱宁格的跨文化护理理论及其他护理理论，对如何为患者制定护理策略至关重要。
>
> 我们要充分掌握跨文化护理理论与多元文化护理的内容，才能更好地运用护理知识和护理技术满足患者的文化需求。

客观题测验

主观题测验

第十二章

护理专业中的法律问题

护理专业中的法律问题PPT

学习目标

识记
能解释法律的概念。
理解
1. 能说出法律的分类和作用。
2. 能列举法律制裁的类型。
运用
正确认识护士在护理工作中的权利和义务。

　　随着社会的发展以及法律制度的不断健全、完善和普及，人们的法制观念和权利意识也逐步增强。护理人员学习有关法律知识，可以使护士了解与自身工作密切相关的各种法律规范，正确认识自己在护理工作中享有的权利和承担的义务，从而以法律的手段有效维护服务对象及自身的权利，避免法律纠纷，提高护理质量。

▌ 第一节　法律概述

预习案例

　　法国作家阿纳托尔·法郎士说："在其崇高的平等之下，法律同时禁止富人和穷人睡在桥下、在街上乞讨和偷一块面包。"

思考
1. 什么是法律？
2. 法律的作用有哪些？

一、法律的概念

法律(law)，通常是指由社会认可国家确认立法机关制定规范的行为规则，并由国家强制力保证实施的，以规定当事人权利和义务为内容的，对全体社会成员具有普遍约束力的一种特殊行为规范(社会规范)。

法律的概念有狭义和广义之分，狭义的法律是指由国家立法机关制定的规范性文件。广义的法律是指由国家制定或认可的，以国家强制力保证实施的，在其统辖范围内对其所有社会成员具有约束力的行为规范。广义的法律不仅包括国家立法机关制定的文件，还包括其他国家机关制定和认可的行为规则，如国家行政机关制定的行政法规等。

二、法律的分类

法律的分类，就是按照不同的标准，将法律规范划分为若干不同的种类。

1. 成文法和不成文法

按照法律是否以文字表现形式为标准对法进行分类，可分为成文法和不成文法。成文法是指由国家特定机关制定和公布，并以成文形式出现的法律，因此又称制定法。不成文法是指由国家认可其法律效力，但又不具有成文形式的法，包括习惯、惯例、判例、法理等，又称习惯法。

2. 实体法和程序法

按照法律规定内容的不同为标准对法进行分类，可分为实体法和程序法。实体法是指在政治、经济、文化和婚姻家庭等事实上规定和确认权利与义务或职责为主的法律，如民法、刑法、行政法等。就多数时期的法律体系而言，实体法不仅在数量上占多数，而且在法的作用的发挥中也居主导地位。所以，实体法又称"主法"。程序法是指以保证权利和义务得以实施或职权与职责得以履行的有关程序为主的法律，又称"助法""从法"，如民事诉讼法、刑事诉讼法、行政诉讼法、立法程序法等。

3. 根本法和普通法

根据法律的地位、效力、内容和制定主体、程序的不同为标准对法进行分类，可分为根本法和普通法。根本法即宪法，它在一个国家中享有最高的法律地位和最高的法律效力，宪法的内容、制定主体、制定程序及修改程序都不同于普通法，而是有比较严格的程序要求；普通法指宪法以外的法律，法律地位和法律效力低于宪法，制定主体和制定程序不同于宪法，内容一般涉及调整某一类社会关系，如民法、刑法、商法、诉讼法、行政法等。

4. 一般法和特别法

按照法的适用范围不同对法进行分类，可分为一般法和特别法。一般法是指针对一般人、一般事、一般时间，并在全国普遍适用的法；特别法是指在特定人群、特定事件或特定地区、特定时间内适用的法。一般法和特别法的分类是相对而言的，具有相对性。如针对人来讲，民法典是适用于一般人的法，它的适用主体是一般主体，而与民法典相对应的继承法则是适用于特定人—继承人与被继承人为主体的法律；针对事来讲，民法典适用于一般民事法律行为和事件，而收养法则适用于收养这一特殊的民事法律行为和事件；针对地区来讲，宪法组织法、选举法等是适用于全国的法，特别行政区基本法和法律，经济特区法规和规章则只适用于特别行政区和经济特区；针对时间而言，一般法如宪法、刑法、民法等在它们修改和废止以前一直有效，而有些特别法如戒严令等仅在特定的戒严时期内有效。

5. 国内法和国际法

根据法的创制主体和适用主体的不同对法进行分类，可分为国内法和国际法。国内法是指在一个主权国家内，由特定国家法律创制机关创制的并在本国主权所及范围内适用的法律；国际法则是由参与国际关系的国家通过协议制定或认可的，并适用于国家之间的法律，其形式一般是国际条约和国际协议等。国内法的法律主体一般是个人或组织，国家仅在特定法律关系中（为国家财产所有人）成为主体，而国际法的国际法律关系主体主要是国家。

除此之外，法律还有一些特殊分类方法：如根据法律涉法渊源的不同，分为直接渊源及间接渊源的法律；根据法律调节手段的不同分为民事法、行政法和刑事法；根据法律调节的社会关系的不同分为经济法、劳动法、教育法和卫生法等。在不同类型的法律中，民事法、刑事法及卫生法与护理实践关系紧密。

课程思政

古代立法守法词句

《管子·任法》："故曰：有生法，有守法，有法於法。生法者，君也；守法者，臣也；法於法者，民也。"

《史记·商君列传》："龙之所言，世俗之言也。常人安於故俗，学者溺於所闻。以此两者居官守法可也，非所与论於法之外也。"

晋 葛洪《抱朴子·良规》："除君侧之众恶，流凶族於四裔，拥兵持壇，直道守法，严操柯斧，正色拱绳。"

唐 韩愈《唐故河南令张君墓志铭》："（张署）岁馀迁尚书刑部员外郎，守法争议，棘棘不阿。"

宋 苏轼《省试策问》之二："昔常衮当国，虽尽公守法，而贤愚同滞，天下讥之。"

三、法律的特征和作用

（一）法律的特征

1. 具有国家意志性

法律既不是个人的意志，也不是全社会的意志，而是上升为国家意志的统治阶级的意志。统治阶级通过其所掌握的国家政权，把自己的意志规范化、条文化，成为人们必须遵守的行为规范，具有强制性。

2. 具有社会规范性

法律的社会规范性体现在：①法律具有概括性。它是一般的、概括的规则，不针对具体的人和事，可以被反复适用；②法律的构成要素中以法律规范为主，这不仅表现在法律规范在量的方面占主导地位，而且法律概念法律原则等要素是为法律规范服务的；③法律规范的逻辑结构中包括行为模式、条件假设和法律后果，这是法律的规范性最明显的标志。

3. 由国家制定或认可

制定和认可是法律创制的主要方式。制定是指国家机关通过立法活动产生新规范。认可是国家对既存的行为规则予以承认，赋予法律效力。

4. 规定人们的权利和义务

法律是通过规定人们的权利和义务，以权利和义务为机制，影响人们的行为动机，指引人们的行为，调整社会关系。权利意味着人们可以做或不做一定行为以及可以要求他人做或不做一定行为。法律通过规定权利，使人们获得某些利益或者自由。义务意味着人们必须做或不做一定行为。义务包括作为义务和不作为义务两种，前者要求人们必须做出一定行为，如纳税的义务，后者要求人们不得做出一定行为，如不得盗用他人注册商标的义务。正是由于法通过规定权利和义务调整人们的行为，因此人们在法律上的地位体现为一系列法定的权利和义务。

5. 由国家强制力保证实施

法律具有国家强制性。法律是以国家强制力为后盾，由国家强制力保证实施的。法律的国家强制性，既表现为国家对违法行为的否定和制裁，也表现为国家对合法行为的肯定和保护；既表现为国家机关依法行使权力，也表现为公民可以依法请求国家保护其合法权利。

课程思政

依法治国

依法治国就是依照体现人民意志和社会发展规律的法律治理国家，而不是依照个人意志、主张治理国家；要求国家的政治、经济运作、社会各方面的活动统统依照法律进行，而不受任何个人意志的干预、阻碍或破坏。简而言之，依法治国就是依照法律来治理国家，是中国共产党领导人民治理国家的基本方略，是发展社会主义市场经济的客观需要，也是社会文明进步的显著标志，还是国家长治久安的必要保障。依法治国，建设社会主义法治国家，是人民当家做主根本保证。

(二)法律的作用

1. 法律的规范作用

根据行为主体的不同，法律的规范作用可分为以下5种。

(1)指引作用：是指法律作为一种规范，为人们提供了某种行为模式。法的指引作用有两种表现形式：确定的指引和有选择的指引。确定的指引是指人们必须根据法律规范的指引而行为，法律通过设定否定性的法律后果实现确定性的指引。义务性规范属于确定的指引，如护士应当有遵循诊疗义务规范的义务。有选择的指引是指人们对法律规范所指引的行为模式有选择的余地，允许人们自行决定是否这样行为，法律通过规定肯定性的法律后果实现有选择的指引，如授权性规范属于有选择的指引。

（2）评价作用：是指法律具有判断、衡量他人行为是否合法或违法以及违法性质和程度的作用。法是一个重要的普遍的评价准则，即根据法来判断某种行为是否合法。此外，作为一种评价准则，与政策、道德规范等相比，法律还具有比较明确、具体的特征。

（3）预测作用：是指当事人可以根据法律事先估计到他们相互之间将如何行为以及某种行为在法律上的后果。预测作用的对象是人们相互的行为，包括国家机关的行为。

（4）教育作用：是指法律的实施对一般人今后的行为所发生的影响，例如违法的人受到惩戒会对其有教育作用。

（5）强制作用：是指法律对违法行为具有制裁、惩罚的作用。

2. 法律的社会作用

法律的社会作用是指法具有维护有利于统治阶级的社会关系和社会秩序的作用。具体表现为以下两个方面。

（1）维护统治阶级方面的作用：①首先，统治阶级用法律在经济上确认和维护以生产资料私有制为基础的社会经济制度；在政治上维护统治阶级对被统治阶级的政治统治；在思想道德方面，维护统治阶级意识形态的支配地位；②其次，统治阶级通过规定一些保护被统治阶级的条款，使被统治阶级被迫让步，缓和阶级矛盾，稳定自己的统治。③再次，法在调整统治阶级成员内部和统治阶级与其同盟者之间的关系方面也具有重要作用。

（2）执行社会公共事务方面的作用：执行社会公共事务与统治阶级并无直接联系，在客观上有利于全体社会成员。社会公共事务方面的法律大体上有以下几种：①为维护人类社会基本生活条件的法律，如有关自然资源、医疗卫生、环境保护、交通讯息以及基本社会秩序的法律；②有关生产力和科学技术的法律；③有关技术规范的法律，即使用设备工序、执行工艺过程和对产品、劳动、服务质量要求的法律；④有关一般文化事物的法律。

四、法律责任与法律制裁

（一）法律责任

1. 法律责任的概念

法律责任有广义、狭义之分。广义的法律责任与法律义务同义，指任何组织和个人均所负有的遵守法律，自觉地维护法律的尊严的义务。如每个公民必须遵守法律的责任（义务），人民法院有责任（义务）保护当事人的合法权利等。狭义的法律责任，专指违法者对自己实施的违法行为必须承担的某种法律上带有强制性、惩罚性的责任。这种法律责任同违法行为密切联系，即凡是进行了违法行为的人，都必须对国家和受害者承担相应的法律责任。通常所说的法律责任是指狭义的法律责任。

2.法律责任的特点

(1)法律是一定国家机关代表国家对违法者实行法律制裁的依据,法律责任的产生以法律有明确的规定为前提。

(2)法律责任究其根本是一种承担不利后果的责任方式。

(3)法律责任存在违法与法律后果的逻辑关系。

(4)法律责任的追究是由国家强制力实施的,只能由国家司法机关和国家授权的专门机构来追究法律责任。

(二)法律制裁

法律制裁是指国家司法机关和国家授权的专门机构对违法者依其所应当承担的法律责任而采取的惩罚措施,表现为国家权力对非法行为和法律体系运作中出现的障碍的反应,目的在于防止违法和其他非法行为、消除这些行为所造成的后果。

根据违法者所应承担的法律责任的性质和实施法律制裁的主体的不同,可以将法律制裁分为刑事制裁、民事制裁、行政制裁与违宪制裁。

1.刑事制裁

刑事制裁指国家司法机关对违反刑法的犯罪者依其所应当承担的刑事责任而采取的刑罚措施,它是各种法律制裁中最为严厉的惩罚措施。例如管制、拘役、有期徒刑、无期徒刑、死刑等。

2.民事制裁

民事制裁指国家司法机关对违法者依其所应当承担的民事责任而采取的惩罚措施。例如刑事、行政、民事制裁的罚金、没收财产、行政罚款、赔偿损失、支付违约金等。

3.行政制裁

行政制裁指国家行政机关或法律授权的社会组织对公民、下级行政机关和其他社会组织违反行政管理法律、法规的行为而采取的惩罚措施。例如行政处罚和行政处分,有罚款、行政拘留、劳动教养和纪律处分。

4.违宪制裁

违宪制裁指对根据宪法的特殊规定对违宪行为实施的一种国家强制性惩罚措施。

(三)法律责任与法律制裁的关系

法律责任与法律义务有着紧密的联系。

(1)法律责任是前提,法律制裁是结果和体现。法律制裁的目的是强制责任主体承担否定的法律后果,恢复被侵害的法律权力和秩序。

(2)二者有明显的区别。在追究违法者的法律责任时,可视违法情节、危害程度、主观方面等具体情况,依法减免或加重制裁。这表明,行使法律制裁时,法律责任的承担方式可以有轻重之分。

课程思政

　　"平等、公正、法治"，是社会主义核心价值观的基本内容之一，是对美好社会的生动表述，也是从社会层面对社会主义核心价值观基本理念的凝练。它反映了中国特色社会主义的基本属性，是我们党矢志不渝、长期实践的核心价值理念。平等指的是公民在法律面前的一律平等，其价值取向是不断实现实质平等。它要求尊重和保障人权，人人依法享有平等参与、平等发展的权利。公正即社会公平和正义，它以人的解放、人的自由平等权利的获得为前提，是国家、社会的根本价值理念。法治是治国理政的基本方式，依法治国是社会主义民主政治的基本要求。它通过法制建设来维护和保障公民的根本利益，是实现自由平等、公平正义的制度保证。

第二节　护理立法

预习案例

　　小芳，女，28岁，护士，做全职妈妈3年余。现想重返护理岗位。

思考

1. 小芳重返护理岗位需要履行哪些手续？
2. 护士取得护士执业证书后每几年必须按规定条款进行注册。

　　护理立法是指国家、地方以及专业团体等颁布的有关护理教育和护理服务的一切法令、法规。我国护理立法属于卫生法的一部分，受国家宪法的制约，对护理工作有监督、约束和指导作用，有利于提高护理质量，保障医疗和护理工作安全，确保护士和患者的合法权益，促进我国护理的制度化、规范化，同时有利于促进我国护理工作与国际护理接轨。

一、护理立法的历史和现状

（一）国外护理立法概况

　　护理立法起源于20世纪初，1919年英国率先颁布了世界上第一部《英国护理法》。1921年荷兰颁布了护理法。随后芬兰、意大利、波兰等国也相继颁布了护理法律、法规。1953年WHO发表了第一份有关护理立法的研究报告。1968年国际护士委员会成立了护理立法委员会，制定了第一个护理立法的纲领性文件《系统制定护理法规的参考指导大纲》，为各国护理立法中涉及的许多问题提供了指导。

(二)中国护理立法概况

我国护理立法包括医疗卫生的法律、法规和规章与护理相关的法律、法规和规章，除此之外还有医疗护理领域的行业规范与常规。

医疗卫生管理法规、规范包括以下几个层次：

1. 医疗卫生法律

医疗卫生法律是指由国家最高机关颁布的法律文件，具有最高的效力，如《中华人民共和国药品管理法》《中华人民共和国传染病防治法》《中华人民共和国母婴保健法》《中华人民共和国职业病防治法》等。

2. 行政规范

行政规范是指由国家最高行政机关国务院颁布的规范性文件，如《医疗机构管理条例》《血液制品管理条例》《中华人民共和国母婴保健实施办法》《中华人民共和国传染病防治实施办法》《医疗废物管理条例》等。

3. 部门规章

部门规章是指由卫生健康委员会或卫生健康委员会与相关部门联合颁布的具有法律效力的文件，在全国范围内有效，但其效力低于法律和法规。部门规章包括：1979年原卫生部颁发《卫生技术人员职称及晋升条例(试行)》；1982年原卫生部颁发《全国医院工作条例》，对医院各类护理人员的职责进行了明确规定；2002年原卫生部颁布并实施的《消毒管理办法》《医疗事故处理条例》等。

护理的相关法律、法规和规章也在不断建立。1979年原卫生部颁发《关于护理工作的意见》是中国第一部专门针对护士的法规；1982年原卫生部颁发《全国医院工作条例》，对医院各类护理人员的职责进行了明确规定；1993年原卫生部颁发《中华人民共和国护士管理办法》；1997年原卫生部颁发《关于进一步加强护理工作的通知》《继续护理学教育试行办法》；2008年国务院颁发的《护士条例》，于2008年5月12号开始实施，包括总则、职业注册、权利和义务、医疗卫生机构的职责、法律责任和附则，填补了我国护理立法的空白。同年原卫生部颁布令第59号《护士执业注册管理办法》，规定了护士执业注册具体事宜。

2009年4月1日原卫生部发布中华人民共和国卫生行业标准，为我国卫生行业标准制定提供了规范。卫生行业标准是指由卫生行政部门及全国性行业协会或学会针对本行业的特点制定的各种标准、规程、规范和制度的总称。卫生行业标准具有技术性、规定性和可操作性，指导和规范医疗行为，护士在执业过程中应当严格遵守。行业标准包括强制性卫生行业标准和推荐性的卫生行业标准。其中强制性卫生行业标准有《医院消毒供应中心第一部分：管理规范》《医院消毒供应中心第二部分：清洗消毒及灭菌技术操作规范》《医院消毒供应中心第三部分：清洗消毒及灭菌效果监测标准》；推荐性卫生行业标准有《医院感染监测规范》《医院隔离技术规范》和《医务人员手卫生规范》。护理行业标准也有建立，如2014年5月1日起实施的《护理分级》和《静脉治疗护理技术操作规范》，2014 年 10 月 1 日起实施的《电子病历基本数据集 第 7 部分：护理操作记录》和《电子病历基本数据集 第 8 部分：护理评估与计划》。

二、护理立法的意义和基本原则

（一）护理立法的意义

护理立法意义包括以下几个方面：

1. 为护士提供最大限度保护和支持

护理立法为护士的地位、作用和职责范围提供了法律依据，护士在行使护理工作的权利、义务、职责时，可最大限度地得到法律的保护、国家的支持及人民的尊重，任何人都不可随意侵犯和剥夺。

2. 引导护理教育和护理服务逐步规范化、专业化、现代化

护士立法为护士管理和护理工作提供了标准和规范，使得护理服务有法可依、有章可循，使护士培养和继续教育规范化，有利于护理团队建设的专业化和规范化。

3. 促进护士接受继续教育

护理立法可以保障和促进护士接受继续教育。如美国的护理法明确规定国家认可的合格护士执业执照，有效期仅为一年，护士必须每年接受一定的继续教育课程，每年参加国家资格考试，更换一次新的执照，同时也规定护士必须不断更新知识和技能。我国 2008 年 5 月 12 日起实施的《护士执业注册管理办法》中也规定，凡护士取得护士执业证书后每 5 年必须按规定条款进行注册；中断护理执业活动超过 3 年的，还应当提交在省、自治区、直辖市人民政府卫生行政部门规定的教学、综合医院接受 3 个月临床护理培训并考核合格的证明。《继续护理学教育试行办法》为护士继续教育提供了规范，保证了护士继续教育的权利。

4. 促进护理管理科学化，保证护士具有良好的护理道德标准。

5. 有利于维护服务对象的正当权益

护理法规定了护士的义务和责任，护士不得以任何借口拒绝护理或抢救患者。对不合格或违反护理准则的行为，服务对象有权依据法律条款追究当事人的责任。

（二）护理立法的基本原则

1. 宪法是护理立法的最高守则

宪法是国家的根本大法，在法律方面，它有至高无上的权威，护理法的制定必须在国家宪法的总则下进行，护理法规不能与国家已经颁布的其他任何法律条款有任何冲突。

2. 护理立法必须符合本国国情

护理法的制定，一方面要借鉴和吸收发达国家的护理立法经验，确立一些先进目标。另一方面，也要从本国的文化背景、经济水准和政治制度出发，兼顾全国不同地区发展水平的护理教育和护理服务实际，确立更加切实可行的条款。

3. 护理立法要反映科学的现代护理观

近几十年来，我国的护理学从护理教育到护理服务，从护理道德到护理行为，从护理诊断到护理计划的实施，评估乃至护理咨询、护理管理等已形成较为完整的理论体系。只有经过正规培训且通过执业考试和注册的护士才有资格从事护理工作。护理法应能反映护理工作的专业性、技术性、安全性和公益性特点，以增强护士的责任感，提高护理服务的合法度。

4. 护理立法条款要具有法律特征

护理法与其他法律一样，应具有权威性、强制性的特征，制定的条款措辞必须准确、严谨、科学、且通俗易懂。

5. 护理立法要注意与国际接轨

当今世界科学、文化、经济飞速发展导致了各国在法制上的共通。一国法律已不可能在本国法律中孤立地长期存在。所以，制定护理法必须站在世界法治文明的高度，注意国际化趋势，使各条款尽量同国际上的要求相适应。如随着护理服务范围的扩大，社区初期卫生保健护士日益增多，需对护士的种类、职责范围赋予新的规定。

三、护理相关法律法规

在提倡依法治国的今天，加强对护理的法律调控，规范护理行为已成为时代的要求。只有依法医疗，依法护理，严厉打击医疗卫生领域的违法行为，才能保障医疗和护理安全，才能保证人民群众享受到更好、更科学、更满意的医疗卫生服务，从而满足人民群众的健康需要。在众多的法律、法规当中，与护理关系最密切的是 1993 年原卫生部颁发的《中华人民共和国护士管理办法》、2002 年国务院令第 351 号颁布的《医疗事故处理条例》、2008 年国务院令 517 号颁布的《护士条例》、原卫生部令第 59 号颁布的《护士执业注册管理办法》及 2018 年国务院令 701 号颁布的《医疗纠纷预防和处理条例》。

《中华人民共和国护士管理办法》共分六章三十八条：第一章总则，第二章考试，第三章注册，第四章执业，第五章罚则，第六章附则。在管理办法中建立了护士资格考试制度和护士执业许可制度，是 20 世纪 90 年代我国护理事业发展的重要标志。

《中华人民共和国护士管理办法》

《医疗事故处理条例》明确规定了医疗事故的定义、分级、医疗事故的预防和处置、医疗事故的技术鉴定、医疗事故的行政处理和监督及医疗事故的赔偿。

《护士条例》规定了护士的法律地位、护士的执业注册、护士的权利和义务、护士的法律责任及医疗卫生机构的职责。该项条例有利于改善护士的工作条件，保障护士待遇，加强护士队伍建设，促进护理事业健康发展。

《护士执业注册管理办法》对申请护士执业注册需要具备的条件、提交的材料、护士执业注册有效期、延续注册、重新申请注册、执业注册有效期内变更执业地点等进行了具体的规定和说明。

《医疗纠纷预防和处理条例》共分五章五十六条：第一章总则，第二章医疗纠纷预

防，第三章医疗纠纷处理，第四章法律责任，第五章附则。本《条例》对于维护医患双方的合法权益，维护医疗秩序，保障医疗安全具有重要意义。

第三节　护理工作中常见的法律问题

预习案例

> 杨某，男，48岁。因"饮酒后胸闷不适40分钟，意识丧失5分钟"被送入医院急诊抢救室。医生立即对其进行抢救并下达口头医嘱。
>
> **问题**
>
> 1. 护士应如何执行医嘱？
> 2. 抢救结束后护士应如何撰写护理文书？

护理工作必须由具备护士资格的人承担，接受法律、法规对护理的法律调控，符合取得护理资格的法定条件，并按照法定的程序进行申请。在护理实践中，护理人员有承担预防保健工作、康复指导、健康教育、卫生咨询的义务。医疗卫生机构应当执行国家有关工资、福利待遇等规定，按照国家有关规定为在本机构从事护理工作的护士足额缴纳社会保险费用，保障护士的合法权益。

一、护士的资格问题

护理工作必须由具备护士资格的人承担，接受法律、法规对护理的法律调控，符合取得护理资格的法定条件，并按照法定的程序进行申请。

微课：护理专业中的法律问题（一）

（一）取得护理资格的法定条件

根据《护士条例》第2条规定，护士是指经执业注册取得护士执业证书，依照本条例规定从事护理活动，履行保护生命、减轻痛苦、增进健康职责的卫生技术人员。同时，条例第7条规定护士执业应当经执业注册取得护士执业证书。申请护士执业注册，应当具备下列条件。

（1）具有完全民事行为能力。

（2）在中等职业学校、高等学校完成国务院教育主管部门和国务院卫生主管部门规定的普通全日制3年以上的护理、助产专业课程学习，包括在教学、综合医院完成8个月以上护理临床实习，并取得相应学历证书。

（3）通过国务院卫生主管部门组织的护士执业资格考试。

（4）符合国务院卫生主管部门规定的健康标准。《护士条例》第6条规定，申请护士执业注册符合的健康标准为：①无精神病史；②无色盲、色弱、双耳听力障碍；③无影响履行护理职责的疾病、残疾或者功能障碍。

（二）护士执业注册的申请

护士执业的申请应在规定的时间、遵循规定的程序进行申请，如果申请逾期或变更执业地点，申请程序均不相同。《护士条例》的第 8～10 条分别对以上问题作出明确的规定。

1. 注册申请程序

申请护士执业注册时，应当向拟执业地省、自治区、直辖市人民政府卫生主管部门提出申请。收到申请的卫生主管部门应当自收到申请之日起 20 个工作日内作出决定，对具备本条例规定条件的，准予注册，并发给护士执业证书；对不具备本条例规定条件的，不予注册，并书面说明理由。

2. 逾期申请注册

护士执业注册申请应当自通过护士执业资格考试之日起 3 年内提出；逾期提出申请的，除应当具备正常申请的法定条件中的 1 项、第 2 项和第 4 项规定条件外，还应当在符合国务院卫生主管部门规定条件的医疗卫生机构接受 3 个月临床护理培训并考核合格。

3. 变更执业地点

护士在其执业注册有效期内变更执业地点的，应当向拟执业地省、自治区、直辖市人民政府卫生主管部门报告。收到报告的卫生主管部门应当自收到报告之日起 7 个工作日内为其办理变更手续。护士跨省、自治区、直辖市变更执业地点的，收到报告的卫生主管部门还应当向其原执业地省、自治区、直辖市人民政府卫生主管部门通报。

4. 延续执业注册

护士执业注册有效期届满需要继续执业的，应当在护士执业注册有效期届满前 30 日向执业地省、自治区、直辖市人民政府卫生主管部门申请延续注册。收到申请的卫生主管部门对具备本条例规定条件的，准予延续，延续执业注册有效期为 5 年；对不具备本条例规定条件的，不予延续，并书面说明理由。

2017 年 5 月，为加强和规范医疗机构电子化执业登记与医师、护士电子化执业注册管理，简化审批程序，提高审批效率，方便行政审批相对人业务办理，根据《医疗机构管理条例实施细则》《医师执业注册管理办法》《护士执业注册管理办法》等法律法规，制定并印发了《医疗机构、医师、护士电子化注册管理规范（试行）》。电子化注册，是指依法申请医疗机构执业登记、医师和护士执业注册事项的社会组织和个人，通过电子化注册系统办理申请、变更、查询等相关业务，以及卫生计生行政部门实施的相关管理活动。自此，国务院卫生计生行政部门建立电子化注册系统，实施电子化登记注册统一管理，护士电子化注册形成规范。

二、护理质量标准

护士执业标准清楚地限定了护士职责的法律范围，对护士在进行护理时的要求制定出了法律的标准。护理质量标准一般来源于以下几个方面。

1.护理法规

由国家或地方政府所制定的护理法规，向公众展示了护理法的各项法律条款。对不合理或违反护理实践准则的护理行为，公众有权依据这些条款追究护理人员的法律责任。

2.专业团体的规范标准

由护理专业团体根据法律制定的各种护理标准及操作规范，清楚地向公众表达在法律上护士的具体职责、操作规程及规范。

3.工作机构的有关要求、政策及制度

各级医疗机构都有针对护理工作的详细而具体的规范要求和护理标准手册。护士应熟悉自己工作单位的要求、政策及制度，并严格按照护理标准实施护理。

上述这些来源的护理质量标准都具有重要的意义，虽然专业团体的规范标准及工作机构的有关政策及制度不具有法律权威，但这些条款是保证护士及公众合法权益的依据之一，具有一定的法律效力。

三、执行医嘱的法律问题

医嘱是护理人员对患者施行评估和治疗的法律依据。取得护士执业资格的注册护士方可处理和执行医嘱。护理人员应严格执行医嘱，随意篡改或无故不执行医嘱都属于违规行为；如发现医嘱有明显错误，护理人员有权拒绝执行，并向医生提出质疑和申辩；反之，若明知该医嘱可能给患者造成损害，酿成严重后果，仍旧执行，护理人员将与医生共同承担所引起的法律责任。执行口头医嘱时，护理人员需要注意以下问题。

（1）在非抢救情况下，护士不执行抢救医嘱及电话通知的医嘱。

（2）在抢救过程中，医生下达口头医嘱后，护士需重复一遍，得到医生确认后方可执行。

（3）在执行口头医嘱给药时，须下达医嘱者再次核对药物名称，剂量及给药途径，以确保用药安全。

（4）抢救结束应请医生及时补记所下达的口头医嘱。

四、侵权行为与犯罪

（一）侵权行为

一般是指行为人由于过错侵害他人的财产、人身安全，依法应承担民事责任的行为；另外行为人虽无过错，但法律特别规定应对受害人承担民事责任的其他侵害行为，也属于侵权行为。侵权行为可分为四种即侵犯国家、集体或他人的财产；侵害公民的生命权利；侵害公民的姓名权、肖像权、隐私权、名誉权等；侵害知识产权等。护理工作中，容易涉及的侵权行为主要有侵犯自由权、侵犯生命健康权、侵犯隐私权。如某护士通过病例得知某患者感染艾滋病毒，私下在患者单位传播此信息，对患者造成不良影响，该护士的行为就构成了侵犯患者的隐私权。侵权行为可以通过民事方式，如调解、赔礼道歉、经济赔偿等方式解决，情节严重者要承担刑事责任。在护士的护理实践工作中，有些行为容易被误认为是侵权，如护士为防止疾病的播散，隔离空洞型肺结核的患者，限制感患者的活动范围，就不属于侵权，但应该向患者及家属解释清楚。

(二)犯罪

犯罪指危害社会，触犯国家刑律，应当受到法律惩处的行为，分为故意犯罪和过失犯罪。故意犯罪是明知自己的行为会发生危害社会的结果，并希望或放任这种结果发生，因而构成犯罪。过失犯罪是应当预见自己的行为可能发生危害社会的结果，因疏忽大意而没有预见、或已经预见却由于轻视觉得能够避免，以至发生不良后果而构成犯罪。例如，护士由于轻信患者说以前打过青霉素不过敏，而未做皮试直接为其注射青霉素导致过敏反应，最终患者死亡，这就构成了过失犯罪。因此，遵规守法地执行护理行为是预防侵权、犯罪的根本保证。

(三)与护理工作侵权、犯罪相关的法律主要条款

《刑法》第 335 条规定，医务人员由于严重不负责任造成就诊人员死亡或者严重损害就诊人身体健康处三年有期徒刑或拘役。护士执业时，错误使用医疗器械，不按操作规程办事，造成患者身体受损；使用恶性语言和不良行为，损害患者利益，都侵犯了公民的生命健康权。

《中华人民共和国侵权责任法》第七章规定了医疗损害的责任。医务人员在诊疗活动中应当向患者说明病情和医疗措施，未尽到该义务造成患者损害的，医疗机构承担赔偿责任。医务人员在诊疗活动中未尽到与当时的医疗水平相应的诊疗义务，造成患者损害的，医疗机构应当承担赔偿责任。泄露患者隐私或者未经患者同意公开其病历资料，造成患者损害的，应当承担侵权责任。

《中华人民共和国护士管理办法》第四章第 42 条规定：护士执业时，对患者的隐私，不得泄露；应遵守职业道德，保密，执行护理规章制度，为患者提供优质服务。

《护士条例》第 31 条规定：护士在执业活动中有下列情形之一的，由县级以上地方人民政府卫生主管部门依据职责分工责令改正，给予警告；情节严重的，暂停其 6 个月以上 1 年以下执业活动，直至由原发证部门吊销其护士执业证书：①发现患者病情危急未立即通知医生的；②发现医嘱违反法律、法规、规章或者诊疗技术规范的规定，未依照本条例第十七条的规定提出或者报告的；③泄露患者隐私的；④发生自然灾害、公共卫生事件等严重威胁公众生命健康的突发事件，不服从安排参加医疗救护的。护士在执业活动中造成医疗事故的，依照医疗事故处理的有关规定承担法律责任。

《中华人民共和国传染病防治法》第六章第 35 条第一款规定，拒绝对传染患者的水、污物、粪便进行消毒处理的护士应当承担法律责任。

五、疏忽大意与渎职罪

(一)疏忽大意

疏忽大意指行为人应当预见自己的行为可能发生危害的社会的后果，但因疏忽大意

没有预见，以致发生危害社会的后果，这种过失给患者带来一定程度的损失和痛苦，但并不严重，未构成法律上的损害，不属于犯罪。这是临床护理过程中最常见的过失，如护理活动中由于查对不严格或查对错误，不遵守操作规程，以致打错针、发错药但未造成严重后果的行为。

(二)渎职罪

渎职罪是指国家机关工作人员利用职务上的便利徇私舞弊、滥用职权、玩忽职守，妨害国家机关的正常活动，损害公众对国家机关工作人员职务活动客观公正性的信赖，致使国家与人民利益遭受重大损失的行为。在护理工作中，如违反护士职业道德为戒酒、戒毒者提供酒或毒，或疏忽大意造成服务对象出现不可挽回的损害；某护士未严格执行操作规程，对危、急、重患者不采取任何急救措施或转院治疗，不遵循首诊负责制原则，不请示医生进行转诊，擅离职守，不履行职责，以致贻误治疗或丧失抢救时机，造成患者死亡的行为均构成渎职罪。

疏忽大意和渎职罪造成结局不同。如某护士因疏忽大意而给一位未做过青霉素皮试的患者注射了青霉素，若该患者幸好对青霉素不过敏，那么，该护士只是犯了失职过错，构成一般护理差错。假若该患者恰好对青霉素过敏，引起过敏性休克致死，则需追究该护士法律责任，她可能被判渎职罪。

六、护理文件书写中的法律问题

护理文书是执行医嘱和护士对患者病情的客观记录，在护理实践过程中各种护理记录既是医生观察诊疗效果、调整治疗方案的重要依据，也是衡量护理质量高低的标准之一。最高人民法院发布的《关于民事诉讼证据的若干规定》中规定："因医疗行为引起的侵权诉讼，由医疗机构就医疗行为与损害结果不存在因果关系及不存在医疗过错承担举证责任"。一旦发生医疗、护理纠纷，医疗机构需要承担一定的举证责任。

护理记录作为医疗文件的组成部分，具有重要的法律意义，如发生医疗财产等纠纷，或患者涉嫌刑事案件时，完整而可靠的护理记录可提供诊治的真实经过，使其成为重要的法律证据或线索。我国《医疗事故处理条例》第10条规定：患者有权复印或者复制其门诊病历、住院日志、体温单、医嘱单、化验单(检验报告)、医学影像检查资料、特殊检查同意书、手术同意书、手术及麻醉记录单、病理资料、护理记录以及国务院卫生行政部门规定的其他病历资料。这条规定意味着由医院保管、患者及家属不得翻阅的内部资料将全部向患者公开，在出现医疗纠纷时，病案将作为原始记录成为法律部门进行技术鉴定、司法鉴定、判断是非、分清责任的法律依据。

《医疗医疗事故处理条例》第10条规定：严禁涂改、伪造、隐匿、销毁或者抢夺病历资料。各种护理记录的书写应该工整、清晰，在书写过程中出现错别字，应用双划线划在错别字上，不能采用刮、粘、涂等方法掩盖或去除原来的字迹。因抢救急危患者，未能及时书写病历的，有关医务人员应当在抢救结束后6小时内据实补记，并加以注明。

医疗记录逐步向电子化、信息化迈进。为保证电子医疗文书的规范化和专业化，我国卫生与计划生育委员会于2014年颁布了《电子病历基本数据集》的行业标准，其中第

6 部分助产记录、第 7 部分护理操作记录、第 8 部分护理评估与计划与护理电子病历的设立密切相关。这部行业标准用于规定护理助产记录、操作记录、评估与计划基本数据集的数据集元数据属性和数据元属性,用于指导护理基本信息的采集、存储、共享与信息系统的开发。

七、药品管理中的法律问题

麻醉药品是指连续使用后易产生身体耐药性、能成瘾癖的药品。临床常用的能成瘾癖的药品有哌替啶、吗啡类药物。通常只用于晚期癌症或术后镇痛及危重患者的对症处理等。药剂科及临床科室对本类药品必须认真执行"五专"制度:专人负责,专柜加锁,专用处方,专用账册,专册登记。护理人员只能凭医嘱领取及应用这些药品,护理人员若利用自己的权力将这些药品提供给一些不法分子倒卖或吸毒者自用,则这些行为事实上已构成了参与贩毒、吸毒罪。因此,护理管理者应严格抓好这类药品管理制度的落实和执行,并经常向有条件接触这类药品的护理人员进行法律教育。

护理人员还负责保管、使用各种贵重药品、医疗用品、办公用品等,不能利用职务之便,将这些物品占为己有。如占为己有,情节严重者,可被起诉犯盗窃公共财产罪。

八、收礼与受贿

受贿罪是指国家工作人员利用职务上的便利,索取他人财物,或者非法收受他人财物,为他人谋取利益的行为。构成受贿罪有两个要件:一是行为人必须是国家工作人员,二是行为人利用职务上的便利,为请托人谋取不正当利益,索取请托人财物或者收受请托人财物的行为。患者康复或得到了护理人员的精心护理后,出于感激的心理而自愿向护理人员馈赠少量纪念性礼品,原则上不属于贿赂范畴,但若护理人员主动向患者索要巨额红包、物品,则是犯了索贿罪。

九、护生的法律责任

护生还未取得护士执业资格证,从法律的角度来说,护生只能在专业老师或注册护士的指导和监督下,严格按照护理规程对患者实施护理。进入临床后,带教老师对护生负有指导和监督的责任,如果对护生的指派超出护生的能力,或在执业护士的指导下,护生因操作不当给患者造成损害,发生医疗事故,带教老师应负主要法律责任,护生只负相应的法律责任,同时其所在的医疗机构也应承担相应的法律责任。但如果未经带教护士批准,擅自独立操作,并损害了患者的利益,护生就要承担主要法律责任。所以,护生进入临床实习前,应该明确自己法定的职责范围,认真按照护理法规行事。

十、护士的权利与自我保护

法律不仅是保证患者的利益免受侵犯,而且也包括保护护士自身的合法权益免受侵权。《护士条例》的第 12 条、第 13 条、第 14 条规定:护士执业有按照国家有关规定获取工资报酬、享受福利待遇、参加社会保险的权利;获得与其所从事的护理工作相适应的卫生防护、医疗保健服务的权利;同时享有相应的专业技术职务、职称的权利及参加专业培训、从事学术研究和交流的权利。《护士条例》第3条还明确规定：护士人格尊严、人身安全不受侵犯。护士依法履行职责，受法律保护。全社会应当尊重护士。在护理工作中，如果遇到无理取闹，提出一些无理要求，甚至威胁打骂护理人员的事件，护理人员应诉诸法律，要求公安及司法机关予以惩罚。

第四节　护理发展中的法律问题

预习案例

小丽，女，30岁，护理本科毕业，现期望进入某社区卫生服务中心从事护理工作。

问题

1. 成为社区护士有哪些要求？

2. 成为社区护士后她应如何防范相关法律问题？

一、医疗技术发展带来的问题

随着医疗技术的进步，新的诊疗技术及手段层出不穷，由此出现了一些新的法律问题，如试管婴儿、精子库等涉及家庭关系及身份归属的法律问题，器官移植、胎儿性别鉴定、精神患者的行为控制的法律问题等。护士在处理这些问题时，应以医院制定的规章制度及国家的法律法规作为准绳，防止产生医疗纠纷。

二、不同护士岗位中常见的法律问题

1. 社区保健护理

社区保健护理是一项综合性卫生保健服务，主要为社区成员提供预防工作及开展初级保健。原国家卫生计生委关于《全国护理事业发展规划（2016—2020年）》提出要大力发展社区护理事业，加强社区护士队伍建设，增加社区护士人力配备，使其在加快建设分级诊疗制度和推进家庭医生签约服务制度中，充分发挥作用。对从事社区保健护理的护士而言，了解相关的公共卫生法对防止发生社区保健护理中的潜在法律问题有重要作用。由于现在我国的社区护理还在发展、完善中，在社区保健护理过程中还存在法律问题。如《社区护理指导意见》中明确规定，社区护士不仅要有国家护士职业资格并经注册，还应通过社区护士岗位培训（地市卫生行政部门组织的），且独立从事家庭访视工作的社区护士，应具有从事临床护理5年以上的工作经验。而我国现阶段，由于社区护理人员紧缺及待遇等原因，在社区护理人员的聘用上，应该尤其注意护理人员执业资格的问题。另外，社区护理规章制度还不健全或执行不到位等，在护理人员从事社区护理活动时，在从业资格、文件的书写，制度的执行上需要谨慎、认真，防止医疗纠纷的发生。

2. 临床护理

临床护士在实践工作中应根据自己的职责注意防范医疗纠纷的发生。急诊科是接受和救治急症患者的场所,医护人员应对患者进行及时、准确地处理。在患者病情未稳定之前,不得让其出院或转院,除非患者或家属在完全知情的情况下,坚持出院或转诊,并签署知情同意书,或医院有足够证据认为转院对患者有利。如果患者确实需要转诊,应保证转院过程的安全。护士有责任监护生病儿童,防范意外伤害事件的发生。对于无判断力、意识不清的成年患者,护士必须正确使用约束器械,患者因发生坠床或不恰当的约束而受伤都将导致护士和所属医疗机构面临法律诉讼。精神科患者应防止其出走。

3. 家庭保健护理

目前我国尚无家庭保健护理的具体法律规定。家庭护理中,护士所涉及的法律问题会更多。如家庭护理相关文件的书写缺乏统一规范,法律效用不强,缺少规范且被护患双方认可的家庭护理协议;完善的家庭护理相关制度、法律机制未建立等。护士如果不能对护理评估和护理措施认真记录,很容易引起相应的法律纠纷。

4. 老年护理

国家十三五规划指出应大力推进老年护理。积极应对人口老龄化,逐步建立以机构为支撑、社区为依托、居家为基础的老年护理服务体系。鼓励地区一级或二级公立医院转型为老年护理服务机构,鼓励社会力量举办老年护理服务机构,为老年患者等人群提供健康管理、康复促进、长期护理等服务。《护理院基本标准(2011版)》中规定每10张床或每病区至少配备1名具有主管护师以上专业技术职务任职资格的护士。每病区设护士长1名。各岗位应当有明确的工作职责。《全国护理事业发展规划(2016—2020年)》提出老年护理人员参加专科护士培训比例应当在90%以上,健全完善老年护理相关服务指南和规范。对于从事老年护理的护士来说,国家老年护理服务规范尚在建立,护理院也在建立和成熟中,老年护理领域护理人员人力缺乏、资质较低,老年护理缺乏统一标准的管理。护士应当熟悉已有的卫生领域法规,严格遵守相关规定,用于指导自己的工作。参加专科护士培训,提高自己的业务水平,在从业资格上应谨慎。老年护理员病区护理管理、人员配置应当严格按照规定,以保证老年护理服务的质量,维护老年患者的合法权益,防治纠纷发生。

三、护理发展中的法律问题的防范

1. 强化法制观念

在执业的过程中,护士需不断学习法律知识,掌握其内容及要求,明确法律与护理工作的关系,依法从事护理活动,严格履行护士职责。

2. 严格遵守操作规程

护士应严格按护理操作规范操作,并不断学习,掌握新的护理操作规程及质量标准,促进护理服务的规范化、专业化,防止发生法律纠纷。

3. 提供科学的护理管理和保障

护理管理部门应该根据患者的数量和病情的轻重安排相应数量及资格的护士,有正规的法令、政策、操作规程及相应的监督机制,仪器设备状态良好,为护士提供接受继续教育的机会，使他们能够掌握新技术、新仪器的操作，并能及时地了解最新的护理质量标准及要求。

4. 建立及维护良好的护患关系

护士应尊重患者的人格、尊严、信仰、及价值观，坦诚与患者交流，注意换位思考，获得患者的理解和支持，减少医疗纠纷的发生。

5. 加强团队成员的沟通

应经常与医生、其他护士及有关医务人员相互沟通，及时准确地了解患者的情况和资料，及时澄清一些模糊的问题，以确保患者安全。

6. 做好各种护理记录

护理记录是护士书面沟通重要渠道之一，也是重要的法律依据，因此应及时准确地做好记录。

7. 参加职业保险

职业保险是指专业从业者定期向保险公司交纳少量的保险费，在职业保险范围内一旦发生事故，由保险公司向受害者支付相应赔偿。护士参加职业保险，在败诉后，虽不能消除其在护理纠纷或事故中的责任，但能减少护士的经济损失。

法律是强化护理管理，使护理走向法制化、规范化、科学化发展的重要保障。由于法律对护理学科的理论研究及人才培养、护理从业人员考评和在职教育实施做出了明确规定，因而从整体上保证了护理学科的学术地位及护士的素质。护士在工作中应认识到法律对患者及自身权益的保护作用，注意工作中保持高度负责的精神，以法律为依据，严格护理行为，维护患者及自身的正当权益。

第五节　护士工作中的特殊法律关系

预习案例

> 夏某，男，75 岁，肝癌晚期患者，入院治疗后病情无好转，仍持续恶化。患者精神状态差，全身疼痛，镇静药物已无效，生活质量极差。患者因无法忍受痛苦，向护士请求执行安乐死。
>
> **问题**
> 护士能否同意该患者的请求？

一、患者死亡及相关法律问题

（一）患者遗嘱

1. 患者遗嘱

患者遗嘱是指立遗嘱人按照法律规定的方式，对自己所有的财产生前作预处理，并于遗嘱人死亡时发生法律效力的法律行为。由于有的患者临终时家人不在场，或因为护士长期护理患者，患者非常信任护士，所以要求护士当他的遗嘱见证人。但遗嘱关系到财产等的分配，如果不了解相关的法律常识，则很有可能导致潜在性纠纷。护理人员应当明确相关法律条款，保护自己和患者的权益。

《中华人民共和国继承法》第十七条的规定：代书遗嘱、录音遗嘱、口头遗嘱应当有两个以上见证人在现场，遗嘱人能够用书面或录音形式立遗嘱的，应当用书面形式或录音形式立遗嘱，所立口头遗嘱无效。如果护士作为见证人，应当有 2 个以上见证人同时参与，必须目睹或聆听并记录下患者的遗嘱，所有见证人当场共同签名，并证明遗嘱是该患者的。如护士遇到被赠予遗产，建议护士拒绝，因为护理人员既不是患者的家属，也不是患者的长期挚友，容易产生法律和道德上的争执。遇到这种情况时，可报告医院行政部门同时向其家属交待清楚。

2. 护理人员作为遗嘱见证人的注意事项

（1）患者必须具有作遗嘱的精神活动能力，见证人应如实记录患者作遗嘱时的精神、身体状况，特别是患者的神智，并至少有两名以上护士签名，以产生法律效应。

（2）遗嘱的内容必须是遗嘱人的真实意思表示，应由遗嘱人本人亲自作出，不能由他人代理。如是代书遗嘱，也必须由本人在遗嘱上签名，并要有两个以上见证人在场见证。

（3）依我国现行法规定，只有完全民事行为能力人，才有设立遗嘱的行为能力即遗嘱能力，不具有完全民事行为能力的人不具有遗嘱能力。护士在接受患者立遗嘱请求时，应当考虑患者情况。

（4）慎重接受请求，避免卷入不必要的争端，但紧急情况下应该接受请求，同时做好相关记录，事后客观、真实地向家属再现当时场景，由家属自己判断，不发表个人建议。

（二）安乐死的法律责任

安乐死指对无法救治的患者停止治疗或使用药物，让患者无痛苦地死去。"安乐死"一词源于希腊文，意思是"幸福"的死亡。它包括两层含义，一是安乐的无痛苦死亡；二是无痛致死术。我国的定义是指患不治之症的患者在垂危状态下，由于精神和躯体的极端痛苦，在患者和其亲友的要求下，经医生认可，用人道方法使患者在无痛苦状态中结束生命过程。

目前世界上只有少数国家法律允许实施安乐死，在我国，救死扶伤是公民的道义责任，是医务人员的职业责任。对于生命垂危、痛不欲生的患者，应尽量给予医务上的治疗和精神上的安慰，以减轻其痛苦。人为地提前结束患者生命的行为，还难以得到一般国民的认同，即使被害人同意，这种杀人行为也是对他人生命的侵害。特别是在法律对实行安乐死的条件、方法、程序等没有明确规定的情况下，实行安乐死所产生的其他一系列后果不堪设想。在法律未允许的情况下，实行安乐死的行为，将构成故意杀人罪。因此，不论在何种情况下，护士均不能对患者实行安乐死。

(三)患者的尸体处理及有关文件记录的书写

当医生检查并确认患者已经脑死亡,护理人员应该对患者的死亡时间、抢救过程做好详细的记录,以免发生法律纠纷。护士对死亡患者进行护理应当在医生下达死亡诊断之后进行。如果患者生前同意尸检,或同意捐献自己的遗体或组织器官,应有患者或家属签字的书面文件。患者在急诊情况下入院,死亡时身边无亲人朋友时,其遗物至少由两人清点,做好记录,妥善保管。

二、知情同意

知情同意权是患者享有的一项法定权利。《医疗机构管理条例实施细则》第62条规定:"医疗机构应尊重患者对自己的病情、诊断、治疗的知情权,在实施手术、特殊检查、特殊治疗时应当向患者做出必要的解释,因实施保护性医疗措施不宜向患者说明情况,应当将有关情况通知家属。"《医疗事故处理条例》第11条也规定:"在医疗活动中,医疗机构及医务人员应当将患者的病情、医疗措施、医疗风险等如实告知患者,及时解答其咨询,但是应当避免对患者产生不利后果。"

知情同意由知情权和同意权两部分组成。知情权是同意权得以存在的前提和基础,同意权又是知情权的价值体现,强调患者的知情同意权,主要目的在于通过赋予医疗机构及其医务人员相应的告知义务,使患者在了解自己将面临的风险、付出的代价和可能取得的收益的基础上自由作出选择,从而维护患者的利益,改变患者的弱势地位。为维护医院和患者的知情同意权,在医疗活动中,要履行告知义务。

1.常规告知

医疗常规问题的告知,自患者入院起,科室根据入院流程及医疗行为中涉及的相关需求进行告知,如病区环境和设施、有关的医护人员、本院和患者有关的规章制度和安全劝告等。

2.特殊告知

在医疗过程中,进行临床试验、输血以及特殊检查、特殊治疗等,均应当向家属交代清楚,履行告知义务,得到理解并签署书面的知情同意书;告知接受的治疗护理名称、目的、注意事项、不良反应和应承担的风险;对于神志不清、昏迷、无行为能力的患者,对其家属履行告知义务,危重患者应及时向家属告知病情,以取得家属的配合;患者出院时告知患者出院以后的疾病康复知识、正确用药方法、饮食休息要求、功能锻炼方式、复诊时间等,必要时以书面形式告知患者。护士在进行输血、执行特殊治疗(如PICC植入)时应当获得患者和家属的知情同意,并签署知情同意书,做好病历记录,防止纠纷的发生。

第六节 医疗事故与举证倒置

预习案例

> 刘某，男，58岁，公务员，因急性心肌梗死急诊入院。患者到达医院86分钟内完成了直接冠状动脉介入治疗（PCI），随后进入冠心病监护病房（CCU）。第二天患者因心源性休克、心力衰竭、心脏破裂而死亡。其家属认为是医院救治不及时、监护不到位等导致了患者死亡，属于医疗事故，要求医院承担相应的法律责任。
>
> **思考**
>
> 1. 医院应如何举证？
> 2. 发生医疗事故赔偿等民事责任争议时，医患双方当事人可以采取哪几种方法解决。

一、医疗事故及防范

微课：护理专业中的法律问题（二）

（一）医疗事故

医疗事故（medical malpractice）是指医疗机构及其医务人员在医疗活动中，违反医疗卫生管理法律、行政法规、部门规章和诊疗护理规范、常规，过失造成患者人身损害的事故。

1. 医疗事故的特征

（1）医务人员必须是医疗事故的责任主体。

（2）医疗事故在主观上必须是医务人员的过失行为所致。

（3）医疗事故在客观上必须有对患者造成严重危害的结果。

（4）医疗事故在时间上必须是发生在诊疗护理工作中。

（5）医疗事故造成的危害行为和危害结果之间必须有直接的因果关系。

2. 医疗事故的等级

（1）一级医疗事故：造成患者死亡、重度残疾的事故属于一级医疗事故。

（2）二级医疗事故：造成患者中度残疾、器官组织损伤导致严重功能障碍的事故属于二级医疗事故。

（3）三级医疗事故：造成患者轻度残疾、器官组织损伤导致一般功能障碍的事故属于三级医疗事故。

（4）四级医疗事故：造成患者明显人身损害的其他后果的事故属于四级医疗事故。

3. 医疗事故与非医疗事故的鉴别

医疗事故与非医疗事故有明显的界定，有下列情形之一的，均不属于医疗事故。

(1)在紧急情况下为抢救垂危患者生命而采取紧急医学措施造成不良后果的情况。

(2)在医疗活动中由于患者病情异常或者患者体质特殊而发生医疗意外的情况。

(3)在现有医学科学技术条件下，发生无法预料或者不能防范的不良后果的情况。

(4)无过错输血感染造成不良后果的情况。

(5)因患方原因延误诊疗导致不良后果的情况。

(6)因不可抗力造成不良后果的情况。

4. 医疗事故的鉴定

医疗事故的技术鉴定工作由医学会负责组织鉴定。医学会建立专家库，并组织相关专业的专家独立地进行医疗技术事故鉴定工作，人民法院在审理医疗纠纷时，认为需要进行医疗事故技术鉴定的，可以按照《医疗事故处理条例》的规定，从医学会建立的专家库中随机抽取专家组成鉴定组，进行医疗事故技术鉴定。专家库由具备下列条件的医疗卫生专业技术人员组成：有良好的业务素质和执业品德；受聘于医疗卫生机构或者医学教学、科研机构并担任相应专业高级技术职务 3 年以上。

5. 医疗事故处理程序

凡发生医疗事故或事件，当事的医务人员立即向本医疗单位的科室负责人报告，科室负责人立即向本医疗单位负责人报告。个体开业的医务人员应立即向当地的卫生行政部门报告。发生下列重大医疗过失行为的，医疗机构应当在 12 小时内向所在地卫生行政部门报告：导致患者死亡或者可能为二级以上的医疗事故；导致 3 人以上人身损害后果；国务院卫生行政部门和省、自治区、直辖市人民政府卫生行政部门规定的其他情形。负责医疗服务质量监控的部门或者专(兼)职人员接到报告后，应当立即进行调查、核实，将有关情况如实向本医疗机构的负责人报告，并向患者及家属通报、解释。

6. 医疗事故的证据材料

发生医疗事故后，《医疗事故处理条例》明确规定：患者有权复印或复制病历及相关材料等资料，医疗机构应当提供复印或复制服务，并在复印的病历资料上加盖证明印记，复印的过程当中应有患者或家属在场。医疗机构不得涂改病历，无正当理由，不得拒绝为患者提供复印病历资料的服务。否则，相关责任人可能因拒绝为患者复印病历，或者未按要求书写保管封存病历的行为受到行政或纪律处分。医疗机构提交的有关医疗事故技术鉴定的材料应当包括下列内容。

(1)住院患者的病程记录、死亡病例讨论记录、疑难病例讨论记录、会诊意见、上级医师查房记录等病历资料原件。

(2)住院患者的住院志、体温单、医嘱单、化验单(检验报告)、医学影像检查资料、特殊检查同意书、手术同意书、手术及麻醉记录单、病理资料、护理记录等病历资料原件。

(3)抢救急危患者，在规定时间内补记的病历资料原件。

(4)封存保留的输液、注射用物品和血液、药物等实物，或者依法具有检验资格的检验机构对这些物品、实物做出的检验报告。

（5）与医疗事故技术鉴定有关的其他材料。

护士应当做好医疗鉴定的证物的保存工作：及时做好护理记录，不涂改，不弄虚作假；输血后按规定回收保存输血袋；发生输液反应时应当合理保存输液装置和药物，不可丢弃。

7. 医疗事故的赔偿

《医疗事故处理条例》规定发生医疗事故赔偿等民事责任争议时，医患双方当事人可以自愿选择双方协商、申请行政调解或者提出民事诉讼三种方法解决。此外，依照民法通则的有关精神，对确定医疗事故民事赔偿具体的赔偿数额，由各地依照《医疗事故处理条例》的规定，结合当地情况确定。

8. 医疗事故的法律责任

（1）行政责任：当医疗机构发生医疗事故，医疗卫生行政部门根据医疗事故等级和情节，给予警告；情节严重的，责令限期停业整顿直至由原发证部门吊销执业许可证，对负有责任的医务人员依法予以行政或纪律处分。

（2）刑事责任：对构成犯罪行为的医务人员，依法追究刑事责任。如对严重不负责任而造成患者死亡或严重损害的，处三年以下有期徒刑或拘役。

（3）民事责任：医疗机构及其医务人员在执业过程中发生医疗事故的，应依法承担损害赔偿责任。

（二）医疗事故的防范

1. 加强制度建设

建立健全各项规章制度、考核标准、差错事故定性标准及管理办法。

2. 加强安全医疗教育

护理安全是影响医疗护理质量的重要因素，如有疏忽很有可能导致严重后果。护理管理部门应经常对全院职工进行卫生管理法律、法规、规章和诊疗护理规范培训，加强医疗护理安全教育，及时传达上级卫生部门的有关医疗安全方面文件和各项规定，培养护士高度的责任意识和安全意识。

3. 遵守医疗卫生管理法律法规

护士在护理活动中，必须严格遵守医疗卫生管理法律、法规、医院规章制度及诊疗护理常规、规范，恪守职业道德。如交接班制度、查对制度、麻醉药品管理制度等。

4. 加强护理管理

制定护理质量考核标准，规范护理执业行为，强化环节质量控制，防范医疗差错事故发生。

5. 认真仔细做好护理记录的书写和管理

护理记录不仅是检查衡量护理质量的重要资料，也是医生观察诊疗效果、调整治疗方案的重要依据，在法律上有不容忽视的重要性，不认真记录或漏记、错记等均可能导致误诊、误治，引起医疗纠纷。所以护士要及时、准确、详细地书写护理记录，并经常整理，保证质量。

6. 掌握工作职责的范围

护士要明确自己的职业功能范围，对疑难问题及时请教、汇报，不擅自盲目处理。如上夜班时患者出现了病情变化，为了不影响医生休息，选择不通知医生而是自行观察病情，或在没有医嘱的情况下，自行处置。一旦出现严重后果，责任均由护士承担。

7. 执行知情同意制度

对具有风险性的诊疗护理措施，应严格实行知情同意制度。如在进行具有风险性的诊疗护理措施前，应向患者及其家属讲明该诊疗护理措施的必要性和方法，同时还要讲清楚在实施过程中可能出现的意外情况、并发症、危险性等，征得患者或家属的知情同意并签署知情同意书，以免发生不必要的误会和争议。

8. 积极慎重处理医疗事故

出现医疗事故时，应冷静处理，根据事态严重程度逐级上报，以便积极采取有效措施，尽量减轻或消除由此造成的不良后果。

二、举证倒置

(一)举证责任

举证责任又称证明责任，指当事人对自己提出的主张有收集或提供证据的义务，并有运用该证据证明主张的事实成立或有利于自己的主张的责任，否则将承担其主张不能成立的危险。它的内容包括：一是行为责任，就是谁来举证；二是结果责任，就是举证不能或者举证不足的后果究竟由谁来承担。具体包括：当事人对自己提出的主张，应当提出证据；当事人对自己提供的证据应该加以证明，以表明自己所提供的证据能够证明其主张。若当事人对自己的主张不能提供证据或对提供的证据不能证明自己的主张，将可能导致法院对自己的不利判决，即承担败诉的法律后果。

(二)举证责任"倒置"在医疗纠纷中的应用

举证责任倒置是指基于法律规定，将通常情形下本应由提出主张的一方当事人(一般是原告)就某种事由不负担举证责任，而由他方当事人(一般是被告)就某种事实存在或不存在承担举证责任，如果该方当事人不能就此举证证明，则推定原告的事实主张成立的一种举证责任分配制度。在一般证据规则中，"谁主张谁举证"是举证责任分配的一般原则，而举证责任的倒置则是这一原则的例外。

将举证责任分配给被主张一方负担，即一方当事人提出的主张由对方当事人承担举证责任，通常考虑到两个方面的因素，一是举证难度，二是保护弱者。根据最高人民法院《关于民事诉讼证据的若干规定》第四条规定：因医疗行为引起侵权诉讼，由医疗机构就医疗行为与损害结果之间不存在因果关系及不存在医疗过错承担举证责任，即属于举证倒置。在护理工作中，护士要证明自己的行为合法，规范的护理行为及护理记录会成为主要的举证证据。

本章小结

> 　　了解护理行业发展过程中诞生的各项护理法律，熟悉护理工作中常见的、特殊的法律问题，懂得医疗事故的防范和处理流程可以使护士正确认识自己在护理工作中享有的权利和承担的义务，从而以法律的手段有效维护服务对象及自身的权利，避免法律纠纷，提高护理质量。

客观题测验

主观题测验

参考文献 —————————————————————————

［1］Fehily，C，Hodder R，Bartlem，K，et al. The effectiveness of interventions to increase preventive care provision for chronic disease risk behaviours in mental health settings：A systematic review and meta-analysis. Preventive medicine reports，2020，19：101108.

［2］Turner，A. I，Smyth N，Hall S. J，et al. Psychological stress reactivity and future health and disease outcomes：A systematic review of prospective evidence. Psychoneuroendocrinology，2020，114：104599.

［3］李小妹，冯先琼.护理学导论［M］.4版.北京：人民卫生出版社，2017.

［4］陈嘉，黄辉.护理学导论［M］.长沙：中南大学出版社，2017.

［5］陶莉，刘美萍，唐布敏.护理学基础［M］.2版.北京：北京大学医学出版社，2016.

［6］秦芳芳.奥瑞姆（Orem）自护理论在我国临床护理应用中效果研究进展与思考［J］.实用临床护理学杂志，2017，2(49)：220-222.

［7］李立伟，侯建炜.罗伊适应模式在临床护理中的应用现状［J］.全科护理，2019，17(1)：15-17.

［8］施敏敏，曹梅娟.纽曼系统模式中精神变量的研究与应用进展［J］.护理学杂志，2015，30(5)：110-112.

［9］陈方超.述评埃里克森心理社会发展阶段理论形成的渊源［J］.科教文汇.20103，07：158-160..

［10］周业红，王锐霞.影响护士压力的中介因素及应对策略研究进展［J］.护理学杂志，2016，31(7)：95-97.

［11］刘水英.基于护理程序的术前准备在手术室风险管理中的应用效果［J］.中国药物与临床，2019，19(16)：2873-2874.

［12］胡倩.围术期基于护理程序的整体护理干预应用于腰椎压缩性骨折手术患者的效果［J］.河南外科学杂志，2019，25(4)：176-177.

［13］徐帅帅，陈翠萍，陈悦，等.对护理本科实习生护理程序认识和体验的质性研究［J］.中华现代护理杂志，2019(20)：2623-2627.

［14］马珂.基于护理程序导向的整体护理在重症肺炎合并呼吸衰竭患儿中的应用价值［J］.河南医学研究，2020，29(16)：3051-3053.

［15］李娅，王洪坤，贾淑贤.护理程序方案干预对老年冠心病介入术患者自我管理能力及生活质量的影响［J］.齐鲁护理杂志，2020，26(10)：99-101.

［16］张荣伟，王巧玲.重症监护室心力衰竭患者应用标准化护理程序的效果观察［J］.心血管病防治知识(学术版)，2020，10(08)：84-85.

[17] 马亚楠.标准化护理程序在重症监护室心力衰竭患者护理中的应用价值、效果观察[J].首都食品与医药,2019,26(19):131.

[18] 曾绍倩,章金.心内科护理程序标准化操作规程的构建与实施[J].世界最新医学信息文摘,2019,19(69):261-262.

[19] 杨雪梅.整体护理在急性冠脉综合征患者急诊救治中的价值分析[J].基层医学论坛,2020,24(18):2609-2610.

[20] 许子强.整体护理在肿瘤内科经外周静脉置入中心静脉导管安全管理中的效果观察[J].中国基层医药,2020(09):1138-1140.

[21] 黄陶,何丽.整体护理在163例慢性盆腔炎患者护理中的效果分析[J].心理月刊,2019,14(23):28-29.

[22] 孙丽霞,海仙.整体护理对慢性萎缩性胃炎患者疼痛视觉模拟评分及满意度的影响[J].现代医药卫生,2019,35(22):3535-3537.

[23] 卜新玲.临床护理路径在短暂性脑缺血发作护理中的应用价值分析[J].中国医药指南,2020,18(17):269-270.

[24] 朱锋,王晓华.临床护理路径(CPN)对急性左心衰患者护理质量及预后的影响[J].实用临床护理学电子杂志,2020,5(22):134.

[25] 孙莹.循证护理在急性心肌梗死后心律失常护理中的应用观察[J].中国实用医药,2020,15(17):171-173.

[26] 吴凤桂.护理带教老师评判性思维能力现状及影响因素[J].中国继续医学教育,2020,12(17):65-67.

[27] 叶丽芬,兰艳华,周如婷.案例教学法对急诊实习护士评判性思维的影响[J].中国高等医学教育,2020(02):108-109.

[28] 罗珍,熊照玉,陈海燕.新生儿PICC专科护士对临床护理决策认识与体验的质性研究[J].护理学杂志,2019,34(08):30-33.

[29] 付强强,嵇承栋,张建琴,等.上海某三级医院护理人员临床护理决策依据认知与实践现况调查[J].中国护理管理,2016,16(05):677-680.

[30] 魏祎.《黄帝内经》情志养生的思想内涵与应用[J].中西医结合心血管病电子杂志,2017,5(26):24.

[31] 邱良枝,毛晓群,王霞,等.授权教育在糖尿病健康教育中的研究进展[J].解放军护理杂志,2017,34(01):57-60.

[32] 陈飞祥,许晓燕.全球化背景下护理专业学生多元文化能力提高策略[J].锦州医科大学学报(社会科学版),2019,17(06):57-59.

[33] 翟国梅.多元文化与跨文化护理在外籍患者中的应用[J].中国卫生标准管理,2019,10(18):162-163.

[34] 李倩倩,孙飞,颜廷法,等.我国跨文化护理研究现状的文献计量学分析[J].泰山医学院学报,2019,40(08):564-567.

[35] 李艳,王永琼,罗琦,等.跨文化护理理论的应用现状[J].中西医结合护理(中英文),2019,5(2):222-224.

[36] 胡晓晓,李茂全,姜金霞.多元文化护理在晚期癌痛患者中的应用进展[J].中国肿瘤临床与康复,2018,25(4):509-512.

[37] 李舒,朱雪娇,牛丹.国内跨文化护理理论研究文献计量学分析[J].解放军护理杂志,2017,34(24):28-31.

[38] 李月婷，崔香淑.跨文化护理理论在高等护理教育中的应用现状[J].吉林医药学院学报，2017，38(3)：204-205.

[39] 刘健.住院患者文化休克的相关因素分析及护理对策[J].基层医学论坛，2017，21(18)：2351-2352.

[40] 曾小春.Leininger"日出模式"理论映照下的跨文化意识培养研究[D].广西中医药大学，2016.

[41] 俞海萍，彭幼清，徐文妹，等.多元文化护理问题管理模式的构建研究[J].护理研究，2015，29(01)：41-43，48.

[42] 谭江红，易瑞兰，王炳清.新加坡多元文化护理特色及启示[J].中华现代护理杂志，2010(17)：2106-2108.

[43] 彭幼清，张莉萍，姚蔓玲，等.服务质量差距模型在多元文化护理中的应用[J].中华护理杂志，2009，44(7)：603-606.

[44] 彭幼清，刘薇群，李佩珍，等.特需护士多元文化护理认知状况调查[J].护理学杂志，2006(14)：10-12.

[45] 郑硕，王红敏，王国平.我国护理立法的现状与建议[J].护理管理杂志，2012，12(1)：60-62.

[46] 郑儒君，高梦雨，李俊英.推进《护士法》的立法工作保障护理人员合法权益[J].护理研究，2014，28(35)：4472-4474.

[47] 曾选飞.护理侵权法律问题研究[D].湖南师范大学，2008.

[48] 张爱国.临床护理侵权行为分类特征及原因的分析研究[D].河北联合大学，2014.

[49] 田丹生.护理工作中潜在的法律问题及对策[J].中国护理管理，2005(1)：14-16.

[50] 柳琴，张银玲，徐巧玲，等.护理实践中伦理损害的解读及相关纠纷的防范[J].护理管理杂志，2013，13(09)：671-672.

[51] 黄金，韦彦芳.护理不良事件与医疗侵权责任相关风险探讨[J].护理实践与研究，2013，10(02)：101-103.

[52] 王岭梅，曹应萍，盛雯.护理纠纷与法律关系[J].护理学杂志，2002(05)：390-391.

[53] 陈珍萍.医疗侵权诉讼举证责任研究[D].华中科技大学，2018.

[54] 姜磊.医疗纠纷诉讼中的举证责任问题研究[J].法制与社会，2018(11)：66-68.

[55] 陈小燕，柴泽英.基于循证的临床护理路径对前置胎盘行子宫下段剖宫产术患者的应用效果[J].中华全科医学，2020，18(7)：1234-1236，1240.

图书在版编目(CIP)数据

护理学导论/陈嘉,王蓉主编. —长沙:中南大学出版社,2021.11

百校千课共享联盟护理学专业融媒体教材

ISBN 978-7-5487-0969-5

Ⅰ.①护… Ⅱ.①陈… ②王… Ⅲ.①护理学—医学院校—教材 Ⅳ.①R47

中国版本图书馆 CIP 数据核字(2021)第 109104 号

护理学导论

HULIXUE DAOLUN

主编 陈嘉 王蓉

□责任编辑	孙娟娟 代 琴
□封面设计	李星星
□责任印制	唐 曦
□出版发行	中南大学出版社
	社址:长沙市麓山南路　　　邮编:410083
	发行科电话:0731-88876770　　传真:0731-88710482
□印　　装	长沙艺铖印刷包装有限公司

□开　　本　787 mm×1092 mm　1/16　□印张 18.5　□字数 409 千字

□互联网+图书　二维码内容　字数 51 千字　视频 394 分钟　PPT 407 张　图片 4 张

□版　　次　2021 年 11 月第 1 版　□印次 2021 年 11 月第 1 次印刷

□书　　号　ISBN 978-7-5487-0969-5

□定　　价　48.00 元